개정 3판

윤재일 박사의

건선 클리닉

개정 3판

윤재일 박사의

건선 클리닉

인샤인피부과

윤재일 원장(서울대학교병원 피부과 명예교수)

윤성환 원장(전 분당서울대학교병원 피부과 임상강사)

공저

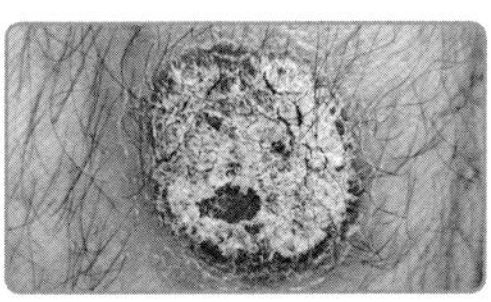

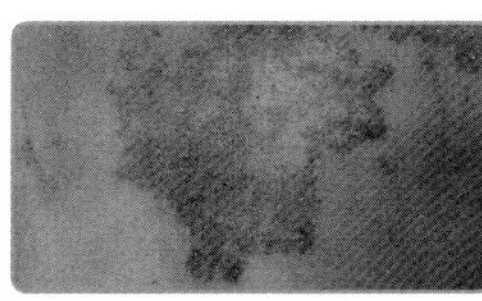

도서출판

ᄒᆞ누리

개정 3판

윤재일 박사의

건선 클리닉

1998년 5월 15일 제1판 제1쇄
2004년 3월 10일 제1판 제2쇄(증보판 발행)
2012년 2월 20일 제2판 제1쇄
2016년 9월 5일 제2판 제2쇄
2018년 3월 25일 제2판 제3쇄 발행
2022년 1월 20일 제3판 발 행

공 저 윤재일, 윤성환
펴낸이 신경원
펴낸곳 도서출판 하누리(디자인메카)
02859 서울시 성북구 안암로3길 41 윤호빌딩 1층
전 화: (02) 2263-0971
팩 스: (02) 2269-5231
E-mail: medmecca@daum.net
등 록 제 2-3108호 2000. 7. 3
ISBN 978-89-91130-71-5(03510)

정가 22,000원

개정 3판

윤재일 박사의

건선 클리닉

개정 3판을 내면서

건선의 연구와 진료 40년의 경험으로

건선은 만성재발성 피부질환으로서 장기간에 걸친 피부발진으로 인하여 환자는 신체적인 문제뿐만 아니라 미용적인 면, 정신적인 문제에서도 많은 영향을 받는다. 그리고 이런 건선환자의 수는 나날이 증가하고 있다.

저자가 건선만을 전문으로 진료하는 건선클리닉을 국내에서 처음으로 1982년 서울대학교병원에 개설한 후 지금까지의 40년 동안 건선의 원인과 치료에 대한 연구에서는 실로 놀랄만한 발전이 이루어졌다. 저자가 처음 피부과 의사가 되어 건선을 접한 1973년도에만 해도 건선은 원인 미상의 질환이라고 하였으나 그 후 면역학의 발달로 건선의 원인과 병인 규명에 대한 커다란 발전이 이루어졌다. 즉 건선은 면역T세포에 의한 사이토카인이라는 면역물질들의 활동성과 염증반응에 의하여 발생하는 것으로 밝혀졌으며 현재까지 거의 모든 치료들이 이에 초점을 맞추어 새롭게 나아가고 있다. 더 나아가 이제는 건선이 피부에 생긴 문제를 넘어서 심혈관계질환이나 대사성 질환들과의 동반 가능성 등 여러 문제가 밝혀지면서 이의 변화에 초점을 둔 건선의 적절한 치료와 관리가 더욱 중요하게 되었다. 아울러서 난치성 질환으로 알려져 온 건선이 미치는 환자의 미용적인 면이나 정신적인 문제에 대해서도 관심이 집중되고 있다.

저자는 그 동안 서울대학교병원에 1982년 처음 건선클리닉을 개설하여 30년간 건선에 대한 연구와 함께 건선클리닉을 운영한 후 2012년 서울대학교 의과대학을 정년퇴임하였다. 그리고 2012년 국립중앙의료원으로 옮겨서 다시 새로이 2차로 건선클리닉을 개설하고 5년간 진료하였으며 2017년 퇴임 후부터는 인샤인피부과에 세번째로 건선클리닉을 새로 개설하여 지금까지 건선을 진료하고 있다. 인샤인피부과에서 건선을 진료한지도 5년의 세월이 흘러서 서울대학교병원에 저자의 이름으로 처음 건선클리닉을 개설한 후 어언 40년이 경과하고 있다. 지금 치료에 쓰이고 있는 비타민D제제의 국소치료제나 단일파장광치료, 표적레이저광치료, 경구치료제 및 최근의 생물학제제 등은 모두 최근 40년 이내 개발되어 전 세계적인 표준치료로 자리매김한 것으로서 저자가 1982년 서울대학교병원에 건선클리닉을 개설했을 당시와 비교하면 격세지감을 느끼게 한다. 그 동안 저자가 서울대학교병원 건선클리닉에서 국내에서 처음으로 임상시험을 하여 발표한 비타민D 연고, 311nm 단일파장광치료법을 시작으로 티가손, 네오티가손, 사이클로스포린을 비롯하여 스텔라라를 비롯한 몇몇 생물학제제들은 이제 건선을 치료하는 필수적인 치료제가 되었다.

그동안 저자는 건선과 관련하여 교과서로서 1994년에 '광의학', 1996년에 '건선'을 출간하였다. 그 후 환자를 위한 지침서로서 24년 전인 1998년 '윤재일 박사의 건선클리닉'을 처음으로 출간하였다. 그 후 건선연구의 발전에 맞추어 2004년 '건선클리닉 증보판'을 내었으며 2012년에는 '건선클리닉 개정2판'을 내면서 지금까지에 이르고 있다. 개정2판을 낸지도 강산도 변한다는 10년이 지난 지금에는 더 많은 변화와 발전이 있어서 이번에 새로운 지견과 지식들을 곁들여서 공동저자인 윤성환 원장과 함께 개정3판을 발간하게 되었다. 이번 개정3판에는 최근 크게 이슈가 되고 있는 건선에서 동반되는 심혈관질환과 대사성질환에 대한 최근의 연구들, 건선과 감별진단을 요하는 중요한 여러 피부병들, 그리고 새로운 치료방법의 그 동안의 발전을 윤성환 원장과 같이 종합하여 폭 넓게 추가하고 개정하였다.

윤재일 박사의 건선클리닉 제1판을 처음 출간한지도 이제 벌써 24년이 되었다. 그동안 건선에 대한 연구는 원인과 치료 모든 면에서 날로 발전하고 있어서 조금만 뒤쳐지면 현재의 지식이 지나간 지식이 되기 십상이다. 그러나, 새로운 지식은 언제나 과거의 지식을 기반으로 한 새로운 미지의 분야를 탐구하기 위한 의문, 노력, 열정 그리고 시간의 결과물들로서 이 책에서 이런 오랜 세월에 걸친 건선 연구를 위한 노력과 시간의 결과들을 정리해 보았다.

이제 건선클리닉을 운영한지 40년이 된 오랜 연구와 경험을 기반으로 쓰여진 저자들의 이 책이 건선환자들의 치료와 관리에 조금이나마 도움이 되는 지침서가 될 뿐만 아니라 앞으로 더욱 발전하는 건선의 연구에 작은 디딤돌이 될 수 있기를 바란다.

2022. 1

인샤인피부과 건선클리닉 진료실에서

저자 **윤 재 일**씀

개정 2판을 내면서

서울대학교병원 건선 클리닉 30년의 경험으로

건선은 흔히 보는 만성 피부질환으로서 전신 피부에 장기간에 걸쳐 나타나는 발진으로 인하여 신체적인 문제 외에 미용적인 면이나 정신적인 면에서 환자에게 매우 큰 영향을 미친다. 과거 건선은 원인을 모르기 때문에 치료가 쉽지 않은 병으로 생각하고 있었으며 지금도 많은 환자들이 그렇게 생각하고 있다. 그러나 이제 건선은 피부의 면역세포와 각질형성세포에 의해서 발생하는 것으로 거의 밝혀졌으며 최근에는 이 피부의 면역세포가 어떻게 건선의 발병에 이르게 하는지가 규명되고 있다.

저자가 1982년 서울대학교병원에 우리나라에서 처음으로 건선 클리닉을 개설할 때와 30년이 지난 지금을 비교하면 너무나 많은 변화가 이루어졌다. 원인의 규명 외에 원인에 따른 치료제의 개발 등 치료의 변화는 가히 놀라울 따름이다. 지금 주로 쓰는 건선의 치료제는 건선의 병인 규명에 힘입어 최근 수십 년간에 개발된 것이 대부분이다.

새로운 국소치료제의 개발, UVB요법에서 광화학요법으로 다시 단일파장 자외선요법으로 발전되어가는 광치료의 과정들, 최근 30년 동안에 거의 10년 주기로 미국 FDA 공인을 받으면서 등장한 유럽에서 개발된 새로운 내복약들, 그리고 최근에 개발되는 면역세포와 면역물질을 표적으로 하는 건선의 표적치료제인 생물학제제들이 최근의 놀라운 발전의 과정들이다.

저자는 서울대학교병원에서 30년간 건선 클리닉을 운영하면서 피부과의사들을 위하여 1996년 「건선」을 출간하였다. 그리고 2006년 「Update in Psoriasis」, 2009년 「건선의 악화요인, 동반질환」을 대표저자로서 출간한 바 있다. 그리고 건선환자를 위하여 1998년 처음으로 「윤재일 박사의 건선 클리닉」을 사계절 출판사에서 출간하였다. 이어서 2004년 증보판을 내었으며 2007년 「건선의 관리」를 출간한 바 있다. 이번에 「윤재일 박사의 건선 클리닉」의 증보판을 낸지 8년 만에 그 동안의 변화를 바탕으로 다시 개정 2판을 내게 되었다.

이 책에서는 내용의 일부 개정 외에 최근의 건선 연구의 발전에 따라 새로운 장들을 추가하였다. 즉, 최근 문제가 되고 있는 건선환자에서 높은 빈도로 나타나는 고지혈증, 당뇨, 고혈압 등 심혈관질환 및 대사성질환 등을 묶어서 「건선의 동반질환」이라는 장으로 엮었다. 또한 311 nm 단일파장 자외선요법을 비롯하여 「복합요법, 단계적 치료법 및 순환요법」 등을 추가하였다. 그리고 새로운 치료제로 등장하고 있는 「생물학제제」를 새로운 장으로 추가하였으며 음식이나 술, 담배, 목욕 등 「건선환자의 생활관리」를 새로운 장으로 추가하였다.

개정 2판을 내면서 1982년 저자가 서울대학교 조교수가 되어 서울대학교병원에 건선 클리닉을 개설할 때 처음으로 등록된 환자의 기록 내용을 다시 보면서 세월의 변화와 함께 건선 치료의 변화를 실감하게 되었다.

이제 서울대학교병원 건선 클리닉에서의 오랜 경험과 연구를 바탕으로 쓴 이 책이 건선환자에게 크게 도움이 되기를 바란다. 그래서 긴 세월에 걸친 지루한 건선과의 투병에서 건선을 이겨나가는데 도움이 되는 건선의 효과적인 치료와 관리의 가이드로서의 큰 역할을 기대한다.

2012. 1

연건동 연구실에서

저자 **윤 재 일** 씀

증보판을 내면서

건선은 흔히 보는 만성 재발성 질환으로서 우리 몸의 전신 어느 곳이나 올 수 있습니다. 이러한 건선질환은 나타나는 모양이나 정도가 개인마다 다르며 치료반응도 개인차가 많습니다. 환자들은 건선으로 인하여 신체적인 문제외에 정신적인 문제, 미용적인 문제 등으로 많은 괴로움을 겪고 있을 것으로 봅니다.

과거에는 건선이 단순히 피부 각질세포가 빠르게 자라나는 질환으로 보았으나 최근의 연구는 왜 이렇게 빠르게 자라는지에 대한 연구로까지 나아갔습니다. 그리고 이러한원인은 피부의 면역세포에 있음도 밝혀졌습니다. 이와 같이 최근에 건선에 대한 병인 연구는 괄목할 만한 결과들을 낳고 있습니다. 그리고 치료분야에서도 병인 연구를 기초로 하여 새로운 약제들이 개발되고 있습니다. 외용제 영역에서는 새로운 비타민 연고제들이 등장하였으며 광치료도 광파장의 자외선 대신 단파장의 자외선으로 급속히 대치되고 있습니다. 먹는 약제도 과거의 약제와 비교하여 부작용은 줄어들고 효과는 증가된 새로운 약제가 등장하여 사용 중에 있으며 또 다른 새로운 약제도 임상시험을 기다리고 있습니다. 건선의 치료 역사에서 아마도 최근 10년간이 가장 활발한 치료사의 변화기였다고 생각됩니다.

많은 건선환자들이 건선은 아예 치료되지 않는 병으로 생각하여 치료를 포기하는 경우가 많았는데 이러한 발전은 그러한 건선환자들에게 새로운 희망을 갖게 할 것입니다. 그리고 앞으로의 의학 발전은 과거와는 비교할 수 없을 정도로 더욱 더 빠르게 진행될 것입니다.

만성 질환인 건선의 치료에서는 환자가 병에 대하여 어느 정도 이해하는 것이 의사의 치료에 도움이 됩니다. 그리고 의사와 환자의 관계에서도 병에 대한 교육이 관계를 증진시키는 매개가 될 수 있습니다.

저자는 1996년 피부과의사들을 위한 교과서로 「건선」 책을 출간한 데이어 1998년 환자들을 위한 교육용 책으로서 「건선 클리닉」을 사계절 출판사에서 펴낸 적이 있습니다. 그 동안 5년이 경과하면서 건선의 치료 연구에 새로운 변화들이 있어 이번에 증보판을 내게 되었습니다. 이번의 증보판에서는 새로운 장으로 「건선치료의 최신발전」을 추가하게 되었습니다. 또한 건선환자 진찰시 외래의 짧은 진료시간 때문에 많은 환자들의 질문에 충분한 답을 하지 못하고 있다고 생각합니다. 그 점이 아쉬움으로 느껴져 이번 증보판에서는 환자들에게서 흔히 듣는 질문을 모아 그 응답편을 「건선환자들에서 듣는 빈번한 질의와 응답」의 새로운 장으로 추가하였습니다. 그리고 출판사도 이 기회에 의학 서적을 꾸준히 출간해온 디자인 메카로 바꾸었습니다. 새로운 증보판을 발간하도록 애써준 디자인메카 신경원님에게 감사드립니다.

이 책이 우리나라의 건선환자들에게 건선 치료와 관리의 가이드로서의 역할을 하기를 기대합니다.

2004년 1월

글쓴이 **윤 재 일**

제 1판 인사말

이 책을 내면서

건선은 악화와 호전을 반복하면서 만성적으로 재발하는 흔히 보는 피부 질환입니다. 다른 피부질환들과 달리 전신 피부에 광범위하게 나타나는 증세로 인하여 환자들은 피부 문제뿐만 아니라 정신적 스트레스를 동시에 느낍니다. 그리고 손, 얼굴 등 노출되는 피부에도 나타나 미용상의 문제와 사회생활에 지장을 가져오기도 합니다.

건선은 피부병 역사상 가장 오래된 기록을 가진 병의 하나로서 과거부터 수 많은 예방과 치료법들이 있어 왔으며, 현재는 이러한 역사적인 발전들을 바탕으로 해서 새로운 효과적인 치료법들이 계속 개발되고 있습니다. 지금 이 순간에도 전 세계적으로 가장 많은 연구비를 투입하여 많은 연구 결과들을 내고 있는 피부병도 바로 건선입니다. 우리나라에서도 20여 년 전 서울대학교병원에 처음으로 건선환자들을 위한 건선 클리닉이 개설된 이래 많은 병원에 건선 클리닉이 개설되고 있습니다.

이렇게 많은 발전을 이루어 가고 있는데도, 환자들은 아직도 건선은 아예 치료되지 않는 병이라고 생각하고 낙담하여 치료를 포기하거나, 또는 과학적인 연구 결과가 확실치 않은 치료법들로 오히려 건강상의 문제만 일으키는 안타까운 경우도 건선 클리닉에서 자주 봅니다.

1996년 글쓴이는 우리나라 환자들의 진료에 도움이 되는 피부과 의사들을 위한 전문서가 필요하다는 것을 느끼고 『건선』이라는 단행본을 출간한 바 있습니다. 그런데 예상 밖으로 글쓴이의 건선 클리닉에서 환자나 가족들이 이미 그 책을 사서 읽어 본 경우를 자주 보았습니다. 아마도 건선환자들을 위한 마땅한 전문서가 없기 때문일 거라고 생각하면서도 어려운 의학서적을 읽느라 얼마나 힘들었을까 하는 생각이 들었습니다. 이에 건선환자들과 그 가족들이 쉽게 이해할 수 있는 건선의 원인과 증상뿐만 아니라 예방법과 치료법, 그리고 장기적인 관리에 대한 종합적인 안내서가 필요함을 절실히 느끼고 이 책을 출간하게 되었습니다.

그 동안 이 글을 쓰는 데 도움을 준 사랑하는 가족들, 그리고 교정에 수고를 해 준 서울대학교 의과대학 피부과학교실원들에게 감사를 드립니다. 그리고 이 책을 발간할 수 있도록 해 준 사계절 출판사 강맑실 사장님께 감사드립니다.

이 책이 우리나라 건선환자들의 치료와 관리를 위한 길잡이로서 조금이라도 도움이 된다면, 건선을 연구하는 피부과 의사로서 무한한 기쁨과 보람이 될 것입니다.

1998년 봄날에

글쓴이 **윤 재 일**

차 례 Contents

제 1 장
건 선

제 1 장

건 선

1. 건선이란 어떤 병인가?

건선은 피부에 작은 좁쌀알 같은 붉은 발진이 생기면서 발진 위에는 새하얀 비듬 같은 피부각질이 겹겹이 쌓여 나타나는 만성 피부병이다. 좁쌀알 같은 발진은 주위에서 발생한 새로운 발진들과 서로 뭉쳐지거나 커지면서 주위로 퍼져나간다. 이와 같은 경과를 거치면서 건선은 만성적으로 진행되는데 때로는 저절로 조금씩 좋아지기도 하며 반대로 악화하여 전신으로 퍼지는 경우도 많다. 다행히 가려움증은 습진과 같은 다른 피부병에 비하여 그렇게 심하지는 않으나 가려움증을 느끼는 경우도 많다.

건선이 처음 생길 때에는 그 모양만으로 다른 피부병과 구별하기가 어렵다. 그러나 건선은 우리 몸 중에서 팔꿈치, 무릎, 엉덩이, 머리 피부에 가장 잘 생기므로 이 부위에 생기면 일단 의심한 후 자세히 관찰해 보는 것이 좋다. 위에서 언급한 피부의 부위는 우리가 살아가면서 항상 자극을 많이 받는 부위이다. 손바닥이나 발바닥에도 건선이 드물지 않게 생기는데 이런 경우 무좀으로 잘못 진단하여 치료하는 경우가 아주 흔하다. 그리고 손발톱의 모양이 달라지는 증상을 흔히 보이는데 이런 경우에도 손발톱 무좀으로 오진하는 경우가 많다.

건선은 흔하게 발병하는 다른 피부병과 비슷하게 나타날 수 있으므로 피부과 전문의가 아니면 감별이 어려운 경우가 흔하다. 진단이 늦어지면 당연히 건선이 악화될 수 있으므로 주의를 요한다.

건선의 경과는 대개 만성적으로 되면서 치료하지 않는 경우 좋아지다가 나빠지곤 하는 병의 사이클을 수없이 반복한다. 그러면서 점차 커지

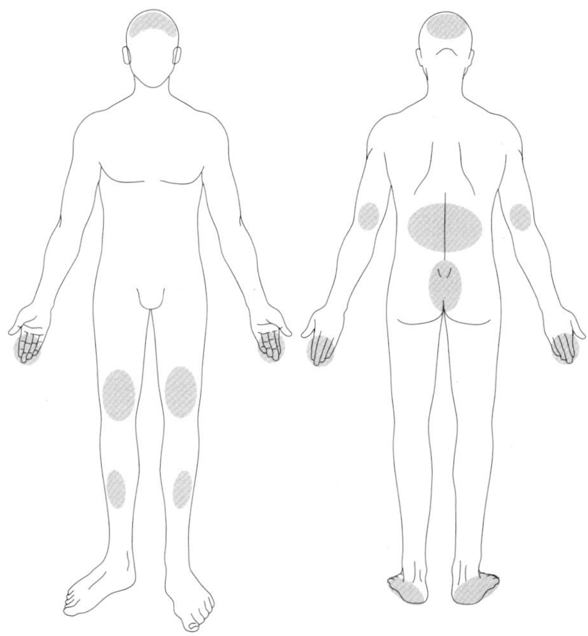

건선이 주로 발생하는 부위: 팔꿈치, 무릎, 엉덩이, 머리, 손발

는 경우가 많다. 그러는 도중에 때로는 급성의 경과를 보이며 악화하는 경우도 있다.

위와 같은 건선이 왜 생기는지에 대해서는 오랜 기간 잘 알지 못하였으나 이제는 놀라운 첨단의학의 발전에 의하여 발병의 원인은 T면역세포의 활동성 증가로 인한 면역조절물질에 의한 것임이 밝혀졌다. 그리고 계속해서 사이토카인이라고 부르는 면역조절물질들의 기능과 이러한 면역의 발생과정 등 건선의 발생에 관여하는 세세한 많은 부분들이 밝혀지고 있다. 또한, 어떠한 생활습관이나 환경이 건선을 일으키고 악화시키는지에 대해서도 많은 연구로 밝혀지고 있다. 그러므로 이러한 악화 요인들이 있는 경우 이들을 제거하면 건선의 악화를 막거나 최소화할 수 있다.

건선은 질병의 역사에서 가장 오래 전에 기록된 병의 하나로 지금까지 여러 가지 치료법들이 있어 왔으며 이를 토대로 새로운 치료법들이 발달해 왔다.

치료는 크게 약을 바르는 방법, 약을 먹는 방법이 있으며 특이하게 광선을 쪼이는 방법을 사용하고 있다. 그리고 2000년대 초부터 개발된 생물학제제 요법이 있다. 때로는 위의 네 가지 방법을 적절히 복합하거나 순환해서 사용할 수도 있을 것이다.

건선 치료에 쓰이는 지금까지 개발된 거의 모든 치료약제는 부작용이 있을 수 있으므로 미국 식품의약국 즉 FDA에서 공인되어 전 세계적으로 쓰이고 있으며 우리나라 식품의약품안전청 즉 KFDA에서도 승인한 표준 약제를 적절히 사용함으로써 가능한 부작용을 피하면서 좋은 치료효과를 거두는 것이 가장 바람직하다.

피부에 염증이 생기면 염증이 나은 후에 그 자리에 염증 후 색소침착이 올 수 있다. 건선도 만성피부염증이므로 병변이 나은 후에 그 자리의 피부색소가 진하게 되는 과색소침착이 남는 경우가 많다. 때로는 반대로 저색소침착이 오기도 한다. 건선은 그 자체로도 미용상 문제가 될 뿐만 아니라 피부병변이 호전된 후 색소침착이 올 수 있으므로 가능하면 염증이 오래 지속되지 않도록 빨리 치료하는 것이 좋다. 그렇게 함으로써 건선의 확산도 막을 뿐만 아니라 전신 염증도 줄이므로 동반질환이라는 합병증도 줄일 수 있을 것이다. 아울러서 나은 후의 색소침착도 줄일 수 있을 것이다. 특히 노출부위에 생긴 건선의 경우 더욱 그러하다.

2. 건선환자의 수는 계속 늘어나고 있다.

건선은 전 세계 어디서나 발생하는 피부질환이다. 그러나 인종, 민족, 지리적 위치 등에 따라 발병하는 빈도는 큰 차이를 보인다. 아마도 전 세계적으로 수많은 피부질환 중 지역이나 인종에 따라서 빈도 차이가 많이 나는 질환의 대표적인 질환의 하나가 아닌가 생각한다. 건선의 발생빈도는 0.1에서 3% 이상으로 보고되며 지역과 연구자에 따라 차이가 많다. 이런 차이가 나는 이유는 건선에서 기후나 환경 등 외부적인 요인이 발생에 많이 관여하기 때문이다.

대체적으로 백인에서는 2~3% 가량되며 특히 위도가 높은 북유럽에서는 더욱 높은 빈도를 보인다. 미국에서는 피부과를 방문하는 외래환자의 순위로는 6 번째인데 병원마다 순위가 달라서 2~12번째를 차지하고 있다. 독일 Kiel대학에서 1955년부터 1992년까지 37년간이라는 긴 기간을 관찰한 보고가 있는데 피부과에 오는 전체 신환자 중 6.93%가 건선이었다.

아시아지역의 빈도는 이보다 낮다. 중국에서의 보고는 전체 인구 중 0.36%와 1.67%의 두 가지 상반된 보고가 있다. 만주에서는 0.8%였으며 1984년 중국의 49개 지역에서 시행한 조사에서는 1.23%라고 하였다. 일본에서는 1910년대부터 0.3~0.4%의 보고가 있다가 1965~1970년까지 동경지역에서는 1%로 증가하였다는 보고가 있다. 미국 스탠포드대학의 세계적인 건선 연구자인 Faber는 동아시아의 여러 보고를 종합할 때 동아시아의 빈도는 약 1%일 것이라고 하였다.

우리나라의 모든 통계는 지역이나 병원 단위의 통계이므로 이것을 그대로 적용하기 어려우나 여러 보고들을 종합할 때 저자는 한국의 건선의 발생빈도는 0.5~1%에서 증가하여 1% 내외일 것으로 본다.

저자가 근무한 서울대학교병원 피부과에서 1964년부터 1994년까지 30년간 총 외래 신환자 중 건선이 차지하는 비율은 3.7%, 입원환자 중에서는 7.0%가 건선환자였다. 그리고 피부과 외래 총 신환자 중에서 건선 신환자의 비율을 1960년대, 70년대, 80년대, 90년대, 2000년대로 나누어 본 결과 60년대에는 2.6%, 70년대에는 3.8%, 80년대에는 4.0%였다. 90년대에는 4.7%였는데 특히 90년대 후반에는 8.3%로 급격히 늘어났으며 2000년대 전반에는 9.5%를 차지하였다. 이러한 발병 빈도는 저자가 조사한 집단이 3차병원인 서울대학교병원 건선클리닉임을 감안하더라도 늘어나는 추세임을 짐작할 수 있다(한국인의 건선. 대한피부과학회지 2012; 50:387). 2009년 미국피부과학회지에는 발병빈도에 대한 흥미로운 연구가 게재되었다. 미네소타주의 한 도시에서 모든 건선의 발병 기록을 검정하였는데 1970~1974년까지는 1년간 10만 명당 평균 50.8명이 건선진단을 받았는데 1995~1999년 사이에는 100.5명으로 증가하였다고 하였다. 즉 거의 두배나 증가한 것을 알 수 있다. 그리고 20년이 지난 2019년의 미국피부과학회지에서(JAAD 2019; 81:775)는 건선의 발병빈도가 미국인구의 3.2%라고 하였다. 즉 건선의 발병빈도가 실제로 증가함을 보이고 있다. 우리나라도 역시 수명의 증가와 함께 건선의 발병원인이 되는 여러 가지 환경요인들이 늘어남에 따라 증가하고 있는 것으로 보인다.

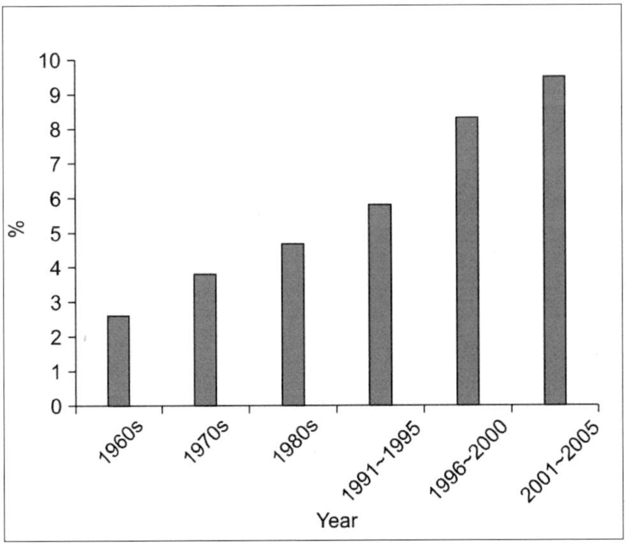

서울대학교 피부과 외래 신환자 중 건선환자의 비율

3. 건선은 젊은 층에 많이 생긴다.

건선이 가장 잘 생기는 연령층은 20대이다. 20대 중에서도 초반인 경우가 많다. 다음으로는 10대가 많으며, 그 다음이 30대의 순이다. 미국에서 5,600명을 대상으로 한 보고에서는 10%가 열살 전에, 35%가 스무살 전에, 58%가 서른살 전에 발생하고 있다. 외국의 문헌을 찾아보면 빠르게는 태생기에, 늦게는 108세에 건선이 처음 발생한 경우도 있다.

저자가 서울대학교병원에서 건선클리닉을 처음 개설한 1982년부터 2012년까지 30년간 직접 진료한 등록 신환자 5,084명을 관찰한 결과 20대에 처음 발병한 경우가 31.3%, 10대 25.9%, 30대 16.6%, 40대 10.6%, 10세 이진 6.3% 순이었다. 그리하여 10세 미민에 처음 생긴 경우는 6.3%, 20세 미만에 생긴 경우는 32.2%였으며 30세 미만에 처음 발생한 경우는 63.5%로 특히 30세 미만에 많은 환자가 발생함을 알 수 있다(Clinical study on psoriasis patients for past 30 years (1982~2012) in Seoul National University Hospital psoriasis clinic. J Dermatol 2013;40:731).

미국인의 보고나 저자의 우리나라 사람을 대상으로 한 30년간의 보고에서나 건선이 20대를 중심으로 한 젊은 층에 주로 생기는 것은 지역이나 동, 서양인의 구별 없이 일치한다. 20대 초반의 나이면 한창 학업이 진행 중이거나 이제 막 직장생활을 시작할 나이로서 이때에 건선이 생기면 참으로 생활에 많은 영향을 미치게 된다. 10대에 발생하는 경우도 20대 발생 다음으로 흔한데 대개 학생인 경우이다. 그러므로 특히 학업으로 인한 스트레스 등이 많아 병을 악화시키는 경우를 흔히 보며 치료에 많은 곤란을 겪기도 한다. 보고에 따라서는 여자에서는 10대 후반이 제일 많고 남자는 20대 초반이 제일 많다는 결과도 있다.

건선 연구로 세계적으로 유명한 독일 Kiel대학의 Christopher는 건선을 과거에 생각한 것과 같이 전부가 동일한 형이 아니라 건선이 연령상 언제 발생하느냐로 둘로 나눌 수 있다고 보고하였으며 현재 많은 건선 연구자들의 추가연구를 바탕으로 합당한 가설로 받아들여지고 있다. 그는 건선이 20대 전후의 젊은 층에 생기는 경우를 제1형, 즉 조기초발 건선으로, 나이가 더 많은 연령층에 생기는 경우를 제2형, 즉 만기초발 건선으로 명명하여 건선을 크게 둘로 나누고 있다(JAAD 1985;13:450). 이렇게 나누면 지금까지 보편적으로 알려진 즉 20대 전후에 흔히 보는 통상의 건선은 조기초발 건선이 된다. 이 가설은 당뇨병의 발생양태와 유사한 해석이다. 즉, 당뇨병은 주로 노인층에 생기므로 만기초발 당뇨병이 주를 이루며 젊은 층에 조기초발 당뇨로 올 수가 있다. 그러나 건선은 조기초발 건선이 주를 이루며 만기초발 건선도 있을 수 있는 것이다. 저자가 서울대학교병원에 내원한 우리나라 환자들을 분석해 본 결과도 역시 두 가지로 나눌 수 있었다. 만기초발 건선의 빈도는 기준연령에 따라 달라진다. 국제적으로 인정된 기준이 되는 나이 구분은 40세 전후로 하고 있다. 때로는 연구에서 30세를 기준으로 하기도 한다(Characterization of early and late onset psoriasis in the Korean population. J Dermatol 1999;26:647).

조기초발과 만기초발로 구분하여 보는 것이 중요한 이유는 건선의 경과, 치료반응, 예후, 유전양상 등에 많은 차이가 있기 때문이다.

즉, 만기초발 건선의 경우 경과가 비교적 양호하며 또한 치료반응도 조기초발보다 나은 경우가 많아서 대개 예후가 좋다. 그리고 만기초발 건선은 유전되는 경우가 현저히 적다.

서울대학교병원 건선클리닉에서 저자가 30년간(1982~2012) 관찰한 결과 30세 이후를 기준으로 하면 만기초발 건선이 32.5%, 40세 이후를 기준으로 하면 19.9%를 차지하였다. 또한 만기초발 건선은 우리나라에서 점차 증가하는 양상을 나타내었다. 그리고 만기초발 건선에서는 심한 건선의 비율이 조기초발 건선보다 현저히 낮았으며 유전을 나타내는 가족의 건선 병력빈도도 현저히 낮았다. 연구결과 건선이 처음 발생하는 나이는 건선의 경과와 많은 연관성을 가지고 있었는데, 15세 이하에서 발병했을 때에는 건선이 심한 경우가 25% 가량되지만, 40세 이상에서 발병했을 때에는 건선이 심한 경우가 15% 정도로 그보다 적었다.

우리가 통상 경험하는 20대 전후에 호발하는 건선, 즉 조기초발 건선과 만기초발 건선이 동일한 발병원인을 가지는지, 아니면 두 가지가 다른 원인이 있는지는 더 연구를 해 보아야 할 것이다. 아마도 이 두 가지에서 일부는 동일한 원인을 가지나 원인이나 발병과정에서는 많은 차이가 있을 것으로 본다.

4. 건선의 남녀별 발생빈도에서의 차이는?

건선의 남녀별 발생빈도의 차이는 없다고 알려져 있다. 즉 백인에서는 대부분 동등한 발생빈도를 보고하고 있다. 그러나 우리나라를 비롯하여 일본, 중국에서는 남자에서 빈도가 약간 더 높다. 중국에서는 11,393명에서 남녀비율이 1:0.72로 남자에서 많았다. 일본에서도 일본건선학회가 주관한 연구에서 남자가 65.8%, 여자가 34.2%로 역시 남자에서 많았다. 2013년 저자가 보고한 서울대학교병원에서 30년간 5,084명의 건선 신환자에서는 남자가 2,776명으로 54.6%였으며 여자는 2,308명으로 45.4%를 나타내어 남자에서 약간 많았다. 간혹 통계에서 여자에서 건선이 더 많은 경우도 있는데, 이는 여자환자가 미용상의 문제로 더 많이 병원에 오며 반대로 남자환자는 여자환자에 비해 미용상의 문제가 적고 병원에 올 시간적 여유가 적은 것이 아닌가 추정하기도 한다.

5. 건선의 가족력이 있는 사람이 있다.

건선환자들의 가족들을 조사하면 의외로 건선을 가지고 있는 환자들이 많다. 즉 아버지나 어머니, 할아버지, 할머니 또는 이종사촌, 고종사촌, 외삼촌 등 가족적으로 발병하는 경우가 있는 것이다.

이러한 건선의 가족력이 있는 환자의 빈도는 인종에 따라서 약간 다르나 대체로 백인에서는 환자의 1/3 정도에서 가족력을 나타내고 있다.

우리나라 사람에서의 가족력 보고는 4.0%, 8.1%, 13.9%, 17.5%, 25.2% 등의 여러 가지 보고가 있다. 저자가 보고한 30년간(1982~2012)의 연구에서는 26%를 나타내었다.

건선이 이와 같이 유전할 수 있다는 것은 임상적으로나 역학적인 연구로서도 알 수 있는데, 그 유전하는 방식은 확실치 않다. 백인에서의 한 보고는 부모가 모두 건선인 경우 자식은 50%, 부모 중 한 사람이 건선인 경우 자식은 15%에서 건선이 발생한다는 보고가 있다. 또 다른 백인에서의 보고는 부모 중 한 사람이 건선인 경우 자식은 11%에서 건선이 있었다는 보고가 있다. 또 다른 보고는 부모 중 한 사람이 건선이면 자식에서는 8%, 부모 모두가 건선이면 자식은 41%에서 생긴다고 하였다.

위의 사실들로 보아 건선이 유전할 가능성은 있는데 그 유전양상은 아직 확실치 않다. 심지어 부모 중 한사람이 건선이라도 자식이 건선이 되지 않을 확률이 80~90%에 달하므로 그 유전 양상은 일률적으로 말하기는 힘들다. 그러하더라도 가족 중에 건선이 있는 사람에서는 그 가족 중에 소인이 있는 사람이 있을 수 있다는 가정 하에 건선을 일으키는 여러 가지 원인이 되는 요인들을 일상생활에서 피하거나 자제하는 것이 좋다.

1990년대 이후 건선에서의 유전자 연구가 진행되기 시작하였다. 2000년대 이후에는 건선의 발병 유전자에 대한 연구가 활발히 이루어져서 최근에는 여러 가지 원인 유전자가 연구 발표되고 있다. 유전자에 따라서 건선의 경중도나 경과 정도가 다른 것도 알려지고 있다. 그러나 아직도 발병 관계가 명확하지 않은 경우도 많다. 앞으로 더욱 연구가 되면 유전되는 건선과 유전이 되지 않는 건선은 어떻게 다른지도 밝혀질 것이다.

과거 우리나라 사람의 수명이 서구인들보다 짧아 건선이 발생하기 전에 사망하는 경우 가족력의 정도를 알기 어려웠다. 그리고 우리나라에서는 부모의 병력은 안다고 해도 할아버지, 할머니의 병력 특히 피부병의 병력까지는 잘 모르는 경우가 많다. 이런 점을 가정해 볼 때 우리나라에서의 가족력의 빈도는 통계적으로 알려진 것보다 약간 높을 가능성을 배제할 수 없다.

저자가 서울대학교병원 건선클리닉에서 12년간 환자들의 가족력과 건선이 발생한 나이를 비교해 본 결과 건선이 15세 이하에 생긴 경우에는 가족력이 33.9%에서 있었으며 30세 이상에서 생긴 경우는 11.6%에서만 가족력이 있었다. 즉, 가족력이 있는 경우는 좀 더 이른 나이에 건선이 생길 수 있음을 알 수 있다. 이러한 경향성은 백인의 연구에서도 동일한 결과를 보인다.

제 2 장

건선의 발병원인

제 2 장

건선의 발병원인

1. 건선은 왜 생기나?

건선은 수많은 피부 질환 중에서도 가장 오래된 기록을 가지고 있는 병증의 하나이다. 그 오랜 동안 건선의 원인은 밝혀지지 않았으며 치료도 거의 잘 되지 않았다. 건선은 과거부터 표피에서 병이 시작한다는 설과 진피에서 원인이 시작한다는 설로 나뉘어 발전하였다. 이제는 건선은 진피의 염증반응과 표피의 각질형성세포의 증식의 결과로 오는 것이며 그 원인은 T면역세포임이 밝혀졌다. T면역세포의 활성화로 인터루킨 17, 인터루킨 23과 같은 다양한 면역조절물질 즉 사이토카인이 분비되는데 이것이 염증을 일으키고 아울러서 표피의 증식반응을 일으키는 것으로 확인되었다.

즉, 현재까지 밝혀진 건선의 원인은 유전적인 원인과 환자의 개인생활과 관련된 외부 환경적인 요인이 바탕이 되어 T면역세포에 의한 면역학적 반응이 일어나서 피부의 증식과 염증이 일어나는 것으로 거의 밝혀지고 있다.

유전적인 요인은 건선의 가족력이 있는 것으로 알 수 있다. 그러나 건선의 70~80% 환자는 가족력이 없는 경우이다. 이 경우는 외부 환경적인 요인이 많이 작용하는 것으로 본다.

환자의 개인생활과 관련된 외부 환경적인 요인으로 들 수 있는 것은 우선 피부의 자극을 들 수 있다. 즉, 일상생활에서 피부에 상처를 입는 일이 많은데 이런 상처를 통한 피부자극은 피부에 건선을 일으킨다. 건선이 가장 잘 생기는 피부는 무릎, 팔꿈치등이다. 그리고 건선이 대개 처음 발생하는 부위이기도 하다. 이 부위는 우리 몸에서 피부자극을 가장 많이 받는 부위이다. 일이나 학업, 작업, 심지어 운동 등 모든 일상의 일이 이 피부 부위에 크건 작건 자극을 가하는 것으로 보면 왜 이 부위에 가장 먼저, 그리고 가장 빈번히 건선이 생기는지 이해가 된다. 그 외 머리와 엉덩이에도 많이 생기는데 이 역시 매일 머리를 매만지거나 빗질을 하며, 의자에 앉아 생활하는 등 피부 자극을 주로 받는 부위이기 때문이다. 그리고 편도선염, 인후염 같은 감염증, 건조한 기후, 건조한 피부, 과로나 심한 정신적 스트레스 등이 원인으로 작용할 수 있다.

유전적인 요인이 있는 경우라도 위와 같은 외부 환경적인 요인을 피하는 경우 건선을 예방하거나 발생하더라도 아주 가볍게 발생하도록 할 수 있다. 즉 건선은 여러 가지 원인이 복합적으로 작용하여 발생하며 위의 여러 가지로도 설명할 수 없는 경우도 많다.

피부의 각질형성세포는 일정한 성장 주기가 있어서 세포가 분열하여 새로운 세포가 생기면 그 세포는 자기의 일생을 마친 후 마지막에는 비듬과 같은 피부각질로 떨어져 나간다. 건선환자는 이 성장주기에 소요되는 시간이 정상인보다 무려 5~10배 정도 빨라져 있다. 즉, 각질형성세포가 너무 빠르게 증식을 하는 것이다. 그리하여 미처 각질세포가 정상적인 성장 기간을 통해 완전히 성숙하기 전에 빨리 자라버려 비듬과 같은 각질이 겹겹이 쌓여 떨어져 나가는 것이 건선인 것이다.

그래서 과거에는 세포의 증식을 느리게 하기 위한 약제로 여러 가지 항암제가 연구되었으며, 일부는 효과도 좋다. 그러나 효과에 비하여 부작용이 크므로 현재는 통상의 치료에 반응을 보이지 않는 아주 특수한 경우에만 선별적으로 사용한다.

우리 몸에는 여러 가지 면역세포가 있어 몸의 건강을 유지하고 있다. 이 중에서 T보조세포라는 면역세포가 건선의 원인에 주로 관여한다. 그간에는 T보조세포가 활성화되면 T보조세포의 종류에 따라 인터루킨-17, 인터루킨-23등의 여러 가지 면역조절물질들을 분비하여 피부각질형성세포의 증식을 일으키는 것이 밝혀졌고. 이제는 면역조절물질들의 종류와 그들의 역할이 밝혀지고 있다.

건선 치료에 효과가 있는 것으로 밝혀져 1997년에 FDA 승인을 받은 이후 지금까지 처방하고 있는 사이클로스포린은 이런 T보조세포의 활성을 억제하며 면역조절물질들의 분비도 억제한다. 그 결과 피부 각질형성세포의 증식을 억제하여 건선을 호전시킨다.

2000년대 중반 이후 지금까지 미국 FDA에서 승인을 받은 여러 가지 생물학제제들은 T세포에서 분비하는 TNF를 시작으로 최근에는 인터루킨 17, 인터루킨 23을 억제하는 물질들이다. 즉 건선을 일으키는 여러 가지 면역조절물질을 억제하는 제제들이 치료제로 만들어지고 있는 것이다.

2. 지나친 피부의 자극은 건선의 원인이 된다.

피부병은 무좀이나 여드름과 같이 원인이 제공된 일정 피부 부위에만 병이 생기는 경우가 대부분이다. 그러나 일부에서는 병의 원인이 전신 피부에 모두 영향을 주어 피부의 어느 곳에서든 병변이 발생하기도 한다.

건선은 수많은 다른 피부병과 달리 정상으로 보이는 전신 피부의 어느 곳이나 언제, 어느 때나 건선병변이 나타날 가능성이 있다. 이때 정상으로 보이는 피부에 자극을 가하면 건선이 쉽게 나타나게 된다. 이는 건선에서 볼 수 있는 매우 특이한 현상으로서 건선치료와 관리에 매우 중요하다. 왜냐하면 피부자극은 우리 일상생활 중에서 항상 발생하기 때문이다. 화상을 입거나, 반창고나 파스를 붙이거나, 상처로 피부가 찢어지거나, 운동장에서 미끄러져 피부가 쓸리거나 주부가 부엌에서 일하다 손을 베이거나 하는 경우 등 모든 피부자극이 다 건선이 생기는 원인이 될 수 있다. 심지어 가려움증으로 긁은 후, 속옷이나 장신구 등으로 압박을 받은 후에도 생길 수 있다. 이런 현상을 1872년 처음 기술한 독일의 피부과 의사 '쾨브너(Koebner)'의 이름을 사용하여 '쾨브너 현상'이라고 부르는데 건선환자의 25~50% 정도에서 볼 수 있는 특이한 현상이다.

이 현상으로 인해 일상생활이나 취미생활 등에서 피부자극을 피하는 것은 건선의 좋은 관리 및 예방법이 된다. 어린이의 경우 놀이터에서 놀 적에, 학생들은 운동장에서의 놀이에서 무릎부위의 피부가 찢어지는 등의 자극을 흔히 경험하면서 자라나게 되는데 건선환자에서는 이것이 건선을 일으키는 원인이 될 수 있다. 특히 운동 중에 많은 상처를 입는 무릎은 건선이 흔히 생기는 부위이기도 하다. 그러므로 어린이의 경우 무릎보호대 등을 사용하는 것이 도움이 된다. 건선치료를 위해 일광욕을 하는 경우 호전되는 수가 많아, 욕심을 내어 과도한 일광욕을 하는 경우, 화상을 입어 건선이 호전되기 보다는 오히려 쾨브너 현상으로 악화되어 건선클리닉에 내원하는 환자들이 적지 않나. 이때 환사들은 작년에는 일광욕으로 건선이 좋아졌는데 금년에는 왜 악화되었느냐는 질문을 하게 된다. 또한 피부에 자극을 주는 알 수 없는 치료법, 뜸을 뜬 후 피부자극을 받은 경우, 다수의 민간요법 또는 자가치료 후에 건선이 악화되는 경우도 적지 않다. 건선을 치료하기 위하여 피부에 양잿물이나 강산의 용액 등을 발라 건선은 호전되지 않고 오히려 흉터를 남겨 평생 후회하기도 한다. 그러므로 건선의 효과적인 관리를 위해서는 피부에 무리한 자극을 주는 일은 절대 피하여야 한다. 건선이 급속히 악화되는 시기에는 양말이나 속옷 특히 여성들의 속옷 심지어 시계줄이나 안경테 등 일상적인 피부자극이라도 건선을 악화시킬 수 있다. 목욕시 무리하게 수건으로 때를 미는 경우도 당연히 건선환자에서는 악화의 요인이 되므로 피하여야 한다.

쾨브너(Koebner) 현상의 임상적인 중요성은 다음과 같다. 첫째, 대개 심한 건선에서 쾨브너 현상이 나타나므로 쾨브너 현상이 있는 사람은 병이 중증일 가능성을 암시한다. 둘째, 동일한 환자에서도 쾨브너 현상이 나타나는 시기는 병세가 강함을 나타내는 표시일 수 있다. 셋째, 자주 재발하는 환자, 치료 후에 좋아진 상태가 오래 지속되지 못하고 곧 재발하는, 즉 병 치료의 유지기간이 짧은 경우에 많이 오므로 병의 예후 판단에 유용하다. 넷째, 여러 가지 피부자극은 쾨브너 현상을 일으키므로 건선의 실제 치료에서 자극을 피해야 하는 등 치료면에서 중요하다. 다섯째, 건선을 예방하기 위해서는 쾨브너 현상을 줄이는 일이 중요하다. 즉 건선의 예방에 필수적이다.

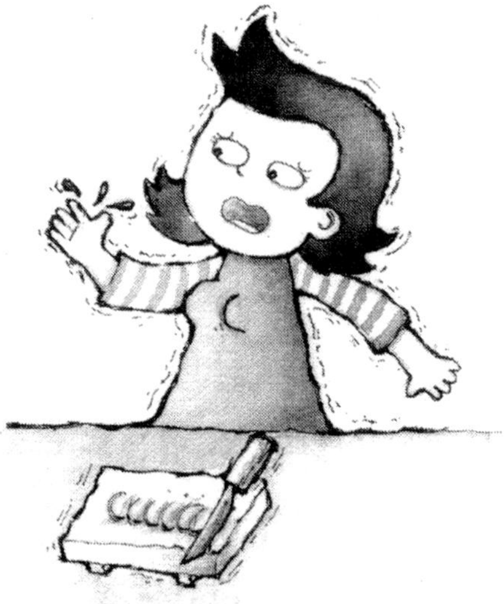

손을 베었을 때 발생

3. 가려움증이 있으면 건선이 악화할 수 있다.

일반적인 피부병에 대한 첫 인상은 몹시 가렵다는 것이다. 실제로 많은 피부병에서 가장 흔한 증상은 가려움증이다. 피부병 중에서도 건선은 대표적인 만성적인 피부병이므로 가려움증도 만성적으로 진행하는 것인가? 다행스럽게도 건선환자들 중에서 가려움증을 많이 느끼지 않는 경우가 적지 않다. 가려움증이 생기는 경우도 많이 있는데 대부분 심하지 않으며 일시적인 경우가 많다. 그러나 보고에 따라서는 건선환자의 많은 경우에서 가려움증이 온다는 보고도 있다. 저자가 발표한 서울대학교병원 건선클리닉에서의 12년간의 보고로는 38.1%에서 가려움증을 느낀다고 답하였다. 한편 가려움증은 주관적인 증상으로서 사람에 따라서는 괴로움의 정도가 심한 사람도 있다. 가려움증이 심한 경우는 대개 건선이 급속히 악화되는 경우가 많다.

가려움증은 그 자체로도 불편하지만 더욱 문제가 되는 것은 가려움증으로 피부를 긁게 되면, 긁은 자리가 비록 정상 피부일지라도 쾨브너 현상으로 그 자리에 건선이 생길 수 있다는 것이다. 그래서 많이 긁은 부위에 새로운 건선병변이 수없이 생기는 것을 종종 보게 된다. 또한 건선병변을 긁게 되면 치료로 호전되어 가던 병변이 다시 악화하게 된다. 그래서 1~2주일이 걸려 나아가던 병변이 1~2일 심하게 긁은 후 1~2주 전으로 다시 돌아가기도 한다. 그러므로 건선환자 중에서 가려움증을 느끼는 경우에는 건선 치료시 우선 가려움증을 억제하는 약을 사용하여 가려움을 억제시키는 것이 좋다. 약간의 가려움이 있는 경우 약을 사용할 정도가 아니라면 긁지 않도록 하는 것이 건선의 악화를 막는 길이다. 더 심한 경우 건선용 보습크림을 바르며 가려움을 억제하는 연고나 크림 등을 사용한다. 바르는 약으로 조절이 되지 않는 경우 항히스타민제 등을 복용하여 가려움증을 억제하게 된다. 가려움증은 대개 저녁이나 밤에 심하게 나타나는 경우가 대다수이므로 처음에는 저녁시간에만 약을 복용하여 가려움증을 억제시켜 보다가 잘 조절이 안되면 계속적인 약물복용을 시도한다. 광 치료는 건선의 치료에 좋을 뿐만 아니라 가려움증을 억제하는 데에도 도움이 된다.

4. 균에 의한 감염은 건선을 일으킬 수 있다.

편도선염이나 인후염 등을 일으키는 연쇄상구균의 침입 후 1주일 정도 지나면 작은 물방울 크기의 건선 발진이 주로 몸통에 생겼다가 급속히 팔다리로 퍼져나가는 경우가 있다. 발진의 숫자는 수개에서 시작하여 수십개로 늘어난 후 셀 수 없을 정도까지 퍼지는 등 다양하다. 이렇게 생기는 건선을 물방울 건선이라고 한다. 연쇄상구균 외에도 현재는 다른 세균, 곰팡이, 바이러스 등 여러 가지 미생물 감염이 원인이 되어 물방울 건선을 일으킬 수 있다. 이 때 연쇄상구균 등 여러 균들이 항원이 되어 T면역세포를 자극하여 건선이 발생하는 것으로 본다. 이때 적절한 항생제를 사용하여 염증을 신속히 없애면 도움이 된다. 그러나 일단 건선이 발병하고 나면 균 감염이 사라져도 병변은 없어지지 않고 주위로 퍼져나가며 처음 물방울 모양이던 병변의 크기가 콩알 크기 정도로 더 커져나가는 경우가 많다. 과거 한 때는 이런 경우 편도선염이 건선의 원인이라고 보아 편도선제거술을 시행한 적도 있었다. 대개 청소년기에 주로 생기며 연쇄상구균의 침입시 증가하는 ASO 수치 검사 등을 혈액검사로 확인하면 진단에 도움이 된다.

5. 우리나라의 기후와 건선의 악화와는 연관성이 크다.

우리나라는 사계절이 분명하여 정말 여러 가지 자연의 변화를 실감하며 피부로 느끼게 된다. 이러한 변화는 눈으로 보고 마음으로 느끼는 것은 좋지만 피부로도 느끼게 되므로 피부에 문제가 생긴 건선환자는 큰 괴로움을 당하게 된다.

피부의 기능은 여러 가지가 있다. 이중 가장 중요한 점은 외부의 자극으로부터 우리 몸을 보호하는 것이다. 외부의 자극에는 물리적인 자극뿐만 아니라 환경변화 기후 변화 등도 포함된다. 여름의 높은 온도, 뜨거운 햇살, 겨울의 차고 메마른 대기가 우리 몸과 직접 맞닿는 곳이 바로 피부이다.

섭씨 30℃ 이상의 여름 날씨로 인하여 땀과 피지로 뒤섞이는 여름이나, 영하의 날씨로 바짝 말라 피부의 각질층이 논바닥처럼 갈라지는 겨울에도 피부라는 초정밀 기관을 통해 정상인은 잘 적응하고 있다. 여름의 무더위에는 피지나 노폐물의 분비를 늘리고 땀을 많이 흘려 체온을 조절하게 하고, 겨울의 건조한 기후에는 땀과 피지를 적게 분비하여 이를 보존하려고 한다. 그러나 이 기능은 비록 정상인이라도 40대에 들어가면 현저히 떨어져 겨울에는 피부건조가 심해져 고생하게 된다. 건선피부는 피부의 장벽기능이 떨어져서 이런 조절능력이 더욱 떨어진다. 그래서 환절기가 되면 기후의 변화에 미처 적응하기도 전에 건선이 먼저 악화된다. 피부가 서서히 마르기 시작하는 가을과 겨울에는 특히 문제가 된다. 그 중에서도 가을날씨에서 겨울날씨로 바뀌는 환절기에는 특히 기존의 건선이 악화하기 쉬우며 처음 건선이 발병하는 경우가 많다. 한편, 무더위가 심한 한 여름날에도 계절 요인으로 건선이 심해지는 사람이 있다.

우리나라의 경우 섭씨 30°가 넘는 여름의 온도와 영하의 온도가 되는 겨울을 비교할 때 온도차가 무려 40~50°나 생기게 된다. 건선에서는 이러한 온도차가 비교적 적고 기후의 변화가 적을 수록 좋다. 그 결과 이런 기후를 보이는 온난한 나라일수록 건선의 발병빈도가 낮다.

유럽에서도 북쪽의 스칸디나비아 등 북유럽 국가가 건선 빈도가 높으며 지중해 연안 등 남유럽은 빈도가 이보다 낮다. 물론 이러한 빈도에는 민족과 유전이 어느 정도 관여하기 때문에 동일한 조건이면 우리나라의 겨울과 같은 차고 건조한 날씨가 계속되는 경우 건선이 많이 생기며 또한 건선이 생겨도 심한 경우가 많다. 겨울철에는 실내생활을 많이 하며 두꺼운 옷을 입어 피부에 햇빛을 쪼일 기회가 적은 것도 물론 겨울에 악화되는 한 원인이 된다.

겨울의 찬 기후에서는 사무실이나 아파트 등 실내 난방을 또한 많이 하게 되는데 이 경우 정상인도 피부가 바짝 말라 건성 피부가 되며 심하면 건성 습진(건조피부피부염)이 되는 경우가 많다. 건선환자도 마찬가지로 피부가 건성이 되면 건선은 더욱 악화되므로 건선환자들은 특히 늦가을과 겨울철이 되면 건선의 관리에 많은 신경을 써야 할 것이다.

6. 정신적 스트레스와 육체적 과로는 건선을 악화시킨다.

정신적 스트레스가 건선을 일으키거나 악화시킬 수 있는 것은 많이 알려진 사실이다. 스트레스와 면역은 서로 연관성이 있어서 스트레스를 받으면 T면역세포에 의한 면역조절물질 분비가 많아져서 건선이 악화한다. 많은 환자들이 극심한 스트레스 때문에 발생하거나, 가벼운 건선이 크게 악화되었다고 이야기한다.

국내외의 연구에서도 30~70%의 환자에서 스트레스와의 관련성을 인정하고 있으며 저자도 진료실에서 많은 환자들이 가정의 문제, 직장에서의 문제, 자녀의 대학입시, 경제적인 어려움 등 수많은 상황에서의 스트레스로 건선의 악화를 호소하는 것을 경험하고 있다.

특히 우리나라의 학생들은 공부와 대학입시 등의 압박, 대학생의 경우 취직과 장래의 불안 등에 대한 스트레스가 크게 작용하고 있음을 느끼고 있다. 심지어는 스트레스만 받으면 그때마다 주기적으로 악화함을 스스로 잘 느낀다는 환자도 있다.

저자가 서울대학교병원 피부과 건선클리닉 환자들에게 스트레스와 건선과의 연관성을 설문조사한 결과 1,148명의 환자 중에서 스트레스 후에 악화되었다는 사람이 735명으로 64%였으며, 영향이 없는 경우는 386명으로 34% 였다. 나머지 27명 즉 2%에서는 오히려 좋아졌다고 하였다. 그리고 건선을 경증, 중등증, 중증으로 나누어 비교한 결과 스트레스 후에 악화되었다는 비율이 경증은 63%, 중등증은 60%였으며 중증은 75%로 더 높았다. 즉 스트레스가 건선을 악화시키고 있음을 여실히 나타내고 있었다(한국인 건선의 악화요인에 관한 연구. 대한피부과학회지 1999;37:882).

스트레스가 어떻게 건선을 일으키는가? 아직 이 과정에 대한 명확한 해답은 없다. 그러나 스트레스를 받으면 면역세포의 활성이 증가하므로, 여기에서 분비되는 면역조절물질에 의하여 건선이 악화할 수 있을 것이다. 최근에는 말단부에서 분비되는 신경전달 물질이 건선을 일으키는지에 대한 연구가 진행되고 있다.

건선환자들이 온천을 한 후 또는 휴가를 지낸 후 호전되는 경우가 많다. 이러한 호전의 주 원인의 하나로서 휴가 동안 또는 온천에서 휴식하는 동안의 스트레스 해소를 꼽고 있다. 심한 건선환자들은 병원에 입원치료를 하게 되는데, 이 경우 일상에서 오는 스트레스나 병의 악화에 대한 우려로 오는 스트레스 등이 일부 해소되어 건선이 호전되는 원인의 하나로 작용한다.

아울러서 육체적인 과로도 건선을 악화시킨다. 밤샘작업을 하거나 힘들게 일을 한 후 건선이 악화할 수 있다. 그러므로 건선환자는 정신적 스트레스와 육체적 과로를 피하는 것이 좋다.

7. 건조한 피부는 건선의 원인이나 악화요인이 될 수 있다.

어린이의 피부는 정말 윤기가 있고 적당히 기름져 있으며 광택이 난다. 그러나 나이가 들면 서서히 피부가 건조해지는데, 이것이 생리적인 노화의 한 과정이다. 정상인에서는 피부장벽을 구성하는 각질형성세포의 자연보습인자와 각질형성세포 사이의 지질장벽기능 등으로 각질층 내에 약 30% 정도의 수분을 유지하는데, 피부의 장벽기능에 장애가 오면 수분 함유 기능이 떨어져서 피부가 건조해진다. 건조한 피부가 계속되면 피부의 탄력성이 떨어지고 주름이 지게 된다.

건선환자의 피부는 장벽기능의 손상과 함께 각질형성세포의 탈락이 증가하여 대부분 건조한 상태를 나타내고 있다. 건조한 상태는 그 자체가 때로는 건선을 일으키는 원인이 되기도 하며, 항상 건선을 악화시킨다. 건조하면 할수록 건선은 더욱 나빠진다.

겨울철에 건선이 악화하는 수가 많은데 대기 중의 습도가 낮은 겨울철의 기후와 추위로 인한 난방으로 건조해지는 실내환경 등의 생활양식이 피부의 수분을 마르게 하여 피부건조를 일으키기 쉬운 조건이 되기 때문이다.

목욕이나 샤워는 누구나 하는 것으로서 피부회복이나 피부청결을 위하여 필수적이다. 그러나 목욕이나 사우나를 너무 자주 하는 경우, 피부의 수분과 기름막까지 씻어내게 되므로 피부건조가 심해질 수 있다. 더 나아가 비누칠을 많이 하면 수분과 기름막은 더 많이 씻겨나가 더 건조해진다. 이런 경우 당연히 건선은 악화한다.

여름철에는 습하고 땀을 많이 흘리므로 겨울철보다는 피부 건조가 덜하나 그래도 건조를 일으키는 조건이 있다. 회사나 집 또는 차량 등 과도한 냉방을 가동하는 실내에 장시간 머무르는 경우는 피부가 건조해질 수 있다. 여름철에는 햇빛을 쪼이는 경우가 많아진다. 휴가철에는 수일간 계속 해변가 등의 야외에서 일광욕을 하기도 한다. 건선환자는 일광욕이 건선에 효험이 일부 있다고 알려져 있으므로 일부러 더 많이 하게 된다. 하지만, 햇빛을 많이 쪼이고 난 후에 피부가 건조해지는 것은 누구나 경험적으로 알고 있을 것이다. 적당한 일광욕의 경우에는 건조로 인하여 건선이 나빠지기도 하나 자외선으로 인하여 건선의 일부가 더 좋아지기 때문에 외형상으로는 건선의 호전이 빨라져 보일 수 있다. 그러나 빨리 호전되고 싶은 마음에 과도한 장시간의 일광욕은 오히려 일광화상 등의 자극을 유발하여 건선을 악화시키기도 한다. 피부과에서 건선에 광치료를 하게 되는데 광치료 후에도 피부가 건조하게 된다. 그래서 광치료 후에 보습제를 충분히 수시로 바르도록 하고 있다.

8. 건선을 악화시키는 약물이 있다.

예전부터 어떤 종류의 약제는 건선을 악화시킬 수 있는 것으로 알려져 있다. 이런 약제들로는 정신과에서 조울증 최근에는 양극성장애라고 하는 병에 쓰이는 리티움, 고혈압이나 심장질환에 쓰는 베타차단제, 결체조직질환인 홍반성낭창이나 경피증에 쓰이는 항말라리아제인 클로로퀸과 비스테로이드성 소염제(NSAIDs) 등을 들 수 있다. 최근에 여러 질환에 쓰는 전신 스테로이드제도 남용하는 경우에는 문제가 될 수 있다. 어떤 병에 전신 스테로이드제를 사용하는 경우 건선도 덤으로 같이 좋아지다가 약을 끊고 나면 건선이 심해지는 경우를 보기도 한다.

9. 건선은 전염되지 않는다.

피부병이 다른 질환과 크게 구별되는 점은 외관상 뚜렷이 보이는 점이다. 그래서 누구나 노출되어 있는 이런 피부병은 접촉이 이루어지는 경우 다른 사람에게 옮겨질 것으로 생각한다. 공중목욕탕에 가면 전염성 피부질환자는 들어오지 못하게 하는 팻말이 붙어 있는 경우가 아직도 있다. 문제는 피부병이 있는 경우 이것이 전염성이 있는지 없는지를 피부과 의사도 구별하기가 일견 보아서는 쉽지 않다. 하물며 목욕탕의 주인이나 다른 손님들이 피부병이 있는 사람이 들어왔을 때 이 질환이 전염성이 있는지 없는지를 안다는 것은 불가능하다. 그러므로 무조건 피부병이 있으면 일단 경계를 하게 된다. 하물며 몸 피부의 많은 부위를 차지하며 쉽게 눈에 띄는 건선인 경우에는 더욱 심하다. 환자들도 이런 사정을 알기에 노출을 꺼리게 된다.

결론부터 말하면 피부병에는 무좀이나 옴과 같은 전염성 피부질환도 있으나 전염되지 않는 피부질환이 훨씬 더 많다. 더욱이 건선은 전혀 전염되지 않는다. 가족 중에 환자가 있다고 해도 이는 전염에 의해서가 아니라 건선의 유전적인 성향을 가진 환자에서 어떤 개인적인 원인에 의해 생겼을 뿐이다.

미국과 유럽 등에서는 건선이 전 인구의 3%일 정도로 아주 흔하다. 대개 건선이 없는 사람들도 건선이 어떤 병이라는 것을 아는 사람이 많다. 그러므로 건선환자가 반팔, 반바지로 피부를 노출하는 경우를 보게 된다. 본인도 대수롭지 않게 생각하며 주위 사람들도 많은 경우 대수롭지 않게 생각한다. 또한 옆자리의 사람이 전염될 것이라고는 생각지 않는다. 그리고 건선은 무릎이나 팔꿈치 등에 잘 생기므로 옷으로 덮어서 자극을 주는 것보다는 그대로 노출하는 것이 병의 치료에 도움이 된다. 그리고 건선에 좋은 햇빛을 좀더 받게 되므로 더욱 좋다.

그러나 우리나라에서는 일반 사람들이 건선에 대하여 잘 모르기 때문에 무조건 기피하며 전염되는 것으로 오인하는 수가 있다. 앞으로 우리나라에서도 건선은 전염되지 않는 피부병이라는 것이 대중에게 널리 알려져야 하며, 환자들도 건선은 전염되지 않으므로 사회생활에서 노출을 걱정하지 않는 적극적인 자세를 가지는 것이 좋다.

제 3 장

건선의 임상양상

제 3 장

건선의 임상양상

1. 가장 흔히 보는 건선의 형태

건선은 대개 처음에는 작은 좁쌀알 같은 피부 위로 약간 솟아있는 1cm 미만되는 발진(이를 의학용어로 '구진'이라 한다)이 나타난다. 그리고 약간 붉은 색조(홍반)를 나타낸다. 그 후 시간이 지나면서 이 발진이 커지면서 좁쌀알 크기가 밤톨만 해지다가 호두나 계란 크기로 커진다. 그리고 주위에서는 지속적으로 새로운 좁쌀알 같은 발진이 발생 후 커지면 서로 합쳐지게 된다. 그래서 결국에는 하나의 큰 계란 크기나 더 나아가서 손바닥 크기만한 발진이 되기도 한다. 방치하면 이보다 더 커져 전체 사지나 몸으로 번지기도 한다. 발진의 색깔은 대체적으로 붉은 색을 띄는데 붉은 색의 정도는 아주 새빨간 정도에서 약간 불그스름한 정도까지 차이가 많다.

그리고 발진 위를 보면 하얀 피부 각질이 무수히 겹쳐서 쌓여있다. 손톱으로 이 각질을 살살 벗기면 쉽게 벗겨져 나가기도 하며 때로는 단단하여 잘 벗겨지지 않기도 한다.

건선은 수년에 걸쳐 진행하는 만성질환이다. 그래서 이런 발진이 시간이 지나면 점차 발진 자체의 두께가 눈으로 보아도 증가하게 되며 손으로 만져서도 두께의 증가를 알 수 있게 된다. 이런 인설이라고 부르는 피부각질, 홍반이라고 부르는 피부병변의 붉은 색조, 그리고 피부두께의 변화를 보이는 판형의 발진이 대표적인 건선의 발진이다. 이런 발진이 대개는 몸에서 대칭으로 오는 경우가 많은데 주로 무릎, 팔꿈치, 엉덩이, 머리 등에 처음으로 나타난다.

건선의 경과를 관찰할 때 호전되는가 악화되는가는 위의 형태 변화 중 가장 중요한 세가지, 즉 첫째, 피부 위에 덮인 피부각질의 감소 정도,

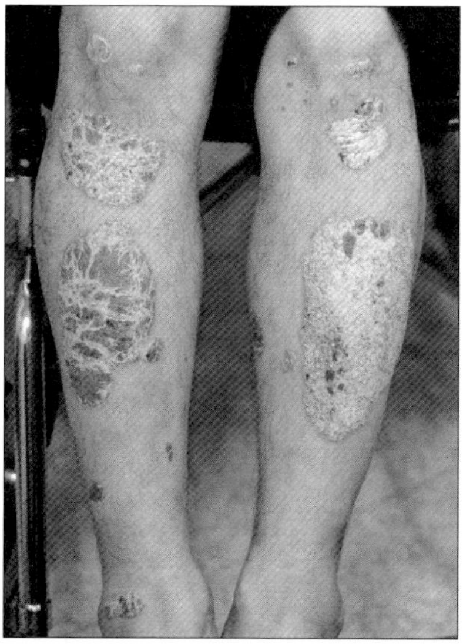

판상 건선

둘째, 붉은 색깔의 정도가 감소하는가 여부, 셋째, 건선부위 피부두께의 호전 정도를 보아서 결정한다. 그리고 병의 경과 관찰시에 병이 침범된 피부의 넓이가 우리 몸의 체표면적 중 어느 정도를 차지하는지도 물론 중요하다.

건선은 환자에서 주가 되는 발진의 모양과 크기로 대개 큰 분류가 이루어지는데 발진이 대체적으로 동전 모양과 크기인 경우 화폐상 건선이라고 하며 이보다 아주 커져 큰 판을 형성하는 경우 대판상 건선이라고 부른다. 저자가 서울대학교병원에서 건선클리닉을 개설한 1982년부터 2012년까지 30년간 건선 신환들을 관찰한 결과 화폐상형이 56.7%, 병변의 크기가 큰 대판상형이 28.5%로써 두 가지의 형태가 85.2%였다 (Clinical study on psoriasis patients for past 30 years (1982~2012) in Seoul National University Hospital psoriasis clinic. J Dermatol 2013;40:731).

2. 건선의 여러 가지 다른 얼굴들

건선은 위에 기술한 화폐상이나 대판상의 모양이 가장 흔하다. 그러면 건선은 이런 모양만을 가질 것인가? 건선은 흔히 보는 화폐상 형태인 경우 진단은 쉬워진다. 그러나 다른 형태로 나타날 경우 진단은 어려워진다. 그래서 한동안 병의 경과를 보거나 조직검사를 한 후에 확실한 진단을 내리는 경우도 있다.

저자가 서울대학교병원에서 본 건선환자 중에서 대부분인 화폐상 건선과 대판상 건선 외에 물방울건선은 8.5%, 전신농포건선은 0.8%, 손발바닥농포건선은 3.5%였으며 박탈건선은 1.0%였다.

1) 물방울건선

0.5~1.5cm 정도 되는 작은 물방울 같은 모양과 크기의 발진들이 몸과 팔, 다리에 걸쳐 급속히 나타나는 경우가 있다. 이를 물방울건선이라고 한다. 이러한 경우는 대개 소아와 청년기에 흔하며 인후염이나 편도선염 등의 상기도 감염 후에 자주 나타난다. 2~3개월 후에 호전되는 경우가 많으나 때로는 확산되어 전형적인 만성 판상 건선 형태로 된다. 10대, 20대의 청소년에서 감기증세가 있은 후 몸에 작은 발진이 무수히 나타나서 내원하는 경우가 가장 흔하다. 그러나 때로는 아무런 증세 없이 갑자기 나타나기도 한다.

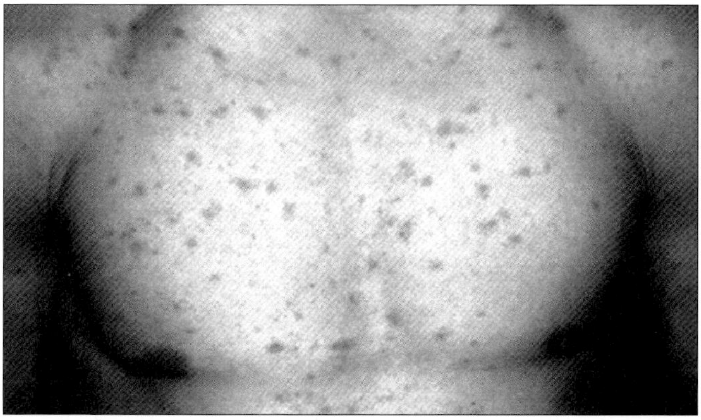

물방울건선

2) 농포건선

건선 중에서 가장 중한 형태의 건선은 농포건선과 박탈건선이다. 많은 피부질환 중에서도 위의 두 건선의 형태는 특히 위중한 경우가 대부분이다.

농포건선은 농포, 즉 조그만 좁쌀 크기의 고름 주머니가 무수히 급속하게 생겨나는 형태이다. 농포가 전신 피부에 생기기도 하며 손발바닥에만 오기도 한다. 전신에 생기면 전신농포건선이라고 하며 손발바닥에 생기면 국소농포건선, 즉 손발바닥 농포건선이라고 부른다.

전신농포건선의 경우 열이 나거나 한기가 들거나, 관절이 아픈 증상 등 감기 몸살과 같은 전신 증상이 나타나는 급성 질환 형태로 나타나며, 매일 매일 병의 모양이 달라져 간다. 농포가 전신 피부에 불규칙하게 나타나기도 하며 농포가 서로 모여 둥근 모양을 이루는 윤상형의 전신성 농포건선이 되기도 한다.

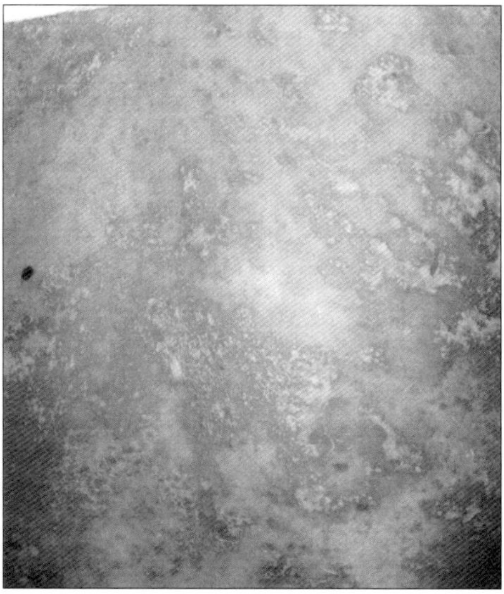

전신농포건선

저자는 1985년부터 1994년까지 서울대학교병원에서 10년간 27례의 전신농포건선을 경험하였는데 이중 7명은 소아 연령이었다(전신성 농포성 건선의 임상적 연구. 대한피부과학회지1996;34:233).

손발바닥 농포건선은 농포가 손발바닥에 주로 오며 대칭성으로 나타난다. 수년에 걸쳐 만성으로 되며 시간이 지나면 농포가 호전되면서 황갈색으로 변한 반점이 보인다. 수많은 환자들이 무좀으로 오인하여 무좀약을 먹고 바르는 것을 흔히 보게 된다.

3) 박탈건선

박탈건선은 피부 전신에 걸쳐 피부각질이 무수히 일어나며 아울러서 전체 피부가 염증으로 아주 붉은 색조를 띠게 된다. 붉은 색조가 주로 나타나며 오래 지속되므로 "건선홍피증"이라고도 부른다. 이 경우에도 역시 열이나 한기 등의 전신 증상이 나타나며 가렵기도 하고 피부가 열이 나면서 화끈거리는 경우가 많다. 역시 만성으로 지속되며 치료가 어

박탈건선

려운 경우가 많다. 간혹 박탈건선과 농포건선이 같이 오거나 농포건선 후에 박탈건선이 나타나기도 한다.

그 밖에도 흔히 보는 모양과 다르게 선으로 나타나는 선상건선, 피부염 소견이 심하게 나타나는 습관성 건선 등 여러 가지 다른 얼굴로 건선이 처음 나타나는 경우도 있어 진단에 혼란을 주기도 한다.

3. 발생부위에 따라 건선의 모양이 달라진다.

1) 통상적인 건선 발생 부위

통상적인 건선은 무릎, 팔꿈치에 가장 많이 생기며 그 다음으로 엉덩이나 머리 피부에도 흔히 나타난다. 위의 피부 부위는 건선이 가장 먼저 생기는 부위이기도 하다. 그 다음으로 팔, 다리 및 다른 몸의 부위에 생기며 이어서 손, 발 등에 생긴다. 몸통이나 사지에 건선이 생기는 경우 하얀 피부각질로 덮인 좁쌀알 같은 발진이 생기면서 점차 주위로 퍼져나가며 주위에서 새로 생긴 발진들과 점차 합쳐져 큰 발진을 이룬다. 우리나라에서는 발진의 모양과 크기가 동전과 비슷하여 명명되는 화폐상 건선이 가장 흔하며 다음으로는 이보다 큰 발진이 생기는 대판상 건선이 흔하다.

건선이 몸통과 사지에 생기는 전형적인 경우 진단은 비교적 쉽게 내려진다. 그러나 그 외 머리 피부, 손바닥, 발바닥, 피부와 피부가 접촉되는 부위, 성기부위, 점막, 손발톱 등에 나타나는 경우 그 모양은 통상적인 모양과 달라져 감별진단이 필요하며 또한 치료방법과 병의 경과도 약간씩 달라진다. 이들 부위의 건선이 몸통이나 사지의 건선과 같이 생기는 경우 진단이 쉬우나, 이 부위에만 나타나는 경우가 있는데 이때는 진단이 매우 어려운 경우도 있어 환자의 경과를 보아서 진단이 내려지기도 한다. 일례로 머리에 비듬이 유난히 많아서 단순한 심한 비듬으로 생각하였으나 수년이 지나 다리에 건선이 생긴 후 다시 생각하면 수년 전의 머리병변이 건선의 증상의 시작이었던 경우를 볼 수 있다.

손톱에 건선으로 의심할 만한 병변을 가지고 수년 경과한 후 피부에 건선으로 의심할 만한 발진이 나와 조직검사로 건선이 확진된 후에야 손톱병변이 건선의 한 증세로 확인이 되는 예도 볼 수 있다.

2) 두부건선

머리 피부에 생긴 건선을 말한다. 지루피부염으로 진단 및 치료를 받다가 일정기간 경과한 후 건선으로 다시 진단받는 경우도 많다. 머리

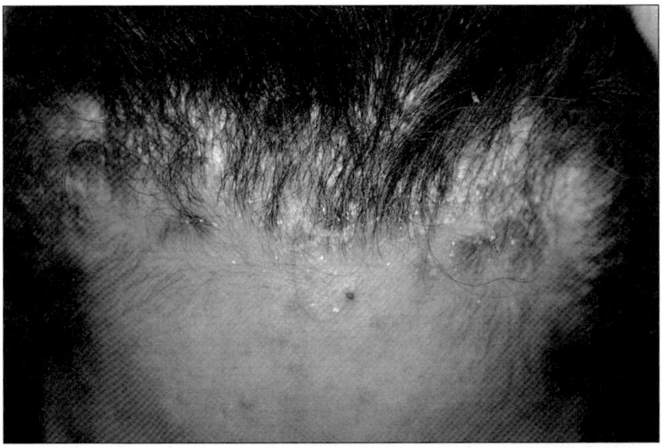

두부건선

피부는 팔꿈치, 무릎과 함께 건선이 가장 잘 생기는 부위이다. 주로 윗머리와 귀 뒤쪽을 따라서 두터운 피부각질이 앉은 발진이 크게 나타나는 경우가 많다. 때로는 두피 전체적으로 광범위하게 호두크기 또는 손바닥 크기의 큰 병변이 나오기도 한다. 때로는 피부각질은 샴푸를 자주하여 씻어내므로 보이지 않고 붉은 색깔을 띤 발진만이 나타나기도 하는데 이때는 병력을 자세히 물어보면 샴푸를 조금만 게을리할 경우 피부각질이 무수히 쌓인다고 말한다.

때로는 붉은 색조는 거의 없어지고 비듬과 비슷한 피부각질만이 떨어져 나오기도 하는데 이 경우 심한 비듬 또는 머리에 가장 흔히 오는 습진의 한 형태인 지루피부염으로 오인하기도 한다. 두부의 피부병변은 이마나 목뒤의 피부로 퍼지기노 한나.

모발의 이상은 없는 경우가 많으나, 때로는 모발이 가늘어거나 탈모증이 오기도 한다. 농포가 생기는 건선에서는 심한 탈모증이 올 수가 있다.

3) 손발바닥건선

손발바닥에도 건선이 생긴다. 손발바닥에 생기는 건선의 모양은 여러 가지 형태로 나타난다. 농포가 생기는 경우, 피부각질이 얇게 일어나는 발진이 생기는 경우, 피부각질이 딱딱해지면서 피부가 두터워지는 경우, 손바닥에 피부각질과 붉은 색조가 나타나는 경우 등 다양하다. 대개 대칭성으로 양손바닥과 양발바닥에 발생하지만, 한쪽에만 오기도 한다. 때로는 발바닥에는 병변이 없이 손바닥에만 오기도 한다. 심하면 손등이나 발목 또는 발등으로 퍼지기도 한다.

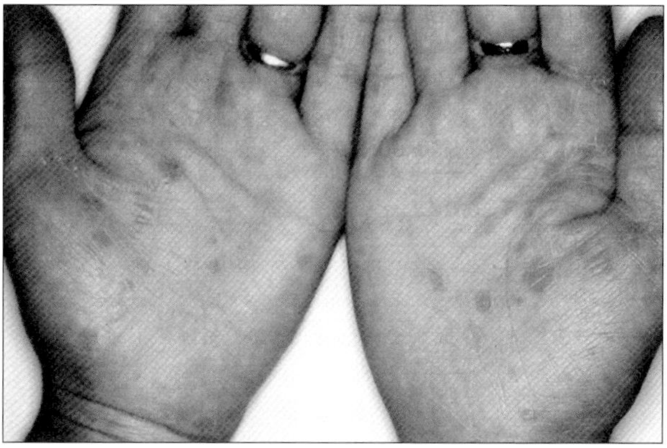

손바닥 건선

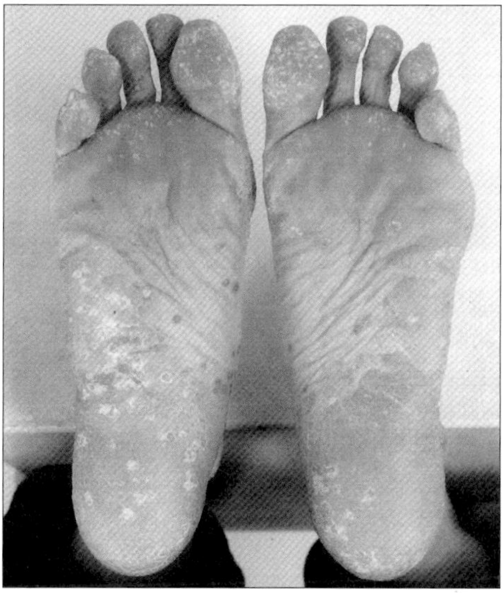

발바닥 건선

손발바닥건선은 손발바닥에 흔하게 발생하는 다른 피부질환으로 오진하는 경우가 많다. 한포진, 주부습진, 알러지피부염, 자극피부염, 손무좀 등 여러 질환 등이 그러하다. 이때 다른 부위에 건선이 있으면 진단이 쉬우나 다른 피부부위에는 건선이 없이 손발바닥에만 나타나는 경우 감별 진단하기가 어려워진다. 그래서 실제로 많은 환자들이 습진 연고인 스테로이드제 연고를 장기간 바르거나, 무좀약을 한동안 바르거나 복용했음에도 효과를 보지 못하다가 진단을 받으러 오는 경우를 흔히 보게 된다. 현미경으로 곰팡이 검사를 즉시할 수 있는데 곰팡이가 검출되지 않는다. 때로는 곰팡이가 이차감염이 되어 나타나기도 한다. 손발바닥건선은 다른 부위의 건선이 심한 환자에서 잘 동반되어 치료가 잘 되지 않는 경우도 있다.

우리는 매일 걸어 다니며, 일상생활, 일 그리고 취미생활 등에서의 여러 가지 활동에 손을 사용하며 살고 있다. 이 모두가 손발바닥에 다양한 피부자극을 유발하면서 건선을 일으키거나 악화시키는 요인으로 작용하게 되는 것이다.

손발바닥은 치료를 할 때에 약을 발라도 일상생활 중간에 닦여나가거나, 잘 씻겨나가 버리는 경우가 많고, 피부가 두터워 흡수가 잘 되지 않아 약효가 다른 부위보다 느리다.

4) 간찰부 건선

겨드랑이, 사타구니를 비롯하여 팔이나 다리의 오금이나 겹쳐지는 부위, 여성에서 유방과 피부가 겹치는 부위, 살찐 사람에서 배의 피부가 겹치는 부위에 생긴 건선을 말한다. 건선은 팔꿈치나 무릎에 생기는 경우가 보통인데 이 부위는 반대되는 부위이므로 역 건선이라고도 부른다.

이 부위들의 특징은 피부가 겹쳐져 있으며 계속되는 마찰이 발생하는 장소이다. 또한 땀이 나서 피부가 젖어 있는 경우가 많다. 그래서 대개 건선에서 흔히 보는 피부각질은 없어지고 붉은 색깔을 띤 발진만이 양겨드랑이에서는 손바닥만하게, 사타구니에서는 대개 피부가 겹치는 부위를 따라 둥글게 또는 선 모양으로 나타난다. 피부각질은 땀이 나면서 젖게 되므로 수분 흡수가 많아서 잘 생기지 않으며 생겨도 마찰로 쉽게 벗겨져 버린다. 건선 자체는 별 증상이 없으나 사타구니 등의 병변이 찢어져 아프거나 쓰라린 경우가 많다.

흔히 보는 습진이나 무좀균에 의한 피부곰팡이 병과의 감별진단을 요하는데 어떤 경우에는 동반되어 나타나기도 한다. 이 부위는 마찰이 자연적으로 지속되어 계속 악화되기도 하므로 마찰을 줄여야 한다. 다른 부위보다 치료도 어렵다. 또한 피부가 겹쳐져 바르는 약의 경우 흡수가 증가하여 부작용이 발생하기 쉽다(간찰부 건선. 임상피부과 1996;2:12-13).

5) 성기부건선

남자의 음경은 건선이 자주 발생하는 부위이다. 음경에서도 귀두에 잘 생긴다. 대개 붉은 색조를 띤 발진으로 나타난다. 여기에도 피부각질이 간찰부에 생긴 경우보다는 많으나 몸에 생긴 통상의 건선보다는 적게 나타난다. 여성의 외음부에도 올 수 있으나 그렇게 흔하지 않다. 역시 피부각질이 거의 없는 붉은 발진으로 나타난다.

4. 손발톱에도 건선이 생긴다.

건선은 피부에만 나오는 것이 아니라 손발톱에도 생긴다. 손발톱 중에서도 특히 손톱에 잘 생긴다. 건선클리닉에서 만나는 많은 건선환자들이 손발톱은 건선에 의한 것이 아니라 다른 원인에 의한 별개의 병으로 보는 경우가 많다. 특히 손발톱무좀은 주위에서 흔히 보는 질환이므로 손톱건선을 손톱무좀으로 오인하고 장기간에 걸쳐 약을 복용하고 있는 경우를 자주 보게 된다.

손톱건선은 진단도 어렵고 치료도 어렵다. 특히 손톱은 미용상 중요한 역할을 하므로 치료를 원하는 환자가 많으나 의외로 피부보다 치료효과가 느리고 잘 호전되지 않는 경우가 많다. 여성에서는 메니큐어로 손톱병변을 가리고 다니는 경우가 많아 미용상 잘 눈에 안 띄는 경우도 있다.

건선환자에서 손발톱건선이 나타나는 빈도는 25~50% 정도 된다. 그러나 건선환자의 일생을 통해서는 환자의 80~90%가 한번은 생긴다는

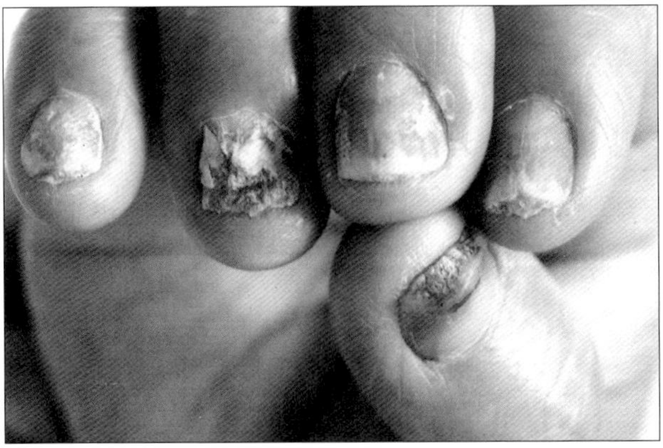

손톱건선

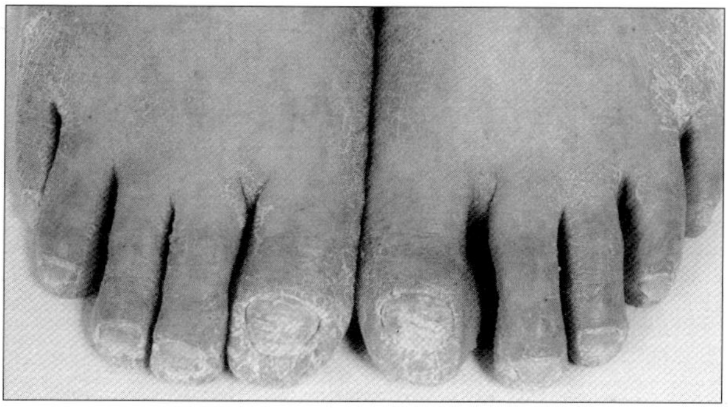

발톱건선

연구결과도 있다. 서울대학교병원 건선클리닉에서의 빈도는 1986년 연구에서는 38%였으며 최근 12년간의 통계에서는 24.2%에서 관찰 당시에 병변이 있었다(건선 환자의 조갑변화에 대한 임상적 고찰. 대한피부과학회지 1986;24:3).

손발톱의 건선은 나이가 많아질수록 빈도가 많아진다. 그리고 몸의 건선이 심할수록 손톱건선의 빈도도 높고 손톱의 병변도 심하게 나타난다.

손톱건선이 나타나는 모양은 정말 다양하다. 그 중 가장 대표적인 모양은 손톱의 가운데가 연필심 크기로 약간 움푹 들어가는 것이다. 이를 '함몰'이라고 부르는데 한 손톱 위에 이런 함몰이 수개 나오기도 하며 수십개가 나와 전 손톱이 뒤덮여지기도 한다. 또 하나의 흔한 모양은 손톱의 끝이 손톱 밑의 피부로부터 들뜨는 것으로 이를 '손발톱박리'라고 부른다. 대개 손톱 끝의 수 mm 정도가 들뜨게 되는데 이때는 들뜨게 된 손톱 위쪽의 반이나 1/3 정도, 또는 1/4 정도도 원래의 손톱색깔인 불그레한 핑크색을 잃어버리고 허옇게 보인다. 한번 피부에서 떨어진 손톱은 잘 붙지 않으며 조그만 자극을 가해도 다시 떨어지는데, 피부와 손톱 사이에 미세한 먼지나 세균, 곰팡이 등이 끼게 되면 점점 더 악화되어 더욱 잘 붙지 않게 된다. 손발톱박리는 건선 외에 곰팡이 균, 화장품 알레르기, 자극 등 다른 원인에 의해서도 올 수 있으므로 감별진단을 요한다.

그 외 손톱건선의 양상으로 손톱과 피부 사이에 피부각질이 많이 생기며 손톱이 두꺼워져 손톱이 들리는 경우도 있으며, 손톱 위에 황색 또는 황갈색의 기름방울 같은 모양의 변색이 나타나기도 한다. 손톱이 얇아지기도 하며 손톱 위에 흰점이 나오거나 세로로 긴 선이 생기기도 한다. 때로는 급성 건선에서는 손톱이 완전히 빠져 버리는 경우도 있다.

손발톱에 이차적으로 곰팡이 균이 침범되는 경우도 있다. 이런 경우 감별진단을 위해서 현미경으로 곰팡이균의 유무를 확인하는 것이 보통이다.

손톱은 대개 1주일에 1mm 정도씩 자라나므로 손톱의 건선 모양을 보면 환자의 과거 병세를 짐작할 수 있는 경우도 있다. 손톱의 아래쪽에 있던 건선 모양은 시간이 지나면 이동되어 손톱의 끝 쪽에서 나타난다. 이것은 이동하거나 새로 생긴 것이 아니라 손톱이 자라나므로 아래쪽의 병변이 손 끝 쪽으로 움직여 간 것이다. 더 시간이 지나서 손톱을 깎아버리면 그 병변은 없어진다.

5. 건선도 만성, 아급성, 급성으로 나눌 수 있다.

건선은 주로 만성적으로 진행하는 화폐상 건선이나 대판상 건선이 대부분을 차지한다. 이러한 형태의 건선은 수많은 피부질환 중에서도 가장 대표적인 만성질환이다. 그러면 모든 건선이 다 수년 또는 그 이상 지속되는 만성질환인가? 그렇지 않다. 건선의 일부에서는 매일 매일 병의 양상이 바뀌는 급성도 있고, 1~2주일 사이에 병이 달라지면서 주위로 퍼져 나가는 아급성도 있다.

1) 만성 건선

대부분의 건선은 만성경과를 가진다. 수개월 또는 수년 내지 수십년에 걸쳐서 서서히 퍼지거나 회복되기도 하며, 다시 서서히 재발하는 전형적인 만성 피부질환의 경과를 가진다. 병변은 시간이 지나면서 개수가 증가하고, 피부각질이 두텁게 쌓이며 병변의 두께가 두꺼워진다.

2) 아급성 건선

만성 건선의 경과 중에 악화되어 아급성으로 오기도 하며 때로는 처음부터 아급성으로 시작하기도 한다.

병의 소견은 붉은 색조가 아주 강하며 피부각질은 거의 없거나 병변의 중앙부에만 약간 있는 모양을 나타낸다. 그러면서 붉은 색조가 증가되면서 주위로 퍼져나간다. 이때는 손으로 만지거나 의복에 닿아도 쓰라리거나 화끈거리는 감각을 느끼기도 한다.

치료가 잘 되지 않는 경우 급속히 퍼져나가 전신으로 퍼지기도 하며 급성 건선으로 변하여 농포가 생기는 전신농포건선이 되거나 피부각질이 무수히 일어나는 박탈건선이 되기도 한다. 때로는 전신농포건선이나 박탈건선이 생기는 환자에서 처음부터 전신농포건선이나 박탈건선이 되기도 하지만 만성 건선이 아급성 상태를 거치면서 전신농포건선이나 박탈건선으로 되는 경우가 많다.

아급성 건선이 되는 원인은 여러 가지이나 환자가 가진 건선 자체가 원래 아급성으로 심하게 오는 경우도 있고 자극성 약제를 사용한 후에 오기도 한다. 우리나라에서는 환자가 치료 효과에 대한 장기간의 연구와 검증이 제대로 되지 않아 국제적으로 인정받지 못하는 여러 가지 불필요한 어떤 종류의 민간요법으로 피부에 강한 자극을 일시에 주는 경우가 더러 있는데 그 후에 만성이 아급성이 되기도 한다. 심한 정신적, 육체적 스트레스에 의한 경우 등에도 만성 건선이 아급성 건선으로 올 수도 있다. 그 외 환자들의 건선 상태는 개인에 따라 매우 다른데, 아급성의 건선 상태가 원래 자주 재발하는 사람이 있다. 이 경우 치료가 쉽지 않은 경우가 많다.

3) 급성 건선

만성 건선에서 직접 생기거나, 아급성 건선을 거쳐 생기기도 하며 처음부터 급성으로 직접 생기기도 한다. 정도의 차이는 있으나 전신에 농포성 발진이 생기면서, 열이 나고 오한이 생기는 전신증상을 대개 동반한다. 때로는 전신 피부에 피부각질이 무수히 벗겨져 나오는 박탈건선으로 나타나기도 한다.

전신농포건선의 경우 피부의 농포 주위에 싸인펜으로 표시를 해 놓으면 하루만 지나도 벌써 표시된 부위를 훨씬 지나서 농포가 발생하는 것을 알 수가 있다. 잔잔하던 바다에 폭풍이 불어오는 것과 같이, 만성으로 수주 내지 수개월간 잠잠하던 건선 병변이 하루가 다르게 폭풍이 불듯이 농포가 생기면서 주위 피부로 번져 전신으로 파급되어 나간다. 전신 농포건선과 같은 급성 건선은 응급실로 내원하는 몇 가지 종류의 피부 질환 중의 하나이다.

아급성 건선에서 열거한 여러 가지 원인들이 역시 급성 건선의 원인이 된다.

6. 중증건선은 어떻게 구별하나

같은 건선환자라도 상태에 따라서 병의 경중도에서는 차이가 많다. 이렇게 같은 병이라도 차이가 많이 나는 것은, 내과에서 같은 고혈압이라도 혈압의 높은 정도에 따라 경증이나 중증으로 나누듯이, 그리고 당뇨병에서 혈당치가 얼마나 높으냐에 따라서 병의 경중도가 달라 치료나 예후가 다른 것과 같다.

이런 경중도는 병의 치료 방침을 결정하는데 기본이 된다. 그래서 경증 건선에서의 치료법과 중증 건선에서의 치료하는 방법은 다른 것이다.

그러면 피부병인 건선은 병의 경중도를 어떻게 나누는 것인가?

건선의 경중도를 나누는 법은 일반적으로 건선이 침범된 범위에 따라 나누기도 하며, 병변의 상태에 따라 나누기도 한다. 대개는 이 양자를 모두 기준으로 하는 방법에 따라서 나눈다. 우리나라에서도 두 가지를 모두 고려하여 판정하며 의료보험에서도 두 가지를 모두 고려한 방법을 쓰고 있다. 그 외 병의 활동성과 환자들의 불편 정도에 따라 나누기도 한다.

1) **침범 범위**(BSA: Body Surface Area)

전신피부를 100%로 보고 건선이 침범된 피부부위의 총면적을 대략 생각하여 결정한다. 이때 팔 한쪽에 전부 온 경우는 9%로 보고 가슴, 배는 18%, 등은 18%, 한쪽 다리는 18%, 머리는 9%로 하며 음부는 나머지 1%로 계산하는 법을 참조한다. 이 방법은 몸에 화상을 입었을 때 화상의 중증 정도와 치료방법을 결정하는데 기본이 되는 화상의 범위 결정법(9의 법칙, Rule of 9)과 같다. 이렇게 하여 총 침범면적이 대개 체표면적의 5%

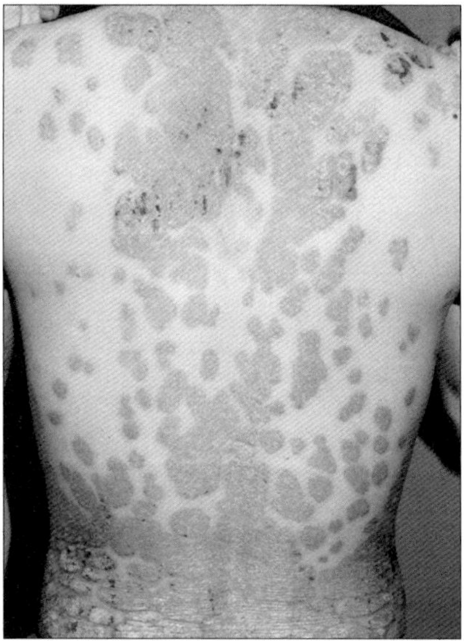

중증건선

미만 침범의 경우 경증으로, 5~30% 정도 침범되면 중등증으로 분류하고, 30% 이상 침범되면 중증으로 분류하였다. 그러나 최근에는 2% 미만을 경증, 2~10% 미만을 중등증 그리고 10% 이상 침범하면 중증으로 부르고 있다. 그러므로 넓은 대판상 건선, 전신농포건선이나 박탈건선 등은 거의 중증에 속한다. 화폐상 건선이 전신을 침범한 경우도 해당한다. 이 때 간편하게 침범범위를 알 수 있는 방법이 있는데 자기의 손바닥 넓이의 병변을 1%로 보고 비교한다.

신체부위에 따른 BSA 비율

신체부위	BSA
얼굴 목	9%
오른 팔	9%
왼 팔	9%
가슴 배	18%
등 허리	18%
음부	1%
오른 다리	18%
왼 다리	18%

이러한 구별법의 장점은 간단하므로 간편하게 할 수 있다는 점이다. 그러므로 경험이 많은 경우 대개는 쉽게 일정한 분류를 하게 되므로 흔히 쓰인다. 그러나 이렇게 구별하는 경우 병의 상태는 문제 삼지 않고 침범범위만 보게 되므로 실제의 경중도와 맞지 않는 경우도 있다.

비록 침범범위는 적다 하더라도 건선의 경과는 나쁘고 치료가 잘 되지 않는 건선도 많으며 반면에 침범범위는 넓으나 쉽게 치료되는 경우도 많다.

2) 병변의 상태

건선 병변의 한 개 발진을 자세히 보면 두텁게 덮힌 피부각질, 붉은 색조, 피부두께의 증가가 보인다. 그래서 이 세 가지의 정도를 비교하여 경중도를 나누는 것이다. 각각의 상태는 1단계에서 4단계까지 나눈다. 즉 피부각질이 많이 덮이면 중증이며, 색깔이 더욱 붉을수록, 그리고 건선 피부의 두께를 만져보아 더 두꺼우면 단계가 올라가는 중증으로 판별하는 것으로 피부과 의사가 건선 병변을 볼 때는 이 세가지를 염두에 두고 자세히 관찰하는 것이다. 이 방법 역시 간편하나 침범범위가 포함되어 있지 않으므로 대개 경증 건선의 치료효과 여부 등을 비교할 때 효과적으로 쓰인다.

3) 침범 범위와 병변의 상태

위에서 중증 건선을 구별할 때 쓴 침범 범위와 병변의 상태를 같이 고려하는 것으로서 가장 흔히 쓰인다. 1978년 Fredriksson 등이 개발한 건선 면적 및 중등도 즉 PASI (psoriasis area and severity index)법이라는 특수한 건선의 경중도를 표시하는 공식이 있어 경중도가 숫자로 표시되는 장점이 있다. 이 방법은 국제적으로 인정되어 널리 쓰이고 있으며 특히 약의 효과를 확인하는데 많이 쓰인다. 그러나 일일이 계산을 해야 하는 문제가 있으며, 경증 건선 간에서는 증상이 차이가 있어도 동일한 수치가 나오기도 하여, 경증 건선의 구별에는 적당치 않아, 경증 건선이 많은 우리나라에서는 사용에 문제점이 있다. 우리나라에서도 이 PASI법을 사용하는데 PASI가 10 이상인 경우 중증건선으로 본다.

4) 활동성

같은 침범범위와 상태라고 하더라도 어떤 환자는 1개월 이상 병변이 그대로 머물러 있는 경우가 있다면, 어떤 경우는 주로 이미 생겼던 발진의 주변에만 반복적으로 발생하기도 한다. 그러나 심한 경우는 새로운 발진이 기존의 발진 주위로 계속 생겨나는 경우가 있다. 하나의 발진이 치료되면 주위에 두 개가 생기고 두 개를 치료하면 네 개, 다섯 개의 병변이 생겨나서 결국 퍼져 나가는 모양이 된다. 그리하여 어느 피부 부위에 오래 머물러 있으면 경증이며, 주위로 쉽게 퍼져 나가는 경우 중증으로 보는 것이다. 건선의 장기 관리에서는 활동성의 변화에 대한 관찰이 범위보다 더 중요한 경우가 많다.

5) 환자의 불편 정도

건선환자들은 건선으로 인하여 육체적인 불편감 뿐만 아니라 정신적 스트레스를 받는 경우가 많으며, 이는 일상생활에서의 제한, 직장에서의 불편, 사회적인 불편감, 가족생활에서의 문제나 미용상의 문제 등에서 발생한다. 즉 삶의 질에 많은 영향을 받는다. 그래서 이러한 삶의 질 정도, 환자의 불편 정도를 설문하여 그 결과를 바탕으로 경중도를 구별하는 것이다. 여기에는 일상생활에서의 불편 외에 업무나 학업, 대인관계 문제, 여가 활동시의 불편 정도 등 여러 가지를 참조하여 결정한다.

그러나 설문으로 조사하기 때문에 모두가 상당히 주관적이다. 그리고 이러한 환자의 불편 정도는 나라, 민족 그리고 시대 환경에 따라 많은 차이가 있으므로 일률적이고 객관적으로 경중도를 구분하기도 힘들다.

6) 객관적 구분

위의 모든 방법은 건선을 치료하는 의사의 경험과 환자의 호소 정도에 따라 약간씩 차이가 날 여지가 있다. 그래서 이를 객관적으로 기계를 사용하여 수치로 나타내려고 하고 있다. 즉 수치 얼마 이상은 중증이다라고 하는 것으로 일견 편리해 보인다. 그러나 모든 환자마다 이를 적용하는 것은 현실적으로 쉽지 않아 앞으로 많은 연구가 기대되는 분야이다.

7. 햇빛에 과민증을 보이는 건선환자가 있다.

건선의 발병빈도를 위도상의 나라의 위치를 감안하여 생각해 볼 때 햇빛을 많이 쪼이는 나라에는 빈도가 낮고, 햇빛을 많이 받지 못하는 나라에는 높다. 즉 햇빛을 쪼이는 것이 건선의 치료에 도움이 된다. 그래서 대부분의 환자들이 다른 사람보다 햇빛을 많이 쪼이며 심지어 여름 내내 일광욕을 하는 환자도 드물지 않다. 겨울에는 동남아로 여행을 가서 햇빛을 실컷 쪼이다가 오며 사해까지 가서 햇빛을 쪼이다가 온 환자도 여럿 보았다. 실제로도 건선은 대개 여름에는 좋아지고 겨울이 되면 악화한다.

그러나 일부의 환자에서는 이와 반대로 햇빛에 과민증을 보이는 경우가 있다. 이들은 햇빛을 쪼이는 경우 오히려 피부가 붉어지고 각질이 발생하며, 가려움증이 발생하는 등의 광과민반응이 유발되어 건선치료에 장애가 된다. 그리고 건선에서 많이 하는 광치료에도 효과가 없고 오히려 광과민반응이 나타날 수 있다. 이런 환자는 광치료시에 조심해야 한다. 광치료를 할 수 없는 경우가 많으며, 만약 광치료를 하더라도 시일이 경과하면 광량을 증가시키게 되는데 이때 광량 증가에서도 신중을 기하여야 한다.

광과민증을 보이는 건선은 백인에서는 5.5%에서 나타난다는 보고가 있다. 건선은 흔한 병이므로 백인에서는 적지 않은 환자에서 광과민증을 나타내고 있다. 그러나 다행히 우리나라에서는 백인보다는 드물다.

광과민증은 주로 광 노출부에 생기므로 당연히 피부의 노출부에 잘 생긴다

환자들은 광선 조사 후 발진이 돋는 광과민증이 처음 발생한 후 점차 변형되어 건선이 생기는 경우도 있으며 처음부터 광과민증이 있는 건선병변이 생기는 경우도 있다.

광과민증은 대개 환자들이 병원에 오기 전에 이미 자신이 알고 있는 경우도 적지 않다. 낮에 햇빛을 쪼인 후 저녁에 집에 들어가서 밤이나 또는 그 다음 날 햇빛 쪼인 부위에 가려움증이 있는 작은 좁쌀알 같은, 또는 이보다 큰 여러 가지 습진 모양의 피부발진이 생기면서 가려워진다. 그러다가 수일이 지나면서 햇빛을 더 이상 받지 않으면 저절로 나아간다. 대개 겨울을 지내고 햇빛을 처음 쪼이기 시작하는 이른 봄에 많이 생긴다. 그러나 광치료를 시작한 후에 광과민증이 있다는 것을 처음 알게 되는 경우도 많다.

광과민증을 진단하기 위해서는 실제 환자의 피부에 적정량의 자외선

을 쪼여 본 후 피부반응을 보고 판정한다. 대개 수일간 쪼여서 햇빛을 쪼인 후 생기는 것과 비슷한 병변의 발생 여부를 관찰하여 확진한다. 그러므로 건선환자에서 햇빛을 쪼인 후 발진이 생기는 경우 꼭 확진을 받는 것이 좋다. 왜냐하면 광과민성 건선환자에서 만약 광치료를 하게 되는 경우 꼭 햇빛에 의한 광과민증 여부를 참고하여 광치료시 광량을 적당히 조절하여야 좋은 치료효과를 기대할 수 있기 때문이다.

8. 건선환자는 정신적 스트레스를 받는다.

피부질환의 특징 중 하나는 인체의 겉모습을 담당하는 피부에 나타나므로 미용상 크게 문제가 되는 점이다. 그리고 이런 미용상의 문제는 노출이 많아지는 계절에는 더욱 커지며, 특히 여성에서는 더욱 심각하다. 그리고 최근의 사회적인 분위기는 미용상의 문제를 중요시하는 경향이 있다. 이와 관련되어 사회생활에서의 어려운 점도 많다.

저자는 진료실에서 손님을 상대하는 직업, 손을 사용하는 직업을 가진 건선환자에서의 취업상의 장애와 직장이나 사회생활에서의 정신적인 어려움을 여러 차례 상담한 바 있다. 실제로 우울, 분노 등 다양한 정신적 상황이 동반됨을 보고한 연구들이 있다. 정신적 영향은 미용상 문제 또는 사회생활에서의 불편함과도 연관되어 있을 것이다. 건선환자는 육체적인 어려움과 함께 정신적인 어려움도 같이 느끼고 있는 것이다. 정신적 스트레스는 건선을 악화시키고, 악화된 건선은 다시 정신적 스트레스를 주는 악순환이 일어날 수 있는 것이다.

진료 중에 건선환자에게 치료상 도움이 되니 피부와 건선 병변을 되도록 노출하도록 권고하고 있으나 여러 문제로 이를 잘 이행하지 못하는 환자도 적지 않다. 백인 건선환자에서 성격 및 정신적인 영향이 건선에 미치는 영향에 대한 검사 결과를 보고하였는데 여기에는 일정한 특성이 관찰되지 않았다. 그러므로 건선환자들이 겪는 여러 가지 정신적 상황 등은 거의가 병에 의한 이차적인 것으로서 환자 자신의 정신적인 결단과 용기로 얼마든지 극복할 수 있는 것이다. 이러한 긍정적인 결단과 용기는 건선의 치료에도 긍정적인 영향을 준다. 같은 정도의 건선환자인데도 성격이 쾌활하고 낙관적인 성격인 경우 치료 효과가 좋으며, 반면 환자가 먼저 낙담하고 우울해하는 경우 치료 효과가 느려진다. 건선을 악화시키는 정신적 스트레스는 피하는 것이 절대적으로 좋으며, 이미 생긴 건선이라면 이 때문에 우울해하거나 하는 스트레스는 받지 않는 것이 건선 극복의 지름길이 됨을 알아야 한다.

9. 얼굴 건선에는 세 가지 형태가 있다.

건선은 얼굴에도 생길 수 있다. 특히 얼굴의 건선은 다른 신체부위의 건선보다도 미용적으로 문제가 되며 사회생활에도 영향을 주어 환자는 많은 스트레스를 받는다.

얼굴에 생긴 건선은 다른 부위에 생긴 건선보다 진단이 어려운 경우가 많다. 그 이유는 얼굴에는 건선 특유의 인설이 잘 생기지 않고, 홍반도 가벼우며 병변의 두께가 두껍지 않은 경우가 많기 때문이다. 그래서 얼굴에 생기는 자극피부염, 지루피부염을 비롯한 여러 질환과의 감별이 어려운 경우도 많다. 얼굴에는 건선이 잘 생기지 않는 것으로 보는 경우도 있었으나, 실제로 건선은 얼굴에도 많이 생긴다. 저자는 2004년 미국피부과학회지에 서울대학교병원 건선클리닉에서의 얼굴건선의 빈도를 조사하여 발표하였다. 그 결과 얼굴 건선의 빈도가 67.7%를 나타내어 적지 않은 환자에서 얼굴 건선이 나타남을 보고하였다. 그리고 이 연구에서 저자는 얼굴에 건선이 있는 환자와 얼굴에 건선이 없는 환자를 실제로 비교하여, 얼굴에 건선이 있으면 몸 다른 부위의 건선이 상대적으로 심한 경우가 통계적으로 유의하게 증가하여, 처음으로 얼굴건선은 심한 건선의 지표가 됨을 입증하였다(Facial psoriasis:Comparison of patients with and without facial involvement. JAAD 2004;50:582).

이어서 저자는 얼굴건선에 대한 연구를 계속하여 2008년 처음으로 얼굴건선을 3가지 유형으로 분류하고 각형의 특징을 밝혀 미국피부과학회지에 보고하였다(Classification of facial psoriasis based on the distribution of facial lesions. JAAD 2008;58:959). 첫째 유형은 주변형 얼굴건선(peripherofacial psoriasis, PFP)으로 윗이마, 귀, 옆얼굴의 헤어라인과 맞닿은 얼굴에 주로 발생하는 형이다. 둘째 유형은 중심성 얼굴건선(centrofacial psoriasis, CFP)으로 아래이마, 코, 뺨, 눈, 입주위 등 얼굴의 중심부에 생기는 형이다. 셋째 유형은 혼합형 얼굴건선(mixed facial psoriasis, MFP)으로 얼굴의 중심과 주변에 모두 발생하는 형이다.

얼굴 건선의 분류

	침범부위	특징
주변형 얼굴건선 (peripherofacial psoriasis, PFP)	윗이마, 귀, 옆얼굴의 헤어라인과 맞닿은 얼굴	심한 두부 건선
중심성 얼굴건선 (centrofacial psoriasis, CFP)	아래이마, 코, 뺨, 눈, 입주위 등 얼굴의 중심부	몸 건선이 심함
혼합형 얼굴건선 (mixed facial psoriasis, MFP)	얼굴의 중심과 주변을 모두 침범	두부와 몸 모두가 심한 중 증 건선의 양상

주변형 얼굴건선의 경우 몸건선은 의외로 심하지 않은 경우가 많고, 그 대신 두부건선이 심하다. 반면 중심형 얼굴건선은 두부건선은 심하지 않으며 주로 몸 건선이 심한 경우가 많다. 혼합형 얼굴건선은 두부와 몸 모두가 심한 중증 건선의 양상을 많이 보인다. 그러므로 주변형 얼굴건선은 두부 건선의 관리와 치료가 중요하며, 중심형 얼굴건선에서는 몸 건선의 치료에 더 중심을 두어야 한다. 그리고 혼합형 얼굴건선의 경우는 중증의 진행 양상을 보이는 경우가 있기 때문에 두부와 몸 건선을 전체적으로 잘 관리하고 치료하는 것이 모두 중요하다.

제 4 장

건선의 동반질환

제 4 장

건선의 동반질환

1. 건선환자에서 여러 가지 내부 장기 질환이 동반될 수 있다.

건선은 과거에는 표피의 각질형성세포가 이상반응으로 과도하게 자라나 피부에 하얀 인설이 생기며 두꺼워지는 것이라고 하였다. 그리고 치료도 각질형성세포의 이상반응에 초점을 맞추어 여기에 집중하였다. 그러다가 1980년대부터 T면역세포에 의한 면역조절물질들이 건선의 원인임이 밝혀진 이후 최근에 걸쳐 약 40년간 이 면역과 면역의 실체에 대한 접근이 이루어졌다. 그 결과 T면역세포가 활성화되어 TNF-α와 인터루킨 17, 인터루킨 23을 비롯하여 여러 가지 사이토카인이라고 부르는 면역조절물질들을 만들어내는데, 이 면역조절물질들이 건선 피부에서 하얀 인설들의 증식과 건선 피부가 붉어지는 염증반응을 일으키는 것으로 밝혀졌다. 이러한 건선의 병인이 밝혀진 후 현재까지 이러한 원인에 근거한 여러 가지 약제들이 개발되어 효과적으로 쓰이고 있다.

드디어 이제까지 환자들에게 수많은 괴로움을 안겨준 건선의 원인이 밝혀져 가고 있는 순간이다.

이와 함께 건선을 단순히 피부에만 오는 질환이라고 보는 지금까지의 개념에도 변화가 생겨가고 있다. 이미 알고 있는 건선의 동반질환인 건선 관절염 외에도 여러 가지 질환들이 건선환자에서 일반 환자보다 훨씬 높은 비율로 나타나는 것이 과거의 단편적인 연구와 더불어 2000년대 이후부터는 빅데이터를 이용한 대규모의 역학 연구를 통해 알려지고 있다. 건선에 높게 나타나는 대표적인 동반질환은 전신건강에 중요한 역할을 하는 대사성 질환군과 심혈관계질환들로서, 대사증후군에 속하는 비만, 고지혈증 및 당뇨와 심혈관계질환인 고혈압, 동맥경화 및 심장질환 등이 있다. 그 외에도 위장관, 눈, 지방간, 호흡기, 신장, 암 및 정신적인 문제 등 동반질환에 대한 연구가 확대되고 있다. 이러한 동반질환의 진단과 치료는 건선이 20대, 30대의 젊은 층에서 가장 많이 발생한다는 사실을 고려할 때 건선환자의 일생에 걸친 장기적인 건강관리와 건선의 치료라는 두 가지 면에서 아주 중요하다. 이제는 이런 건선에서의 동반질환을 염두에 두고 치료와 장기적인 관리를 하여야 할 것으로 본다.

2. 건선환자에서 건선관절염이 동반될 수 있다.

한동안 건선은 피부에만 생기는 병이라고 생각하였다. 그러다 1818년 Alibert가 건선과 관절염이 같이 온 경우를 처음으로 학계에 보고한 이

후 건선환자에서 동반되는 관절염에 대한 보고와 연구가 계속되었다. 건선과 관절염이 같이 오는 경우 처음에는 건선과 류마티스 관절염이 우연히 같이 발생한 것으로 생각하였다. 그러나 1950년대 이후 건선환자의 관절염은 병이 발생된 양상, 방사선 검사소견 그리고 혈액검사의 혈청 소견 등이 류마티스 관절염과 다르다는 것이 밝혀져 독립된 질환으로 인정되면서 건선환자에서 오는 관절염이라고 하여 '건선관절염'이라고 부르고 있다.

백인들의 경우 건선환자에서 건선관절염이 생기는 빈도는 10~15% 정도로 알려져 왔다. 그러나 최근에는 30% 정도의 높은 빈도로 보고되고 있다. 이는 단순히 관절검사와 X-Ray검사에 의존한 과거와 달리 이제는 의학의 발달로 MRI 검사나 핵의학 검사 등 정밀검사가 가능해졌기 때문에 나온 결과로 본다. 우리나라에서는 2004년부터 2005년까지 서울대학교병원에서 저자가 진단한 건선환자 356명을 류마티스 전문의사가 검진하고 검사한 결과 53명(10.5%)에서 건선관절염이 있음을 확진할 수 있었다. 즉 우리나라 환자에서도 과거와 달리 관절염에 대한 관심과 검사법 등이 발달되면서 건선관절염이 드물지 않음을 알 수 있다. 그러나 다행히 임상적으로 보면 우리나라에서는 건선관절염의 빈도가 백인에 비하여 10% 정도로 낮으며 미국의 건선환자들에서 보는 심한 건선관절염의 소견을 보이는 환자들은 많지 않았다(Clinical features of psoriatic arthritis in Korea. Curr Rheumatol Rev 2008;4:115).

건선관절염 환자들은 대개 건선이 심한 경우가 많으나 경증건선에서도 건선관절염이 올 수 있다. 그리고 피부소견과 관절소견 외에 손발톱

건선의 소견이 70~80%에서 나타나 보통의 건선환자에서 나타나는 손발톱 건선의 빈도보다 훨씬 높게 나타난다.

건선관절염 소견은 여러 가지가 있으나 무릎, 척추, 손가락, 발가락의 관절, 발목, 손목 중 일부를 좌우 비대칭적으로 침범하는 경우가 가장 흔하다. 건선관절염이 오는 경우 관절 부위가 하나 내지 두 개 또는 그 이상이 붓고 통증이 발생하고 눌러서 아프기도 하므로 심해지면 임상적으로도 알 수 있다. 그리고 관절이 뻣뻣해지며 특히 손의 경우 쥐는 힘이 떨어지게 된다. 척추염의 경우 허리가 아프거나 엉덩이 뼈 부위의 통증이나 압통이 있다.

건선관절염의 증상은 가벼운 경우부터 거의 모든 관절의 변형이 생기는 경우까지 차이가 많으나 대개는 류마티스관절염보다 가벼워 정상생활을 할 수 있다. 아주 심한 경우 관절이 부어오르면서 관절의 심한 변형이 생기며 통증을 크게 느끼기도 한다. 또한 류마티스관절염과 같이 아침에 일어나면 관절이 뻣뻣한 감을 느끼기도 한다. 서울대학교병원의 건선클리닉에서 저자와 류마티스 전문의사의 공동연구로는 건선관절염이 20대에 20.8%, 30대에 20.8%, 40대에 26.4%, 50대에 13.2%가 발생하였다. 그리고 건선과 건선관절염 발생의 전 후 관계를 살펴볼 때 다수인 73.6%에서 건선이 생긴지 12.2년 후에 건선관절염이 생겼다. 그리고 우리나라에서는 관절 중에서도 척추염의 형태로 나오는 경우가 아주 많았다.

건선관절염 환자들 중에서는 류마티스관절염의 증상과 거의 임상적으로 구별이 되지 않는 경우도 있다. 건선에서 좌우 대칭성으로 오는 큰 관절 침범 외에 여러 개의 손가락 관절들이 부어오르는 관절염 증상이 나타나는 경우 감별이 어려워진다.

심한 경우 단절성 관절염이 생기는데 호전과 악화를 반복하면서 진행되어 관절의 심한 변형을 초래하며 마지막에는 관절기능의 상실과 관절이 굳어지는 등 합병증을 일으킨다. 그러나 단절성 관절염은 다행히 전체 건선관절염의 5%를 차지하는 소수에서만 나타난다.

건선관절염의 진단은 다음과 같은 임상적 증상이나 증후가 나타나면 내릴 수 있다. 즉 1) 손가락이나 발가락의 끝마디 관절의 침범, 2) 관절염과 함께 호전과 악화를 같이 하는 건선, 3) 손발톱 건선의 존재, 4) 관절염이 있는 손가락이나 발가락 피부의 특징적인 건선병변, 5) 침범된 관절의 파괴, 6) 방사선검사 소견, 7) 혈액에서 류마티스 인자의 음성 등이다.

방사선검사로는 관절의 염증성 변화와 퇴행성 변화 등 여러 가지 건선관절염의 소견을 확인할 수 있으며 최근에는 MRI나 방사성동위원소 촬영을 시행한다. 핵의학과에서 방사성동위원소를 주사한 후 핵의학 검사를 시행하면 관절의 염증부위에 동위원소의 흡수가 증가되어 있는 소견이 직접 관찰되므로 진단에 이용할 수 있다.

예후는 류마티스관절염보다 더 좋다. 그러나 20세 이하의 이른 나이에 병이 시작하는 경우 예후가 나쁜 경우가 많으며 건선 자체가 심한 경우 또한 관절염이 심한 경우가 많다.

건선관절염은 가벼운 경우 진통제, 비스테로이드성 소염제 등으로 치료하며 관절 손상과 이로 인한 장애가 올 수 있으므로 적극적인 치료가 필요한 경우가 많다.

3. 건선환자에서 심혈관계 및 대사성 질환이 동반될 수 있다.

최근 미국이나 유럽을 비롯하여 전 세계적으로 건선과 동반된 심혈관계 및 대사성 질환에 대한 의료보험이나 질병통계의 대규모 데이터들이 공공보건 증진을 위하여 일부 공개가 되면서 건선에서 이들의 발생빈도가 현저히 증가됨이 속속 밝혀지고 있다.

심혈관질환은 그 자체로서도 현재 우리나라를 비롯한 선진국에서 날로 증가하고 있으며 그 중요성이 높아지고 있다. 건선에서는 비만, 고지혈증, 당뇨병과 같은 대사증후군의 빈도가 높으므로 심혈관질환의 빈도도 더불어 높아질 수 있다. 건선환자에서의 높은 흡연율과 운동 부족 등도 심혈관질환과 대사성 질환 동반의 또 다른 요인이 될 수 있다.

1) 비만

최근 비만 인구가 증가하고 비만이 여러 가지 병을 일으키는 인자로서 주목을 받으면서 건선환자에서의 비만의 정도를 대조군과 비교하게 되었다. 지방세포에서는 염증을 악화시키는 물질을 분비하기 때문에 건선이 더욱 심해질 수 있다.

2006년 미국피부과학회지에 131,560명의 건선환자와 479,317명의 건선이 아닌 대조군을 비교한 결과 건선환자에서 비만의 빈도가 현저히 높게 나타났음이 보고되었다.

2007년에는 미국의 간호사 78,626명을 대상으로 한 연구에서 비만이 건선의 위험인자가 될 수 있음이 알려졌다. 그 후의 여러 연구에서도 건선과 비만의 연관성이 잘 알려지게 되었다. 건선환자에서의 비만은 건선환자에서 증가되어 나타나는 다른 대사성 질환이나 심혈관질환과도 관련이 있다.

2) 고지혈증

최근 고지혈증의 빈도가 증가하면서 그 중요성이 커지고 있다. 고지혈증은 유전적인 영향, 식습관과 운동, 생활습관 등의 여러 가지에 영향을 받는다. 과거부터 건선에서 고지혈증이 관련이 있다는 보고들이 있었다. 그러던 중 대규모 연구로서 2008년 영국피부과학회지에 44,164명의 건선환자와 210,784명의 대조군을 비교한 결과 건선환자에서 고지혈증의 빈도가 높았다는 보고가 있었다. 2012년에는 1661명의 경증 내지 중등증 환자와 129명의 중증환자를 비교한 결과 중증환자에서 고지혈증의 빈도가 더 높았다고 하였다. 그러나 건선이 고지혈증과의 상관관계를 보이지 않는다는 연구보고도 물론 있다. 고지혈증은 심혈관계질환의 원인이 되므로 건선환자에서는 총콜레스테롤, 소위 나쁜 콜레스테롤인 LDL, 좋은 콜레스태롤인 HDL, 중성지방인 TG (Triglyceride) 등을 주기적으로 검사하는 것이 좋다. 우리나라 환자에서도 1995년 저자 등이 우리나라 건선환자들 중 10~20%에서 정상범위를 벗어나는 혈중지질의 증가가 있음을 발표한 바 있다(건선환자에서의 혈중지질, 리포단백질, 아포단백질 측정과 가족력 유무에 따른 차이에 대한 연구. 대한피부과학회지 1995;33:698). 지질대사의 이상이 건선의 발병에 관여함이 알려짐에 따라 건선에서 지질대사의 이상은 건선이 발생하기 전부터 나타날 수 있는 것으로 보이며 건선이 생긴 후에도 발생할 수 있다.

3) 당뇨병

2007년 미국 피부과학회지에는 건선환자 46,905명과 대조군 1,579,037명을 비교하여 당뇨병과 동맥경화증이 건선환자에서 높게 나온다는 것이 보고되었다. 2010년 독일 건강보험 데이터에서는 고혈압에서 언급한 바와 같은 1,344,701명의 대조군과 33,981명의 건선환자를 비교한 결과 건선환자에서는 당뇨병이 12.1%로 대조군의 6.0%보다 2배 높게 나타났다. 그 외에도 건선환자에서 당뇨병이 증가된 보고 논문들이 있으며 중증건선일수록 경증건선보다 당뇨병의 빈도가 더 높다고 하였다.

4) 대사증후군

대사증후군은 비만. 고혈압, 고지질혈증, 인슐린저항성 당뇨의 위험인자를 가진 경우를 말하는데 모두 심혈관계질환의 위험요인이 된다. 2007년 영국피부과학회지에는 건선환자 338명과 대조군 334명을 비교한 결과 건선환자에서 대사증후군의 발병 비율이 높게 나타났다고 하였다. 2012년 영국에서 4,065명의 건선환자와 4,065명의 대조군을 비교한 결과 건선환자에서는 34%, 대조군에서는 26%로 대사증후군이 나타나는 빈도가 건선환자에서 더 높았다. 2013년 미국피부과학회지에는 12개의 연구보고를 종합하여 140만명의 대조군과 41,853명의 건선환자를 비교한 결과 역시 건선환자에서 대사증후군 발병이 증가되었다고 하였다.

2012년 영국의 보고에서는 중증건선, 중등증건선, 경증건선을 비교한 결과 건선이 심할수록 대사증후군의 비율이 증가하였다고 하였다.

5) 고혈압, 심혈관질환

건선에서 고혈압의 빈도가 높아질 수 있다. 2010년 Cohen 등은 20세 이상의 건선환자 12,502명과 24,285명의 대조군을 비교한 결과 고혈압의 빈도가 건선에서는 38.8%로서 대조군의 29.1%보다 높았다고 하였다. 2008년 독일에서는 1,344,071명의 건강보험 환자 빅데이터 중 고혈압이 건선환자에서는 35.6%, 대조군에서는 20.6%를 나타내어 역시 건선환자에서 고혈압의 빈도가 높았다. 건선환자들에서는 경증에서보다 중증건선에서 통계상 더 높은 고혈압의 빈도를 나타내었다. 2006년 미국내과학회지에 130,976명의 건선환자와 556,995명의 대조군을 비교 조사한 결과 급성 심근경색 발생의 상대 위험률이 건선환자에서 높다는 것이 보고되었다. 특히 경증보다 중증 건선에서 높게 나타났다. 2008년 영국피부과학회지에서 또한 건선에서 급성 심근경색의 발생 비율이 높다고 하였으나, 2009년 같은 영국피부과학회지와 2010년 네덜란드인의 연구에서는 이를 부인하는 보고도 있었다. 동양인에서는 2009년 중국에서, 2011년 대만에서 심혈관질환의 빈도가 건선에서 높다는 보고를 하였다.

이와 같이 건선에서는 심혈관질환의 빈도가 높게 나타나는 보고가 이어지고 있는데, 이것은 건선환자에서 비만이나 고혈압, 고지혈증, 당뇨병과 같은 선행되는 이상이 있다는 것이 하나의 원인일 뿐 아니라 건선환자에서의 일반인보다 높은 흡연율, 운동부족 등이 또 다른 원인으로 보인다. 그러므로 앞으로 이러한 동반 질환들에 대한 인종이나 지역에 따른 차이 등 대규모의 역학조사가 더 필요할 것으로 본다.

2008년 미국의 건선재단(National psoriasis foundation)에서는 건선환자에서 이러한 동반질환들의 관리가 필요함을 인식하여 혈압, 맥박, 체질량지수(BMI), 허리둘레, 혈청 지질과 공복 혈당 등 건강 위험인자를 주기적으로 측정해 보도록 하는 권장사항을 발표하였다. 즉 건선환자들에서는 피부관리뿐만 아니라 평생에 걸친 건강관리를 위해 동반질환의 관리가 필요함을 알리고 있다. 이를 위해서는 환자들의 음식 조절뿐 만 아니라 체중관리, 스트레스 해소와 함께 사용하는 건선치료제를 비롯한 약제들도 빠르고 안전한 치료를 위하여 연구결과가 전 세계적으로 공인된 약제들만을 사용하도록 계속 선도해 나가야 할 것이다. 이러한 건강관리와 함께 하는 적극적인 빠른 건선의 치료가 건선이 일으키는 지속적인 만성 염증을 효과적으로 억제할 것이며 이를 통하여 이들 동반질환의 빈도와 정도를 낮출 수 있을 것으로 본다. 현재 건선의 적극적인 치료가 동반질환의 소견을 줄인다는 보고들이 실제로 일부 나오고 있는데 앞으로 더욱 지속적인 연구보고를 기대한다. 우리나라에서도 앞으로 건강보험의 빅데이터를 분석하면 건선환자와 대조군 사이에 심혈관질환과 대사성 질환의 발생비율 차이뿐 만 아니라 여러 가지 다른 변수들에 관한 유익한 정보를 얻을 수 있을 것이다.

4. 건선환자에서 보는 다른 동반 질환들

건선환자에서 심혈관질환이나 대사성 질환 외의 다른 질환들이 드물게 동반되기도 한다.

1) **염증성 장질환**(Inflammatory Bowel Disease, IBD)

위장관질환으로 만성 염증성 장질환인 궤양성 대장염(ulcerative colitis)과 크론병(Crohn's disease)이 동반되기도 한다.

궤양성 대장염은 대장 점막에 연속적인 다발성 궤양이 생기는데, 반복적인 혈액과 점액이 뒤섞인 묽은 변과 설사가 주 증상으로 나타난다. 그 외 점액 변, 긴급 배변, 복통, 변 실금, 빈혈, 탈수, 체중감소 등이 올 수 있다. 크론병은 소화관 전체에 걸쳐 어느 부위에서든 발생할 수 있는데 주증상은 복통, 설사, 체중감소이다. 2010년 독일에서 나온 보고에 의하면 33,981명의 건선환자와 1,310,090명의 대조군을 비교한 결과 크론병은 대조군에서는 0.45%이나 건선에서는 0.92%로 더 높았다. 궤양성대장염도 대조군에서는 0.56%이나 건선에서는 1.1% 로 더 높았다고 하였다. 미국에서는 궤양성 대장염은 10만 명당 유병률이 70~150명 정도이나 동양인에서는 드물어 우리나라에서는 서양의 1/10~1/20 수준으로 추산한다. 크론병은 인구 10만 명당 미국에서 30~100명으로 추산한다. 역시 우리나라에서는 빈도가 낮다. 그러나 최근 우리나라에서 크론병과 궤양성 대장염 모두 증가하는 경향이다.

2) 지방간(Fatty Liver)

지방간은 간에 5% 이상의 지방이 침착된 경우를 말한다. 지방간은 알코올성 지방간과 비알코올성 지방간으로 나눌 수 있다. 지방간은 과도한 음주 외에도 당뇨나 고지혈증에서도 올 수 있다. 그런데 최근 건선에서 비알코올성 지방간의 증가가 보고되고 있다. 비알코올성 지방간과 대사증후군은 서로 영향을 주게 된다. 비알코올성 지방간은 흔한 질환으로서 우리나라에서는 16~33%의 유병률이 보고되었다. 그런데 2009년 국제적인 간 전문지에 건선환자에서 비알코올성 지방간이 47~59%라는 높은 빈도로 보고된 바 있다. 2015년의 보고에서는 대조군 123명과 건선 123명을 초음파 검사로만 진단하여 비교한 바 비알코올성 지방간이 대조군에서는 35%였으나 건선에서는 65.6%를 나타내어 건선에서 비알코올성 지방간의 빈도가 증가하였다고 하였다. 지방간의 진단은 간기능 검사 외에 간 초음파검사를 해서 이루어진다. 우리나라에서는 2020년 저자 등의 307명의 건선환자를 대상으로 한 연구에서 46명 즉 15%에서 간 기능의 이상이 나타났으며 이중 34명에서 간내과에 의뢰하여 초음파로서 비알코올성 지방간이 있음을 확인하였다. 그리고 중증 건선에서 경증건선보다 비알코올성 지방간의 빈도가 더 높음을 알 수 있었다(간기능 검사 이상을 보이는 건선환자에서 비알코올성 지방간의 유병률 및 임상양상. 대한피부과학회지 2020;58(10):650).

3) 눈병

건선 병변이 눈에 올 수 있다. 눈 중에서도 눈꺼풀과 결막에 주로 나타난다.

주로 얼굴 건선이 있는 경우 눈꺼풀에 건선이 나타나는데, 다른 피부의 건선과 같이 피부가 붉어지며 피부각질이 나타난다. 그리고 속눈썹에도 피부각질이 끼게 된다. 이 경우 손으로 비비면 이차적인 눈의 변화가 올 수 있다. 결막에는 결막염이 생겨 충혈되고 약간 부어오르기도 한다. 눈의 포도막염이 오는 원인은 다양한데 전신염증질환의 하나인 건선도 그 중 하나이다. 이 경우 심한 건선에서 주로 온다

건선관절염을 포함한 척추관절병증이 있는 경우 위에 언급한 염증성장질환뿐만아니라 포도막염이나 결막염 등이 병발하는 예들이 있다.

그 외에도 현재 호흡기질환, 신장질환, 정신건강문제 등 건선의 동반질환에 대한 연구가 광범위하게 이루어지고 있다.

5. 내부 장기의 질환이 동반되는 이유는?

건선환자에서는 심혈관계질환과 대사성 질환이 동반되는 빈도가 높다. 그러면 그 이유는 무엇인가? 연구결과, 여러 가지 요인이 복합적으로 작용하는 것으로 보인다.

중요한 원인으로는 건선에서 오는 만성적이고, 전신적인 염증반응을 들 수 있다. 건선은 T 보조세포의 활성화에 의해 분비된 사이토카인이라는 면역조절물질에 의한 염증반응이 가장 중요한 원인이다. 건선에서 이런 만성 염증반응은 동맥경화증 발생의 원인이 될 수 있다.

최근 비만은 저강도의 만성 염증일 수가 있으며 이런 염증은 건선의 만성화에도 관여하고 동맥경화증 유발에도 관여한다는 것이 밝혀졌다. 건선에서 비만이나 대사증후군과 관련 있는 렙틴(leptin)이라는 호르몬을 비롯하여 여러 가지 주목을 받는 물질들의 증가가 알려지고 있는데, 이들이 비만이나 대사증후군의 발병에 연관이 있을 것으로 추정한다.

건선환자에서 또한 지질대사의 이상을 관찰할 수 있다. 지질대사의 이상은 건선의 원인의 하나가 될 수 있는 피부장벽 기능의 이상을 초래할 뿐만 아니라 혈중 지질의 증가와 조성비의 이상으로 나타날 수 있다. 이러한 지질대사의 이상은 건선의 병인에 관여할 뿐만 아니라 대사성 질환과 동맥경화증을 비롯한 심혈관질환의 발병에도 연관될 수 있다.

그리고 과도한 음주나 흡연이 대사성 질환과 심혈관질환의 발병에 관여한다. 건선환자에서 보는 운동부족과 스트레스, 심리적인 불안정 등 생활습관의 부조화는 건선환자에서 대사성 질환이나 심혈관질환의 발생에 관여할 수 있다.

6. 내부 동반질환을 염두에 둔 치료와 관리를 하는 것이 좋다.

건선에서 피부의 문제뿐만 아니라 당뇨나 고혈압, 고지혈증 등 심혈관질환과 대사성 질환의 합병 빈도가 높아진다는 것이 알려졌다. 그러면 앞으로 건선의 치료와 관리는 어떻게 할 것인가?

건선에서 위에서 언급한 여러 동반질환들의 증가는 앞으로 건선에서

보다 강력한 치료가 필요한 이유의 하나가 된다. 그리고 환자들에게서 치료 전에 이런 심혈관계 및 대사증후군들을 비롯한 동반질환의 합병 유무를 미리 체크하는 것이 좋으며, 많은 위험인자가 있는 경우 이를 미리부터 경감시키는 생활습관을 가지도록 교육하는 것이 중요하다. 특히 건선은 10대 후반서부터 20대, 30대에 걸쳐 처음 나타나는 경우가 대부분이다. 그러므로 이때부터 대사증후군의 발생을 예방하는 생활습관을 가지도록 하는 것은 일반인에서도 필요하지만 건선환자에서는 더욱 중요하다. 그리고 이러한 대사질환이나 심혈관질환이 합병되는 이유가 만성적인 염증의 지속이므로 일찍부터 치료를 시작해야 할 뿐 아니라 장기간에 걸친 건선의 효과적인 관리에 대해서도 생각하여야 할 것이다.

그리고 환자들도 검증되지 않은 특이한 치료법 보다는 미국 FDA를 비롯하여 전 세계 연구진이나 연구기관에 의해 효과와 부작용 등의 의학적인 가치가 공통으로 검증되어 전세계적으로 사용하는 표준제제들을 건선 치료용으로 쓰는 것이 좋을 것이다.

2002년에 생물학제제를 류마티스 관절염에 사용 후 동맥경화 발생의 시작이 되는 혈관 내피세포의 기능 이상을 호전시켰다는 보고가 나온 바 있다. 또한 같은해에 저명한 의학잡지인 Lancet에 류마티스 관절염 환자에서 메토트렉세이트를 사용하여 심혈관질환의 합병을 감소시킬 수 있음이 보고되었다. 그 후에 건선환자에서도 적절한 건선의 치료가 이들 동반질환을 줄일 수 있다는 보고들이 나오고 있다. 그러나 아직 건선에서 대사질환이나 심혈관질환의 감소 여부나 정도에 대하여는 좀 더 장기간에 걸쳐서 연구하여 규명해 보아야 할 과제이다.

건선환자들에서는 과음, 흡연, 운동부족 등의 생활습관이나 불안증 같은 심리 문제도 있을 수 있는데, 이들은 모두 정상인에서도 대사증후군병의 원인이 될 수 있으므로 피하는 것이 좋다.

건선환자의 치료는 이제 단순히 피부병만을 치료한다는 고정관념을 넘어서 장기적인 환자의 건강관리 차원에서 건선 경과 판정의 정확성과 함께 내부장기질환의 합병이나 정도 여부를 면밀히 관찰하면서 치료해 나가야 한다. 그렇게 함으로써 환자의 피부뿐만 아니라 운동부족이나 식생활과 같은 생활습관을 개선하도록 하고 정신적인 안정 등을 도모하게 하여 이것이 건선환자의 삶의 질 개선으로 이어지도록 하여야 할 것이다. 이와 함께 동반질환에 의한 합병증 등을 막기 위해서는 이들 동반질환에 대한 혈액검사를 비롯한 임상검사를 주기적으로 미리 받도록 하는 것이 좋을 것이다.

제 5 장

건선의 진단

제 5 장

건선의 진단

1. 건선은 임상적으로 어떻게 진단하나?

피부병은 다른 내부 장기의 질환과 달리 피부에 나타나므로 눈으로 그 모양을 쉽게 확인할 수 있다. 건선의 진단도 우선 눈으로 임상적인 진단을 할 수 있다. 건선은 종류에 따라 치료와 예후가 다른데, 이러한 건선의 종류를 눈으로 알아낼 수 있다. 임상적 진단에서는 병변의 모양, 병변이 생긴 피부부위, 병의 경과와 병력 등이 가장 필수적이다.

1) 병변의 모양

건선의 진단에서 가장 기본이 되는 중요한 병변의 임상적인 모양의 특징은 몇 가지로 요약할 수 있다. 즉, 좁쌀알 크기로 시작하는 피부 위로 돌출된 발진, 발진의 붉은 색조, 발진 위에 덮힌 새하얀 피부각질, 쉽게 벗겨져 나가는 피부각질, 점차 두꺼워지는 피부 등이다. 이러한 발진이 시간이 지남에 따라 크기가 커지거나 주위의 발진과 합쳐져 큰 병변이 된다. 이와 같은 전형적인 모양을 가지는 경우 '판상형 건선'이라고 하며 작은 것은 동전 모양과 같은 크기의 경우 '화폐상 건선'이라고 하고 큰 것은 '대판상 건선'이라고 한다.

병변의 모양은 개개인에 따라 다르고 같은 사람에서도 시기에 따라 또는 치료 여부와 병의 경과에 따라 달라진다. 그래서 붉은 색조가 강한 경우도 있으며 유난히 피부각질이 많이 생기는 경우도 있다. 때로는 각질과 붉은 색조는 덜한데 피부가 유난히 두꺼워져 있는 경우도 있다.

위와 같은 전형적인 판상 건선 외에 농포가 전신에 생기는 경우 '전신농포건선'이라고 하며 손발바닥을 중심으로 국소적으로 생기면 '국소농포건선'이라고 한다. 그리고 전신 피부가 붉은 색조를 띠면서 피부각질이 무수히 떨어져 나가는 경우가 있는데 이를 '박탈건선'이라고 진단한다.

2) 병변이 생긴 피부부위

건선의 발진은 처음에는 좁쌀알 크기에서 점차 크기가 커지거나 서로 합쳐져서 호두 크기 또는 손바닥 크기의 커다란 병변이 될 수 있다. 때로는 물방울 크기로 계속되는 경우도 있으며 농포가 생기기도 한다. 이러한 병변이 생긴 장소는 아주 중요하다. 건선환자들에게 물어보면 거의 대부분의 환자가 처음 건선이 팔꿈치, 무릎, 엉덩이, 머리에 많이 생겼다고 답한다. 그러므로 당연히 이 부위를 집중적으로 진찰하여 위의 임상적 특징을 보이는 병변을 찾는 것이 중요하다. 그러나 위의 피부부위 이

외에도 손발바닥, 팔과 다리, 손발톱 등은 흔히 생기는 부위이므로 면밀히 관찰하여야 한다.

머리에 오는 경우 비듬이 많은 것으로 오인하는 경우가 아주 흔하므로 주의를 요한다. 수년간 머리에만 비듬이 있어 지루피부염으로 치료하였는데, 나중에 팔꿈치에 병변이 생겨 건선으로 진단한 경우도 드물지 않다. 이 경우 머리병변 만으로 건선으로 진단하기는 쉽지 않은 경우도 있어서 조직검사를 하기도 한다. 저자가 경험한 환자 중에는 머리에만, 또 머리와 손톱에만 온 경우도 드물지 않다. 이 경우도 머리에 생긴 경우를 비듬으로 생각하였으며 손톱은 서로 연관성이 없는 대수롭지 않은 것으로 생각하였다. 때로는 손톱무좀으로 진단하여 무좀치료를 하는 경우도 많다.

그리고 손발바닥과 손발톱 특히 발과 발톱의 경우 무좀이 따로 있는 것으로 오인하는 경우가 많다. 물방울건선의 경우 팔꿈치나 무릎보다 몸과 사지에 흩어져 여러 군데에 많은 발진이 생긴다. 전신농포건선은 몸과 사지에 급속히 생기며 국소농포건선은 주로 손발바닥에 생긴다.

3) 병의 경과

건선은 수많은 피부병 중 만성 피부병의 대표적인 질환이다. 물론 드물지만 전신농포건선이나 박탈건선과 같은 급성 건선과 아급성 건선도 있다. 대부분의 건선은 만성적인 장기간의 경과 중 악화와 호전을 반복할 수 있으므로 이런 경과를 아는 것은 진단에 도움이 된다.

건선이 저절로 호전되는 수도 있으며 때로는 수개월간 건선이 완전

소실되기도 한다. 경우에 따라 수년간 소실된 경우도 있다. 한 연구보고에 의하면 자연치료나 치료 후의 소실을 불문하고 건선의 일시적인 소실을 경험한 경우는 5,355명의 환자 중 39%에서 볼 수 있었으며 소실기간은 1~55년으로 그 범위가 아주 넓었다는 연구 결과도 있다. 48%에서 일시적 질병의 소실을 경험한 보고도 있으며, 21년 동안의 추적에서 71%에서는 건선이 계속되고 13%에서는 소실되었으며 16%에서는 간헐적으로 나타난 보고도 있다.

4) **병력**

건선은 주로 20대 전후의 나이에 잘 생긴다. 그리고 계절적으로 대개 늦가을이나 겨울에 처음 생기는 경우가 많으며, 이런 계절에는 경증의 건선 병변이 크게 악화되기도 한다. 반대로 늦은 봄에서 여름에 걸쳐서는 호전되는 병력도 진단에 도움이 된다. 햇빛을 쪼이면 대개 호전되는 수가 많으며 스트레스 후 악화되는 경우가 많다. 임신시에는 호전되는 수가 많다. 과로 후에도 악화하며 휴가기간 호전되는 경우가 많다. 이러한 병력들은 진단에 도움이 된다.

2. 건선을 진단할 때 조직검사는 왜 필요한가?

위와 같은 임상적인 양상으로 진단이 내려지는 경우도 많으나 조직검사를 시행하여 진단이 확정되는 경우도 적지 않다. 그리고 치료와 추적기간이 긴 만성질환이므로 대개 질병의 초기에 확진을 위하여 조직검사를 한다. 실제로 요즘은 건선의 난치성이 잘 알려져서인지 임상적으로 건선이라고 하면 조직검사를 하여 확진해주기를 바라는 환자도 많다.

환자들이 약을 바르거나 먹어서 원래의 병변이 많이 변화된 후 조직검사를 시행하면 확진이 어려운 경우가 있으므로, 조직검사를 하는 경우 가능하면 수일간 약을 바르거나 다른 치료를 받는 것을 중단한 후 하는 것이 좋다.

조직검사를 통해서 건선의 확진뿐만 아니라 병의 진행 정도를 짐작할 수도 있다. 때로는 조직검사로서 특징적인 건선의 소견보다는 건선에 유사한 세포들의 침윤을 관찰하여 병의 경과나 다른 질환과의 감별진단 등에 이용하기도 한다. 병변의 상태에 따라 건선의 전형적인 소견이 나오지 않는 경우도 적지 않으며 만성피부염의 소견이 나오는 경우도 많은데, 이 때에는 임상소견을 바탕으로 다른 질환들을 감별하면 건선을 진단할 수 있다.

건선은 만성질환으로 쉽게 얻을 수 있는 다량의 확실치 않은 정보를 바탕으로 환자들이 자의적으로 여러 가지 적절하지 않은 치료제를 사용하는 경우도 많아 병변의 모양이 변화되어 임상적으로 진단이 어려운 경우도 많다. 이 경우 조직검사를 하면 다른 질환과 감별하여 건선을 확진함과 동시에 건선의 종류를 어느 정도 분류하는데 도움이 된다.

조직검사를 할 때에는 조직검사를 시행하는 피부부위에 따라 소견이 다르므로 검사를 할 피부부위의 선택이 중요하다. 또한 병의 상태에 따라 서로 소견이 약간씩 달라지므로 고려하여야 할 사항은 여러 가지가 있다. 검사부위가 건선병변의 중앙 부위인지 아니면 테두리 부위인지, 그것도 아니면 병변주위의 정상으로 보이는 부위인지에 따라서도 소견에 차이가 있다. 그리고 조직검사 당시 건선이 시작하여 점차 악화되는 시기인지, 정지된 상태로 큰 변화없이 그대로 1개월 이상 있는 병변인지, 또는 호전되어 가는 병변인지, 조직검사 부위 병변의 진행기간은 어느 정도인지, 병변의 모양은 판상인지, 농포가 있는지, 홍반이 많은 부위인지, 인설이 많은 부위인지 여부 등 여러 가지가 영향을 준다.

무엇보다도 조직검사가 필요한 경우는 건선의 진단이지만, 건선과 비슷하게 보이는 다른 피부병과 감별하기 위해서도 조직검사가 필요한 경우가 많다. 조직검사는 대개 병변의 3~6 mm 정도를 외과적 처치로 떼어 낸 후 병리과로 보내어 건선 조직을 판독할 수 있도록 슬라이드로 만든다. 그리고 이를 현미경으로 면밀히 관찰하여 판독한다.

3. 건선병변의 조직검사 소견을 관찰해 보면

그러면 과연 건선병변을 잘라서 현미경으로 자세히 관찰하면 어떤 변화가 있을 것인가? 그리고 이러한 변화는 건선의 진단, 건선의 형태별 분류 및 치료효과 등의 판별에 어떻게 이용될 것인가? 이를 알기 위해서는 우선 정상인의 피부의 구조부터 알아야 할 것이다.

정상 피부는 바깥에 표피층이 있으며 그 속으로 혈관, 신경, 결체조직이 있는 진피층 그리고 기름층으로 되어 있는 피하지방층의 3개 층으로 되어 있다.

바깥에 보이는 표피층은 건선에서 가장 중요한 표적기관이다. 표피를 구성하는 주된 세포를 각질형성세포라고 부르는데 건선은 주로 각질형성세포를 침범한다. 표피에는 또한 멜라닌세포가 있어서 멜라닌이라는 검정 색소를 만드는데 건선환자가 자외선 치료 후 피부가 검어지는 것은 자외선 조사로 멜라닌세포가 활동을 맹렬히 하여 일시적으로 멜라닌을 많이 만들어 내기 때문이다.

표피는 다시 몇 개의 층으로 되어 있는데 맨 바깥층을 각질층이라고 하며 여기에는 각질이 쌓인다. 맨 아래층은 기저층이라고 하는데 여기에 있는 각질형성세포를 기저세포라고 하며 이 세포가 계속적으로 분열하여 새로운 각질형성세포를 만들어 낸다. 만들어진 각질형성세포는 시간이 지나면 위로 올라가면서 구조가 서서히 변화되며, 변화되는 각질형성세포의 모양에 따라 명명한 유극층과 과립층을 지나 각질층으로 가게 된다. 세포의 중심에는 핵이 있는데 각질층에 도달한 세포는 이미 핵이 없어진 상태가 된다.

건선 병변에서는 기저세포의 분열이 정상인 피부세포보다 5~10배 정도 빨라져 있어 그 결과 피부 세포층이 비교적 두터워 보이며 각질형성세포가 기저층에서 너무 빨리 각질층에 도달하므로 각질층의 세포는 미처 핵이 없어지지 못한 상태로 나타나며 각질층이 수북이 쌓여 나타난다. 이것이 환자에서 눈으로 보이는 피부각질들이다. 이러한 각질은 미처 정상적인 성장을 못하였으므로 그 내용물인 단백질의 성질이 정상세포와는 다르다.

진피에는 결체조직이라는 섬유질이 주로 존재하여 피부가 탄력성을 유지하게 되는데 결체조직 사이 사이로 혈관, 신경들이 지나간다. 건선에서는 이 혈관이 꼬여 있으며 확장되어 있다. 그리고 확장된 혈관을 통하여 백혈구의 하나인 호중구가 빠져나온다. 이 백혈구가 표피로 올라가서 여러 가지 건선의 발병에 관여하게 되는데 이러한 백혈구와 이들이 표피에 올라가는 모양들이 현미경으로 관찰하면 쉽게 관찰된다. 백혈구가 표피에 올라가면 현미경으로만 보이는 농포를 만든다. 건선이 심해지면 이런 백혈구의 이동이 많아지며 후에 건선이 좋아지면 이러한 백혈구의 이동이 감소되다가 서서히 중지된다. 그리고 혈관 확장도 원상으로 돌아간다.

건선 병변의 혈관주위에는 많은 T림프구들이 있는데 이들이 면역세포로 작용하며 이들이 분비한 물질들에 의해 염증이 생기며 표피의 각질형성세포가 빠르게 증식을 일으키게 된다.

위와 같은 여러 가지 표피와 진피의 소견은 건선병변이 생긴지 수일 된 것에서 수개월 지난 것까지 약간씩 다르다. 그리고 새로 생기는 것과 호전 중인 것의 소견도 약간씩 다르다. 또한 건선의 형태에 따라 서로 다르며 건선이 생긴 피부 부위에 따라서도 달라진다.

건선환자들에게서 진료 중 받는 많은 질문들 가운데 하나가 전형적인 건선 병변은 아닌 것 같은데 약간 불그레한 병변이 보이는 경우 이것이 건선인지 확인해 달라는 것이다. 이렇게 불그레한 병변에서 조직검사를 하여 현미경으로 미세구조를 보았을 때, 아직 표피의 소견은 보이지 않으나 진피의 혈관은 확장되어 있고 진피의 상층부가 약간 부어 있으면 초기의 건선병변으로 진단하게 된다. 이 병변도 차차 시간이 지나면 표피의 각질형성세포의 증식이 빠르게 일어날 것이다.

여드름, 무좀 등과 같이 피부병의 대부분은 피부병이 있는 그 부위만이 문제이지 다른 피부는 문제가 되지 않는다. 그러나 건선환자에서는 정상으로 보이는 피부도 건선의 영향을 받고 있다. 그래서 건선병변 주위에서 눈으로 정상으로 보이는 부위도 현미경으로 보면 이미 건선이 시작하고 있는 부위를 볼 수 있다. 또한 정상 피부를 때밀이 수건으로 오랫동안 밀게 되면 정상 피부에서 건선이 생긴다. 즉 건선환자들은 병변 부위 뿐만 아니라 정상으로 보이는 피부에도 건선의 영향을 받고 있으므로 건선의 관리에 주의를 하여야 한다.

4. 건선에서 임상병리검사는 왜 필요한가?

건선의 진단이나 치료를 위해 혈액이나 소변검사 등 여러 가지 검사를 하게 된다. 건선의 진단에 특이적인 임상검사 소견은 없다. 그러나 건선은 만성질환이며 치료가 오래 걸리고 다수의 약제를 사용하기 때문에 미리 몸 상태의 파악을 위해서 임상검사를 하는 것이 좋다. 그리고 많은 환자들이 여러 가지 알 수 없는 치료를 하는 경우가 많으므로 이를 대비하기 위해서도 미리 치료 전에 임상검사를 해 놓는 것이 좋다.

건선에서는 당뇨, 고혈압, 비만, 고지혈증, 요산 증가와 같은 여러 가지

대사성 질환과 심혈관질환 등의 동반질환이 합병될 수 있으며 지방간의 빈도가 증가할 수 있으므로 이를 염두에 두고서도 검사를 시행하여야 한다.

혈액검사소견에서는 피부각질을 통한 엽산과 철의 소실로 혈청 엽산과 철수치가 낮아지며 가벼운 빈혈을 보이는 경우가 있다. 물방울건선에서는 상기도 염증과 같은 연쇄상구균의 감염 후 많이 생기므로 연쇄상구균 감염의 진단에 필요한 혈중 ASO치의 검사 등을 하는 경우가 많다.

이러한 검사는 진단을 위해서인 경우도 있으나 병의 정도와 경과, 동반 질환의 유무, 치료제 선택을 위한 신체 건강상태의 측정 등을 위해서 시행한다. 또한 약물 투여로 인한 신체 변화가 오는 경우를 대비해서, 치료 전후를 비교하기 위한 치료 전의 기본적인 자료를 얻기 위해서도 시행한다. 그리고 건선을 치료하기 위한 약물 투여 후에는 부작용 여부를 알기 위하여 주기적으로 꼭 임상검사를 한다.

사람은 살아가면서 건선 이외의 수많은 신체의 질환과 싸우면서 지내게 되며 소화장애, 간염, 위염, 감기 등의 주위에서 흔히 경험하는 많은 질환들에 걸린 후 회복되기도 하며 혹은 중증으로 되기도 한다. 그리고 이들을 치료할 여러 가지 약을 복용하게 된다. 건선은 만성질환이므로 건선을 앓으면서 이런 질환들에 노출될 수 있다. 이때 동반되는 신체의 질병은 건선에 영향을 미칠 수 있으며, 이 질병의 치료에 쓰인 약제도 영향을 미칠 수 있다.

신체의 다른 질병으로 인하여 건선에 꼭 필요한 치료 약제를 쓰지 못하는 경우를 건선클리닉에서는 무수히 경험한다. 간염, 간경화, 고혈압, 심장병, 뇌졸중, 암, 신장염 등의 수많은 건선과 별개의 혹은 건선과 유관한 내부 장기의 질환을 같이 가지고 있는 환자들이 건선이 있어 내원하기도 하는데 이들은 대개 여러 가지의 약제를 투여하고 있다. 이러한 환자들의 경우 가지고 있는 내과적인 질병에 영향을 주지 않는 건선치료 약제 선택을 위해서, 환자를 치료하는 내과의 진찰소견, 임상병리 검사소견, 방사선 검사소견, 그리고 핵의학 검사소견 등을 필요로 하기도 한다.

제 6 장

건선과 감별을 요하는 질환들

제 6 장

건선과 감별을 요하는 질환들

1. 습진도 때로는 건선과 유사하게 보인다.

피부질환 중 가장 많은 것이 습진으로서 여기에는 접촉피부염, 아토피피부염, 지루피부염, 동전모양피부염을 비롯하여 다수의 질환이 속한다. 그런데 이러한 습진에 속하는 질환이 때로는 건선과 비슷하게 보여 혼동하는 경우가 있다.

피부질환의 주 증상이 가려움증인데, 건선에서는 가려움증이 없거나 있어도 가벼운 경우가 다수 있는 반면, 습진에서는 가벼운 경우부터 심한 경우까지의 정도의 차이는 있어도 거의 대부분 가려움증이 있다.

습진이 만성화하면 만성습진이라고 부르는데 만성습진이 되면 가려움증이 있는 건선과 비슷하게 되기도 한다.

한편, 건선이 변하여 습진처럼 보이기도 한다. 이렇게 습진의 모양을 보이는 건선을 '습진성 건선'이라고 한다. 이 습진성 건선은 습진과 유사하므로 병변의 상태와 경과를 잘 관찰하여 감별진단하여야 한다. 이 경우 조직검사에서도 건선이 만성피부염의 소견을 보이는 수가 있어서 감별이 쉽지 않은 경우가 많다. 건선이 습진처럼 변하는 원인은 잘 알려져 있지 않으나 대개 피부자극을 받거나 문지르거나 억지로 피부각질을 벗겨 낼 때도 생긴다. 간혹 만성 습진이나 동전모양피부염의 형태와 거의 유사한 모양을 가지는 건선환자가 있어 진단이 어려워지는 경우가 있는데 이는 습진의 모양을 가진 건선이기 때문이다. 이 경우 조직검사를 하면 감별에 도움을 주지만, 때로는 이 조직검사로도 힘들어 경과를 관찰하며 치료에 대한 반응을 보아 확진하기도 한다(습진성 건선 5예. 대한건선학회지 2011;8(1):20).

건선과 습진은 두가지 병 모두 피부과에서는 흔한 질환이나 치료방법도 다르며 예후는 판이하게 다르다. 그리고 질병의 관리법도 다르므로 두가지 병의 갈래를 감별하여야 한다.

2. 두피에 오는 지루피부염과 감별하여야 한다.

두피와 얼굴에 주로 오는 습진의 한 종류인 지루피부염은 병의 가벼운 증상인 머리에 비듬이 많은 경우부터 지성의 피부각질이 두텁게 쌓이는 형태까지 여러 가지가 있는데 건선과 유사한 경우도 많다. 비듬의 형태도 여러 가지인데 건선과 비슷한 모양인 경우가 있다. 특히 건선의 초기에 건선이 머리에 먼저 생긴 경우 또는 두부건선인 경우에 비듬으로 오인하는 경우가 많다. 비듬은 정도의 차이는 있어도 거의 누구나 있을 수 있으므로 이때에 바로 건선으로 진단하기는 쉽지 않다. 지루피부염은 얼굴에도 잘 올 수 있는데 미세한 인설과 약한 홍반이 있어서 건선과 비슷한 경우도 있다.

지루피부염에서는 건선보다 가려움증이 많으며 역시 호전과 악화를 반복한다. 또한 건선과 비슷하게 스트레스 후에 악화된다. 건선환자에서는 지루피부염으로 진단 후 경과를 관찰하면 대개 피부 다른 곳에서 건선의 병변을 발견하는 경우가 많다.

3. 동전모양피부염과 유사한 경우가 많다.

동전모양피부염은 화폐상습진으로도 부르는데 생긴 모양이 동전과 유사하여 붙인 이름으로 둥근 병변이 다리 팔에 주로 생기며 몸에도 생긴다. 이 경우 발진의 모양이 화폐상 건선과 유사한 경우가 많다. 게다가 동전모양피부염도 건선과 같이 호전되었다가 다시 재발하는 경우가 흔하다.

하지만 자세히 보면 동전모양피부염에서는 피부각질이 건선처럼 두텁지 않은 반면 가려움증은 더 심하다. 그리고 때로는 아급성으로 진물이 약간 나오는 경우도 있다. 동전모양피부염은 건선이 잘 생기는 팔꿈치, 무릎, 머리, 엉덩이 피부에는 잘 생기지 않는다. 그리고 손발톱의 병변도 없다.

4. 건조피부피부염은 건선과 다른 피부병이다.

건조피부피부염에서는 처음에는 피부가 건조해지면서 얇은 각질들이 비듬처럼 떨어지는 단순한 피부 건조의 상태를 보이다가 점차 더 진행되면 홍반과 인설 등을 동반한 피부염이 생긴다. 더 심한 경우에는 표피의 균열이 그물처럼 보인다. 이렇게 건조피부에서 생기는 피부염을 건조피부피부염이라고 하는데 다른 이름으로 건성피부염이라고 하며 일종의 피부염의 갈래로서 건선과는 다르다. 두 가지 병 모두 피부가 건조한 것은 동일하다. 피부가 건성이 되면 가려움증이 오는데 건성피부염 상태가 되면 가려움증이 더 심해진다. 특히 다리의 정강이나 팔의 바깥쪽 등에 잘 생기나 심하면 전신피부에 올 수 있는데 주로 피부가 건조한 노년층에 잘 나온다. 또는 피부가 건조해지는 피부병에서는 누구나 건성피부염이 생길 수 있다. 많은 사람들이 건성피부염과 건선을 오인하는데 피부가 건조한 것은 두 질환에서 다 보이나 건성피부염에서는 건선에 보이는 소견이 나타나지 않는 점이 다르다. 피부가 건성인 경우 피부염으로 진행하기 전에 건성의 피부를 관리 및 치료하면 건성피부염이 되는 것을 막을 수 있다.

5. 무좀이나 다른 곰팡이성 피부질환과 혼동하는 환자가 많다.

무좀과 건선 두 가지 병은 근본적으로 다르다. 무좀은 외부에서 온 곰팡이에 의한 병이나 건선은 자신의 피부에서 자체적으로 생긴 병이다.

곰팡이가 발에 병을 일으키는 경우 흔히 무좀(발진균증, 발곰팡이증)이라고 하는데 발 이외에도 손, 몸, 사지, 사타구니, 두피 등 피부 어디에나 올 수 있다(피부진균증, 피부곰팡이증). 피부병 중 습진과 더불어 가장 흔한 피부병에 속한다.

손발바닥 건선 특히 발바닥 건선의 경우 물집이나 농포가 생기며 피부각질이 생기는 모양이 무좀과 비슷하다 보니 흔히 혼동하여 무좀약을 먹고 바르는 환자들이 많다. 손발톱 건선의 경우 손발톱 무좀과 비슷한 경우가 많아 무좀약을 수개월씩 복용하고 있는 환자들이 많다. 이런 경우 한 번쯤 손발톱 건선을 의심해 보아야 한다. 몸이나 사지에 곰팡이병이 생긴 경우 판상 건선과의 감별을 요한다. 특히 겨드랑이나 사타구니 등에 곰팡이병이 생긴 경우 이 부위에 생긴 건선과 감별하여야 한다.

위와 같이 건선을 곰팡이에 의한 피부질환으로 오인하는 경우와 반대로 곰팡이에 의한 피부질환을 건선으로 판단하는 경우도 있다. 한편, 건선을 치료하는 도중 과거에는 치료가 잘 되었는데 서서히 약이 잘 듣지 않고 악화되는 수가 있다. 이때 자세히 관찰하면 곰팡이성 피부질환이 동반되어 있는 경우가 있다. 건선에 스테로이드연고를 쓰는 경우가 있는데 스테로이드 연고는 곰팡이의 성장을 촉진하여 곰팡이성 피부질환이 합병증으로 생기는 수가 있다. 이때 빨리 확진하여 곰팡이성 피부질환 치료제를 사용하여야 한다. 병변을 눈으로 보면 건선에서 보이는 피부각질은 거의 없고 병변 둘레가 약간 솟아오르면서 점차 둥글게 주위로 퍼져나가는 곰팡이성 피부질환의 모양을 관찰할 수 있다. 이 퍼져나가는 병변의 경계에는 곰팡이가 실제 있으므로 곰팡이의 존재를 피부과에서 검사하면 쉽게 감별할 수 있다. 어느 경우에는 곰팡이병이 생긴 이후에도 스테로이드 연고를 계속 발라 넓게 확산된 경우도 있다. 그러므로 스테로이드 연고 특히 강한 스테로이드 연고를 환자 자의로 바르는 경우 이 점을 꼭 유의하여야 한다. 곰팡이의 존재를 확인하는 방법은 곰팡이가 있는 피부각질을 잘 긁어낸 후 약물로 각질만을 녹여버리면 곰팡이만 남게 되는데 이를 현미경으로 확인하게 된다. 환자 진찰시 그 자리에서 빠르게 결과를 얻을 수 있으므로 정확하고 편리하다.

6. 건선과 유사하게 보이는 유사건선은 다른 병이다.

건선과 유사하다고 하여 붙여진 '유사건선'이라는 병명에서 암시하듯이 임상적으로 유사건선은 건선과 매우 유사하게 보이는 경우가 많다. 유사건선에는 세 종류가 있는데 그 중 가장 흔한 '만성 태선양 비강진'이 물방울건선과 비슷한 경우가 많다. 만성적인 경과와 증상이 거의 없고 전신에 산재된 병변 등은 건선과 매우 유사하다. 그러나 자세히 살펴보면 피부각질의 모양 등이 건선과 달리 그렇게 두텁지 않고 희지도 않으며, 병변의 크기가 일반적인 건선에 비교하여 보다 작다. 그러나 건선에서도 때로는 피부각질이 거의 없고 크기가 작은 물방울양 건선 또는 판상 건선 형태도 있으므로 감별하여야 한다. 또 다른 형태의 유건선인

'소판상 유건선', '대판상 유건선'도 건선과 감별하여야 한다.

유사건선의 경우 건선이 생기는 원인과는 판이하게 다르다. 그러므로 증상이 유사하여 건선치료제를 사용하여도 때로는 일시적으로 효과를 보는 경우도 있으나 별 효과가 없는 경우가 많다. 유사건선과 건선 모두 광치료가 주된 치료법의 하나이며 보습제가 치료에 쓰인다.

유사건선과 건선은 원인과 증상이 다르듯이 예후와 병의 경과 등도 아주 다르다.

7. 가려움발진이나 가려움발진피부염과 유사한 경우도 있다.

가려움발진은 양진이라고도 부른다. 원인을 잘 모르는 심한 가려움과 함께 다수의 구진들이 나타난다. 구진은 점차 커져서 결절이나 작은 판처럼 보이기도 한다. 구진이나 작은 판 위에는 가려움으로 인한 딱지들이 있는 경우가 많다. 중년 이후에 잘 생기며 몸, 둔부 및 팔다리에 잘 생긴다. 심한 가려움증이 나타나는데 극심한 경우 일상생활이나 수면을 방해할 정도이다. 나중에는 가려움증 때문에 발진이 생기고 발진은 다시 가려움증을 일으키는 악순환을 겪으면서 진행된다. 대개는 단순한 구진만이 아니라 결절 상태나 작은판 모양이 되며, 심하게 긁은 후 피부염을 동반하게 되는 경우가 많다. 이때 인설이 거의 없이 가려움이 심하게 동반되는 건선과 유사한 양상을 보이게 되는 경우도 있다. 가려움발진이나 건선에서나 일단 피부염이 생기면 더 가려워진다.

8. 모공성홍색비강진이 건선과 유사하게 보일 수 있다.

우리가 피부를 자세히 보면 털이 나온 부위가 무수히 존재한다. 여기에 발진이 생기는 경우 이를 모낭에서 생기는 발진 즉 모낭 발진이라고 한다. 모공성홍색비강진은 모낭에 일치하여 쌀알만한 발진이 딱딱하게 생기는 모낭발진과 더불어 손발바닥 피부가 딱딱하게 된다. 그리고 피부각질이 일어나는 넓은 부위에 걸친 약간 붉은 발진도 있다. 이런 병변이 팔꿈치나 무릎에 잘 생기는데 이 경우 건선병변과 매우 유사하다. 손발바닥의 병변도 손발바닥 건선과 유사하게 보이기도 하여 흔히 오인하는 경우가 드물지 않다.

9. 장미색비강진이 건선과 유사하게 보이는 시기가 있다.

타원형의 피부각질이 있는 발진이 몸이나 사지에 나타나는 원인불명의 급성 또는 아급성의 홍반성 피부질환이다. 대개 가벼운 감기와 비슷하게 권태감이나 피로감이 있은 후, 한 개의 둥근 발진이 동전 크기로 먼저 생기며, 일주일쯤 경과하면 이보다 크기가 작은 발진이 몸에 급속히 퍼져 나간다. 이런 임상양상이 나타나는 시기에는 크기가 작은 발진이 급속히 생기는 물방울양 건선 또는 활동성이 높은 각질이 적은 화폐상 건선과 유사한 경우가 있다.

장미색 비강진은 대개 6~8주 후 휴유증 없이 자연 치유된다. 장미색

비강진은 현재 바이러스에 의한 피부병으로 생각하는 질환으로서 건선과는 원인, 치료, 예후 등 모든 것이 판이하다.

10. 박탈피부염이 건선에 의한 경우도 있다.

박탈피부염은 전신 피부에 피부각질이 생기며 피부가 붉어지는 중증의 피부질환이다. 건선 중에서 중증 건선인 박탈건선에 의해 생긴 피부 양상과 거의 유사하다. 박탈피부염의 원인으로는 습진을 비롯한 기존의 피부질환, 약물에 의한 경우, 또는 내부장기의 암이 있는 경우 등에서 생기며 때로는 검사를 해도 원인을 발견하지 못하는 경우도 많다. 건선에 의해서도 박탈피부염이 올 수 있는데 이때는 박탈건선이라고 부른다. 실제로 저자는 원인을 발견하지 못한 박탈피부염을 수년간 치료한 환자에서 박탈피부염이 치료된 후 건선이 서서히 발생하기 시작하여 먼저 생긴 박탈피부염이 건선에 의한 것으로 추정 진단한 경우도 있었다.

11. 다양한 건선양 발진을 보이는 약진이 있다.

약물투여 후에는 여러 가지 부작용으로 다수의 피부 발진이 생길 수 있다. 흔히 오는 것은 쌀알 같은 붉은 발진이 급속히 돋는 것으로서 물방울양 건선과 감별을 요한다. 또한 약물투여 후 농포성 발진이 생기는 경우가 드물게 있는데 이는 전신농포건선과 감별을 요한다. 그 외에도 여러 모양의 건선양 발진이 약물에 의한 발진으로 나타날수 있는데 건선과 감별을 요하는 경우가 있다.

12. 건선 손발톱과 비슷한 다른 손발톱병이 많다.

건선에서는 여러 가지 손발톱의 이상을 일으키는 경우가 많다. 그러나 이런 손발톱의 병변들이 건선이 아닌 무좀이나 머리가 동전모양으로 빠지는 원형탈모증 등의 다른 피부병에서도 올 수 있다. 그 외 강한 세제의 사용이나 손발톱에 외상을 받은 경우, 갑상선 이상과 같은 내분비질환이나 다른 내과적 질환에서도 손발톱병이 생기므로 건선에서 생긴 손발톱 소견과 감별하여야 한다. 특히 곰팡이에 의한 손발톱 무좀은 흔하므로 정확한 감별이 치료에 필수적이다.

제 7 장

건선의 예방법

제 7 장

건선의 예방법

1. 피부자극이나 피부손상을 받지 않도록 하자

우리가 일상생활에서 경험하는 수많은 피부자극을 일으키는 피부외상 또는 피부 손상은 전부 건선이 생기는 원인이 되거나 또는 이미 건선이 있는 사람에서는 악화요인이 되므로 피하여야 한다. 이렇게 피부에 손상을 입은 후에 그 자리에 건선이 생기는 것을 '쾨브너 현상'이라고 부르는데 이 쾨브너 현상은 건선에서 특이하게 나오는 반응으로서 만성질환인 건선환자의 치료와 관리에 매우 중요하다.

피부의 손상이나 외상을 일으키는 요인은 우리 생활 주위에 너무나 많다. 넘어져서 찰과상을 입거나 칼에 베이거나 못에 찔리거나 하는 직접적인 외상을 입을 수 있다. 타박상을 입거나 피부를 거칠게 문지르거나 긁는 일 역시 손상을 입힐 수 있다. 모기에 물리거나, 종기가 생기거나, 피부염이 생기거나, 땀띠, 여드름 등의 피부병이 생긴 후에도 피부 손상이 와서 이차적으로 건선이 나빠질 수 있다. 그 외 뜸을 떠서 손상을 입힌 경우, 침을 놓은 자리, 정맥주사 부위, 예방접종 부위에도 올 수 있다. 심한 경우 벨트나 속옷, 시계 등으로 피부가 눌린 자리에도 생길 수 있다. 특히 여성들의 경우 속옷이나 장신구의 계속적인 압박은 건선을 악화시킬 수 있다(쑥뜸 후 Koebner 현상으로 발생한 건선. 대한건선학회지 2010;7:19).

위에 열거한 것 외에도 모든 피부의 손상은 건선을 일으키거나 악화시킬 수 있다. 건선환자는 일상생활이나 치료하는 도중에 자기도 모르게 건선을 오히려 악화시키는 일을 많이 한다. 대표적인 것으로서 억지로 피부각질을 손톱으로 벗겨내는 일, 이태리 타올이나 거친 수건으로 피부를 문지르는 일, 약을 바르기 전에 꼭 피부각질을 벗기는 일 등이 모두가 건선을 악화시킨다. 그러므로 건선환자는 일상생활에서 이러한

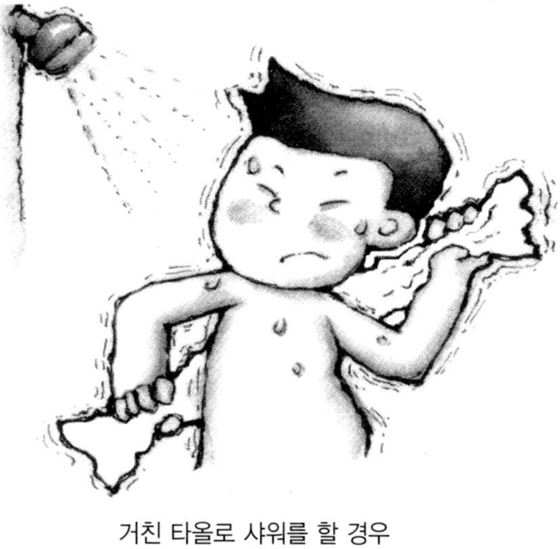

거친 타올로 샤워를 할 경우

피부손상을 피하도록 조심하여야 한다.

이러한 자극을 받은 피부가 건선이 되는 것은 항상 나타나는 것이 아니고 환자의 25~50%에서 나타난다. 그리고 이런 현상은 병이 악화되는 경우에 잘 생기므로 병이 악화되는 기미가 보이거나 또는 겨울에 접어들거나 피부가 건조해지는 등으로 인해 피부조건이 나빠지면 특히 조심하여야 한다. 건선환자는 약을 바를 때에 억지로 피부각질을 벗기지 말고 도포해야 하며, 목욕시 피부를 세게 문지르지 말아야 한다. 특히 이태리 타올로 거칠게 피부를 미는 것은 삼가 해야 한다.

건선환자들이 햇빛을 쪼인 후에 좋아지기보다는 오히려 악화되는 경우가 있다. 여름휴가가 끝난 후에 수영복으로 가린 부위는 건선이 심하지 않은데 노출한 부위만 건선이 유달리 많이 생기는 경우를 보게 된다. 대개는 햇빛을 쪼인 후 건선이 좋아지는데, 간혹 건선이 빨리 호전되기를 바라는 희망으로 일시에 너무 많이 쪼여 일광화상을 입은 환자인 경우가 많다. 즉 일광화상이 피부손상을 일으켜 오히려 병을 악화시키는 것이다.

어린이 건선환자들의 경우 놀다가 넘어져 피부가 찢어지거나 다치면 그 자리에 건선이 잘 생기므로 무릎보호대 등을 사용하여 보호해 주어야 한다. 특히 무릎은 건선이 잘 생기는 자리이므로 주의를 요한다. 학생들의 경우도 운동이나 놀이 중 무릎이나 팔꿈치 등의 피부 손상을 조심하여야 한다. 결론적으로 건선은 피부에 오는 병이므로 피부를 잘 보호해주는 것이 원칙이다.

2. 편도선염, 상기도염과 감기 등의 호흡기계 염증을 조심하자

건선이 전신에 물방울 모양의 작은 병변으로 급속히 퍼져가는 환자들 중 병력을 잘 물어보면 일주일 전 감기 후유증으로 목의 염증이 생긴 일이 있음을 경험하는 수가 있다. 이런 양상은 주로 청소년기의 환자에서 많이 경험한다. 편도선염, 인후염 등의 상기도 감염은 우리가 흔히 주위에서 보는 질환인데 이들은 주로 연쇄상구균이라는 세균에 의해서 병이 생기는 경우가 많다. 그런데 이 세균 감염이 건선을 일으킬 수 있음이 밝혀졌다. 이 균이 건선을 처음 일으키는 경우도 있으며 호전된 사람에서 재발을 일으키는 경우도 있다. 이미 건선이 있는 사람에서는 건선이 악화되기도 한다. 그래서 과거에는 편도선을 수술로 제거하기도 하였다. 최근에는 연쇄상구균 외에도 세균, 곰팡이, 바이러스 등 여러 가지의 균 감염과 건선과의 연관성이 주장되고 있다. 이런 균에서 나오는 항원이 건선피부의 면역세포를 자극하여 건선이 발생하는 것이다. 그래서 건선이 악화할 때 항생제를 사용하여 효과를 본 예외적인 보고가 있다. 그러므로 건선의 예방을 위해서, 특히 재발이나 악화를 예방하기 위해서는 편도선염과 같은 상기도 감염을 조심하는 것이 좋다. 특히 청소년기에 중요하며 이미 균 감염 후 건선이 악화된 병력이 있는 경우 미리 상기도 감염을 조심하고 적절히 치료받는 것이 좋다.

3. 피부가 건조하지 않도록 하자

피부의 상태에 따라 건성피부 또는 지성피부라는 말을 사용한다. 건성피부는 건조한 피부를 말하는 것으로서 건선환자의 피부는 건성피부인 경우가 많다. 때로는 환자들이 병명으로서의 건선과 피부의 상태로서의 건성을 혼동하는 경우도 있다.

정상인도 중년에 접어들면 생리적으로 건조한 피부가 된다. 그러면 건조한 피부는 왜 생기는가? 피부의 가장 바깥에는 우리 몸의 방어막인 각질층이 있는데, 이 각질층은 각질형성세포들과 각질형성세포 사이를 메우는 지질성분이 모여서 이루어진 피부층으로서 피부를 보호하며 피부건조를 막는 중요한 장벽기능을 수행한다. 그런데 이 보호막은 40대가 되면 서서히 기능이 떨어져 간다. 엄밀히 말하면 이것은 자연 노화의

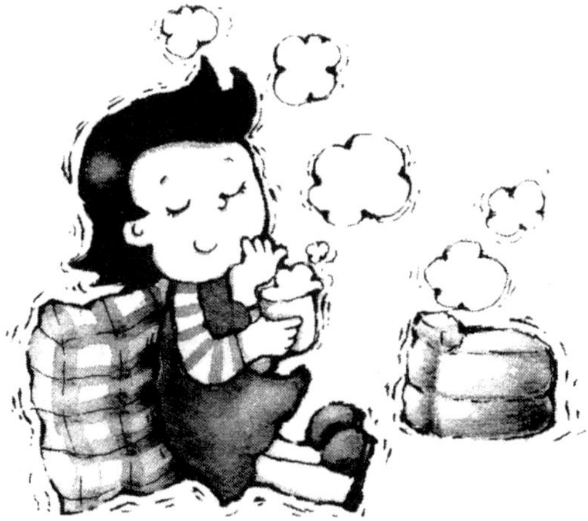

건조하지 않은 피부 관리

과정이다.

건선의 피부는 이러한 정상적인 피부의 장벽방어막에 이상이 생겨서 정상적인 기능을 수행하지 못하므로 수분과 지질성분이 제대로 공급되지 않아 건조해진다. 그리고 건조한 피부는 갈수록 건선을 악화시킨다. 그러므로 장벽기능을 보완하고 강화시키는 보습제를 사용하여 피부건조를 막는 것이 건선을 치료함과 동시에 건선의 예방책이 된다.

계절적으로 건선이 겨울에 악화되는 원인 중의 하나도 겨울에는 누구나 건조한 피부가 되기 쉽기 때문이다. 낮은 공기 중의 습도, 과도한 실내 난방, 밀폐된 사무실이나 방 안 또는 아파트의 공기, 잦은 사우나나 목욕 등 이런 환경들이 정상인뿐만 아니라 많은 건선환자들이 현재 생활하는 환경인데 이 모두가 피부를 건조하게 하여 건선을 악화시킬 수 있다.

건선환자의 경우 목욕시에 비누를 사용하는 대신 기름기가 있는 액상비누, 더 나아가 클렌저를 사용하는 것이 도움이 된다. 목욕 후에는 피부에 보습제 특히 장벽보호보습제를 충분히 도포해주는 것이 좋다. 특히 늦가을이나 겨울철에 접어들면 피부가 메마르면서 건선이 악화되는 시기이므로 이때에는 악화를 예방하기 위하여 더욱 신경을 써서 피부를 관리하여야 한다. 더욱이 겨울철에는 실내습도가 떨어지므로 가습기 등을 사용하여 실내습도를 조절하는 것이 좋다.

4. 과도한 목욕은 피부각질층을 손상시킨다.

특히 요즘에는 대다수의 사람들이 사우나나 목욕을 너무 자주하는 경향이 있다. 하물며 건선환자에서도 매일 목욕하는 사람을 심심치 않게 보게 된다. 장시간에 걸쳐 매일 목욕을 하는 경우 피부의 수분과 기름막을 급속히 제거하므로 피부건조를 악화시킨다. 목욕 후 잠깐 동안은 물기가 남아서 좋은 것 같으나 물기가 증발하면서 피부는 더욱 건조하게 된다. 피부가 건조하면 가려움증을 일으키기도 하며 피부가 더욱 거칠어진다. 피부가 장기간 거칠어지면 주름이 빨리 잡히고 깊이 파이기도 한다. 그러므로 건선환자는 목욕을 너무 장시간 자주하지 않는 것이 좋다. 정상인의 경우 목욕은 일주일에 2~3회 정도 하게 되므로 건선환자도 그 이상은 하지 않는 것이 좋으며 매일 하는 샤워의 경우도 아주 짧게 하고 그 대신 샤워할 때는 비누를 많이 사용하지 않는 것이 좋다. 더구나 목욕시 피부를 세게 문지르는 것은 특히 피하여야 한다. 타월로 문질러서 벗겨져 나오는 것은 때가 아니라 피부 자체임을 명심하여야 한다. 때를 벗기려고 목욕을 하는 것인데 귀중한 피부를 벗겨내는 것은 절대 피하여야 한다. 이태리 타올로 때를 벗겨내면 피부가 건조해질 뿐만 아니라 피부에 자극이 되므로 악화요인이 된다. 광선치료를 하거나 약을 바를 때에 때로는 일부러 목욕을 하고 난 후 바르는 경우도 있다. 이 경우 약이 잘 스며들어 가는 효과는 있다. 그러나 이 경우에도 필요 이상으로 목욕을 오랜 동안 자주 하거나 비누칠을 많이 하는 경우 피부건조가 올 수 있음을 유의하여야 한다. 겨울철에는 누구나 약간의 건조증이 오는

데 특히 노령층에는 더 잘 오는 편이다. 건선환자에서는 더욱 조심하여야 한다.

5. 정신적 스트레스를 피하자

건선환자를 진료하다 보면 정신적인 스트레스를 겪은 후 건선이 확실히 악화되었다는 경우를 수 없이 만나게 된다. 그뿐만 아니라 건선이 스트레스 후 생겼다고 주장하는 환자도 있다. 현재까지의 연구로는 환자들의 30~70%에서 스트레스가 건선의 발병과 연관성이 있다고 본다.

저자가 서울대학교병원 건선클리닉에서 1,148명의 우리나라 환자를 대상으로 설문 조사한 바에 의하면 64%가 정신적 스트레스 때 건선이

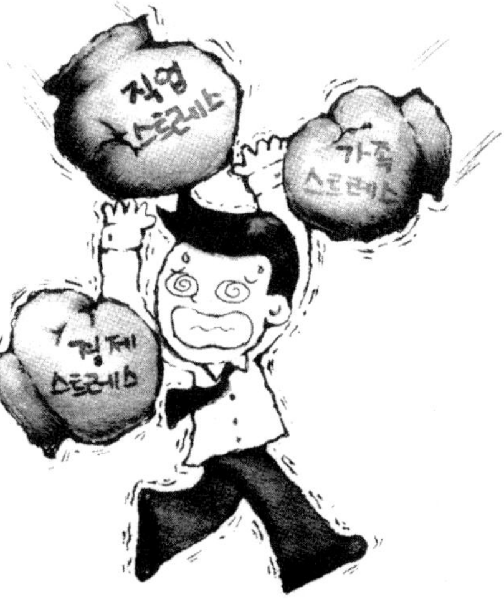

스트레스에 의한 피부 손상

악화된다고 답하였으며 34%에서는 영향이 없다고 하였다(한국인 건선의 악화 요인에 관한 연구. 대한피부과학회지 1999;37:882). 환자들의 건선을 경증, 중등증, 중증으로 나누어 보면 경증에서는 63%, 중등증에서는 70%, 중증에서는 78%에서 건선이 악화한다고 하여 건선이 중증일수록 스트레스에 의해 악화되는 경향이 유의하게 더 심함을 알 수 있었다.

건선환자들이 받는 스트레스는 수없이 많다. 직업상 문제, 경제적 문제, 가족 문제, 학생들의 경우 대학입시, 시험, 공부 등의 스트레스 등 우리나라 건선환자들은 많은 스트레스 속에서 살고 있다. 특히 학생들의 경우 아까운 시간을 쪼개어 병원에 자주 다녀야 하고, 학교 공부도 열심히 해야 하기 때문에 정말 많은 스트레스를 받고 있다. 이런 생활의 스트레스 외에 건선으로 인한 미용상의 문제, 손이나 얼굴 등의 노출 부위의 병변으로 인한 사회적인 문제 등 건선 자체로 인한 스트레스 또한 받고 있다.

건선의 치료 효과와 예후는 환자의 성격이나 받는 스트레스의 정도에 따라서도 차이가 난다. 치료 효과에 대하여 그리고 건선의 예후에 대하여 비관적으로 생각하고 낙담하는 경우 치료효과가 느린 반면, 대범하게 생각하고 느긋하게 기다리는 경우 의외로 치료효과가 빠른 경우를 경험하게 된다. 그리고 의사들은 환자가 낙담하고 조급하게 빠른 치료효과를 보기를 원하는 경우 자연히 치료 횟수를 늘리거나 강한 치료 방법을 선택하는 수가 많다. 건선은 조급하다고 될 병이 아니며 '언젠가는 나아지겠지' 하는 심정으로 느긋하게 기다리면 오히려 건선 치료에 도움이 된다.

지금과 같은 스트레스 환경하에서 건강하게 사는 방법은 스트레스를 피하거나 피할 수 없으면 적절하게 대처하는 요령을 가지는 것이 누구나 필요하다. 하물며 건선환자에서는 건선의 악화를 막기 위해서 더욱 중요하다.

6. 육체적인 과로를 피하자

정신적인 스트레스와 함께 육체적인 과로도 건선을 악화시킨다. 이제 우리의 일상에서 과로는 피하기 힘든 경우가 많아졌다. 밤을 세워서 작업을 한 후, 힘든 해외여행을 한 후, 고된 일을 무리하게 한 후에 건선이 악화된 경우를 많이 본다. 많은 경우 대개는 육체적인 과로가 정신적인 스트레스와 겸하여 있으므로 구분하기 힘든 경우가 많다. 거의 모든 병들이 그렇듯이 건선에서도 일을 몰아서 힘들게 하는 경우 건선이 악화할 수 있으므로 생활리듬을 잘 지켜서 과로하지 않도록 하는 것이 건선의 관리에 도움이 될 것이다.

7. 건선을 악화시키는 약물을 조심하자

여러 가지 질병에 쓰이는 어떤 약물을 사용한 후 건선이 나빠지는 경우가 있다. 건선의 악화를 방지하기 위해서는 이러한 약물 사용을 피하고 다른 약물로 대체하는 것이 좋다.

이런 약으로서 널리 알려진 것으로는 정신과에서 조울증에 쓰이는 리튬(lithium), 고혈압이나 심장병에 널리 쓰이는 베타차단제와 안지오텐신변환효소억제제(ACE inhibitor), 홍반성 낭창이나 경피증 등의 결체조직질환에 쓰이는 항말라리아제인 클로로퀴인(chloroquine), 면역치료제로 쓰이는 인터페론, 염증반응 억제에 쓰이는 인도메타신(indomethacin)을 비롯한 비스테로이드성 소염제 등을 들 수 있다. 그러나 실제 임상에서 건선을 악화시키는 지와 그 정도를 알기는 쉽지 않다. 위와 같이 이미 알려져 있는 약제는 오히려 문제가 안 되는 수가 많다. 왜냐하면 환자가 조심하기 때문이다. 그 대신 전 세계적으로 인정받지 못하고 임상시험 등으로 검증되지 않아 잘 알려지지 않은 약물을 사용한 후 건선이 악화되는 수가 있을 수 있다.

경구용 스테로이드제제도 갑자기 중단했을 때에 건선이 악화할 수 있으며 바르는 강한 스테로이드 연고도 장기간 사용시에 문제가 될 수도 있다. 강한 연고는 효과가 있고 약한 연고는 효과가 없으므로 자연히 환자들은 강한 연고만을 계속 쓰게 된다. 이 경우에 강한 스테로이드 연고를 장기간 계속 쓸 수도 없고 약한 연고는 전혀 효과가 없고, 그렇다고 환자가 쓰는 강한 연고를 갑자기 끊으면 급속히 악화할 수 있으므로 정말 난처한 경우가 적지 않다.

8. 적정 체중 관리가 건선치료에 도움이 된다.

건선환자들에서 체중이 많이 나가는 경우 건선이 잘 낫지 않고 같은 약을 써도 치료효과가 느린 경우가 많다. 지방세포에서는 염증을 악화시키는 물질을 분비하기 때문에 건선에 의한 염증도 더 심하게 일으킬 수 있다. 여러 대규모 연구에서도 이미 비만 환자에서는 건선의 빈도가 높음이 알려져 있다.

또한 건선환자에서는 심혈관계 및 대사성 질환의 빈도가 높은데 같은 건선환자라도 비만한 건선환자에서는 정상 체중의 건선환자보다 심혈관계 및 대사성 질환의 빈도가 더욱 높다. 건선에 대한 약을 쓰는 경우 대개 몸무게에 비례하여 약의 용량을 조절하게 되는데 비만한 환자의 경우 쓰는 약의 용량이 당연히 증가한다. 그러면 부작용의 빈도도 높아질 수 있다. 그러므로 건선환자들은 운동을 열심히 하고 식이조절을 잘하여서 적정 체중을 관리하는 것이 몸 건강에 좋을 뿐만 아니라 건선의 관리에도 중요하다.

9. 술 담배는 건선을 악화시킬 수 있다.

과음하는 경우 건선이 악화하고 과음하는 사람에서 건선의 빈도가 더 높음은 이미 여러 통계에서 잘 나타나 있다. 건선의 심한 정도와 술의 소비량 증가와도 관련이 있으며 과음하게 되면 약도 잘 바르지 않게 되며 광치료도 거르게 되는 경우가 드물지 않다. 과음 자체가 물론 전신 건강에도 좋지 않다. 알코올 중독자에서는 그렇지 않은 사람보다 대개 건선이 심하다고 알려져 있다. 술을 먹게 되면 건선의 주 병변인 홍반이 당연히 더 심해진다, 술에 의해서 혈관이 확장되기 때문이다.

담배도 건선을 악화시킨다. 하루에 담배 한갑을 피우는 경우 건선의 위험도는 2배 증가한다고 한다. 이태리에서 나온 보고에서 현재의 흡연자, 과거의 흡연자 모두 비흡연자 보다 건선의 빈도가 더 높았다고 하였다. 흡연과 건선과의 관련성은 남자보다 여자에서 더 높았다. 그리고 농포건선에서 흡연과의 관련성이 더 높았다고 하였다.

우리나라에서 2017년 나온 국민건강보험공단의 자료를 이용한 흡연과 건선과의 관련성에 관한 보고가 있다. 대상을 비흡연자, 과거흡연자, 현재흡연자로 나누어 비교한 결과 건선의 발병율이 현재흡연자에서 가장 높았으며 이어서 과거흡연자, 비흡연자의 순이었다. 그리고 건선의 발병율은 흡연의 기간과 피우는 담배의 양에 따라서 증가하였다(Lee 등, JAAD 77:573). 니코틴은 폐, 심장, 혈관 등 전신건강에 해로울 뿐만 아니라 피부혈관을 축소시키고 피부로 가는 혈류량을 감소시켜 피부를 건조하게 할 수 있다. 또한 담배는 피부노화를 촉진시킨다.

술과 담배는 건선뿐 만 아니라 다수의 피부질환에도 영향을 미친다. 아울러서 건선에서 동반되는 심혈관계 및 대사성 질환의 빈도도 더욱 증가시킬 수 있다.

10. 건선환자는 음식조절도 필요하다.

건선환자들은 특히 매일 먹는 음식에 관심이 많아서 진료 중 많이 물어보는 질문이 음식에 관한 것이다. 금해야 할 음식이 무엇인지와 건선에 좋은 음식은 무엇인지를 질문한다. 이것을 알기 위해서 그 동안 많은 연구를 해 왔다. 건선에 좋다는 많은 음식들이 언급되었으나 실제로 연구를 위해서 구체적인 계획 하에 특정의 그 음식을 투여하면 효과가 나타나지 않았다. 심지어 미국에서 건선환자를 입원시켜서 특정 음식만을 먹게하였는데 효과가 없었다는 보고도 있다.

건선의 연구에서 건선환자들은 비만, 고지혈, 당뇨, 고혈압 등 심혈관계 및 대사성 질환이 증가되어 있음이 밝혀졌다. 즉 건선은 단순히 피부의 발진이 나타나는 질환이 아니라 피부의 병변과 함께 환자에 따라서는 위에 열거한 전신의 질환들이 동반될 가능성이 높은 질환임이 점차 밝혀지고 있다. 그리고 건선환자 중 특히 중등도 이상의 건선환자에서 이런 질환의 동반 빈도가 더 높아진다. 그래서 이 경우 주기적으로 동반질환에 대한 검사를 받아보는 것이 좋을 것이다. 미국건선재단에서는 건선환자들은 정상체중을 유지하고, 다양한 음식을 섭취하면서 지방섭취를 줄이고 채소, 과일, 콩류, 곡물 등을 섭취하기를 권하고 있다. 아울러서 훈제요리, 알코올 섭취 등을 줄이도록 권하고 있다. 즉 어떤 특정음식을 정하기 보다는 저칼로리, 저지방식, 저염식과 함께 비타민 미네랄을 비롯한 다양한 영양 섭취를 하는 것이 좋다. 비만의 경우 지방세포에서 염증을 일으키는 물질을 분비하므로 건선병변의 발생에 직접적인 영향을 미치는 염증반응을 일으킨다. 그러므로 건선환자는 음식 조절과 운동을 통하여 정상체중을 유지하는 것이 꼭 필요하다. 이러한 음식조절과 정상체중의 유지는 건선에 좋을 뿐만 아니라 누구에게나 건강의 적이 되는 심혈관질환과 대사성 질환을 막아서 전신 건강에도 큰 도움이 될 것이다.

11. 건선환자는 겨울철을 잘 넘기자

피부에는 수많은 질병이 생기는데 이 중에는 계절에 따라 영향을 받는 병이 더러 있다. 여름에 무좀이 극성을 부리는 것과 같이 겨울에는 건선이 악화된다.

저자가 721명의 서울대학병원 건선환자들을 대상으로 설문 조사한 바 겨울에 악화된다는 환자가 65%를 차지하였다. 반면 변화가 없다는 경우가 25%, 오히려 겨울에 좋아진다는 경우는 10%였다. 이와는 다르게 여름에 악화된다는 환자는 12%였으며 좋아진다는 경우가 59%를 차지하였다. 저자가 다른 연구에서 1,079명을 조사하였는데 겨울에 악화하는 경우가 경증의 경우 61%, 중등증은 70%, 중증의 경우는 62%로서 건선의 심한 정도와는 상관없이 겨울에 건선이 대개 악화한다고 하였다.

건선이 늦가을부터 겨울철에 걸쳐 악화되는 이유는 무엇인가? 그 이유는 겨울철에 대기의 온도와 습도가 떨어지면서 오는 피부 건조와 자외선 노출의 부족이 주 이유가 된다. 그리고 겨울에 옷을 두껍게 입고 실내 생활을 주로 하는 것 또한 이유가 될 것이다.

건선이 생기는 빈도를 유럽 대륙에서 보면 겨울이 긴 북유럽 쪽은 빈도가 높고 이태리와 같은 남쪽에서는 상대적으로 빈도가 낮다.

피부는 우리 몸을 싸는 맨 바깥층에 있으므로 계절의 변화를 가장 먼저 느끼게 된다. 찬바람이 불기 시작하면 벌써 호흡기에 감기가 오는 것과 같이 피부에도 건조라는 복병이 찾아오게 된다. 그리고 겨울철이 되면 햇빛을 쪼일 수 있는 기회가 줄어든다. 여름철의 햇빛을 쪼이는 즐거운 운동이나 놀이 등은 줄어들고 겨우 얼굴, 목이나 손과 같은 노출 부위만이 일시적으로 햇빛을 쪼이게 된다. 더 나아가 점점 추워지면서 거의 전신을 외투나 목도리, 장갑으로 감싸서 사실상 햇빛을 쪼이는 시간이 하루 중 거의 없는 경우도 많다. 게다가 실내생활을 주로 하는데 더운 난방으로 인하여 공기는 점점 더 건조해지므로 건선에는 더욱 나쁘다. 또한 겨울철에는 거의 땀을 흘릴 기회조차 없으므로 피부의 습도 유지는 어려워져만 간다. 적당한 운동이 피부건강에 필수적인데 겨울철에는 대부분 운동부족의 상태여서 건선피부는 점점 나쁜 조건만 겹쳐지는 것이다.

그러므로 건선환자는 건선이 늦가을부터 겨울철에 걸쳐 악화된다는 사실을 인식하고 이때는 건선관리에 더욱 신경을 쓰는 것이 좋으며, 가능하면 계절적인 요인 외의 다른 건선의 악화요인들이 겹치지 않도록 하는 것이 현명하다.

그리고 겨울철에도 적당한 운동과 함께 피부가 건조하지 않도록 피부보습제를 충분히 사용하는 것이 좋다. 그리고 실내 생활에서 가습기를 사용하여 실내 습도를 높이고, 가끔 적당한 환기를 해주는 것이 건선의 관리에 도움이 된다.

제 8 장

건선의 치료

제 8 장

건선의 치료

1. 건선의 치료방법은 이렇게 바뀌고 있다.

기나긴 세월 동안 건선의 정확한 원인도 모른 채 당대에 사용하던 갖가지 치료약을 건선에도 사용해 본 기록들이 있다. 저자가 처음 피부과 의사가 될 당시인 1973년 당시와 비교하면 지금의 치료는 거의 50년 동안 획기적인 변화를 이루었다. 건선의 치료에 쓰이는 바르는 약, 광치료, 먹는 약 모두 많이 바뀌어서 새로운 치료제가 등장하였다. 그리고 생물학제재도 개발되었다.

저자가 국내 처음으로 서울대학교병원에 '건선클리닉'을 개설할 때만 해도 바르는 약으로서는 안쓰라린, 타르연고가 표준이었고 스테로이드연고가 등장하였다. 그러나 이제는 30년 전부터 연구되기 시작한 비타민D 연고가 개발되어 주치료제의 하나로 등장하였다. 그리고 뒤를 이어서 비타민D 복합제연고가 개발되어 현재 가장 기본이 되는 주치료제의 하나가 되었다.

광치료법은 너무 달라졌다. 저자가 처음 피부과의사를 시작할 때에는 '고압수은등'을 사용하였는데 조사면적이 30cm 정도로 좁아서 몸 전체를 치료하는데 너무 힘들었다. 이어서 '형광일광등'이 개발되어 그나마 치료 효과가 증가되었다. 무엇보다 형광일광등은 사람의 키 높이로 만들 수 있어서 여러 개의 램프를 이용하여 캐비넷형으로 만든 것이 획기적인 진전이다. 그래서 전신광치료가 정말 편리해졌다. 그리고 20년 전부터는 건선에 가장 좋은 광선의 파장이 311 nm 단일파장임을 알아내어서 이를 이용한 광치료를 시행하여 획기적인 효과를 거두고 있다. 아울러서 과거 20년간 전세계에서 표준치료법으로 이용한 광화학요법을 대치하게 되었다. 더 나아가 최근에는 308 nm의 레이저 표적 광선치료가 개발되어 정상 피부 부위에는 광을 노출하지 않고 건선 병변부에만 효과적인 레이저광을 집중 조사 치료할 수 있게 되었다.

먹는 약도 스테로이드, 메토트렉세이트 외에 사이클로스포린과 티가손과 네오티가손도 개발되어 현재 활발하게 쓰이고 있다. 최근에는 소분자 억제제가 먹는 약으로 개발되었다.

최근에는 여러 종류의 생물학제재가 개발되어 중증건선에 쓰이고 있다.

앞으로 이러한 국소제, 광치료법, 경구제를 비롯하여 생물학제재의 장단점과 부작용을 우리가 더 잘 파악하면 이들을 이용한 복합요법과 순환요법 등을 효과적으로 쓸 수 있을 것이다.

2. 건선의 치료방법은 다양하다.

건선의 치료에는 여러 가지 방법들이 쓰이고 있다. 크게 나누면 약을 바르는 국소치료, 광을 쪼이는 광치료, 약을 먹는 전신치료, 그리고 생물학제재의 주사치료법 등이 있다. 위의 방법들을 경우에 맞게 함께 사용하는 복합치료와, 단계적치료법, 순환요법 등이 있다.

건선의 다양한 치료법들
1. 국소약제 도포법 2. 광치료법, 레이저 표적광선 치료법 3. 경구복용치료법 4. 생물학제제 주사요법 5. 복합치료법 6. 단계적 치료법 7. 순환요법 8. 기타: 기후요법 등

인간의 질병발생시 약을 바르고 경구약을 복용하는 것은 동서고금을 막론하고 동일하게 사용된 방법이다. 과거에는 식물을 찧어서 그 즙을 피부병이 난 부위에 바르는 방법과 같이 동물, 식물, 광물들을 직접 환부에 바르는 방법을 사용하였으며, 현재에는 크림, 연고 또는 로션 등의 국소치료제를 개발하여 환부에 도포하고 있다.

광치료법은 인간의 질병 중 거의 대부분 건선과 백반증 등 피부병에만 쓰일 정도로 독특한 치료법이다. 즉, 건선이 생긴 부위에 광선을 쪼이는 것이다. 건선이 햇빛을 쪼인 후 좋아진다는 사실은 익히 알려져 왔다. 그래서 햇빛을 분석한 결과 햇빛 속의 자외선이 건선을 낫게 한다는 사실을 알게 되었다. 그래서 자외선을 방출하는 형광등과 비슷한 인공광원을 만들어 환부에 쪼이는 방법이다. 최근에는 건선 치료에 가장 효과적인 파장으로 알려진 311 nm 단일파장 자외선요법(narrow band UVB)과 308 nm 레이저 표적광선 치료법이 주로 쓰인다.

최근에는 위에 언급한 바르는 약, 광치료, 먹는 약을 서로 병행하는 방법을 쓴다. 이 경우 약을 많이 먹거나 발라서 오는 단점이나 광선을 많이 쪼여서 오는 단점도 적게 하면서 복합치료제 각각의 장점만을 취하도록 하는 것이다. 이 중 가장 많이 사용하는 복합치료법은 광치료법을 주로 하면서 약을 먹거나 바르는 방법이다. 이 경우 자외선을 쪼이는 횟수나 전체적인 치료 기간의 자외선 조사량이 줄어들기 때문에 자외선의 장기 과다조사의 부작용을 줄일 수 있는 것이다. 그리고 경우에 맞게 단계적으로 치료법을 강화시키거나 낮추어 갈 수 있다. 또한 장기치료의 경우 부작용을 줄이기 위하여 순환요법을 시행한다. 그 외 드물게 사해나 지중해 연안, 미국의 플로리다 연안 등 일광노출이 적당한 곳에서 하는 기후요법도 있다.

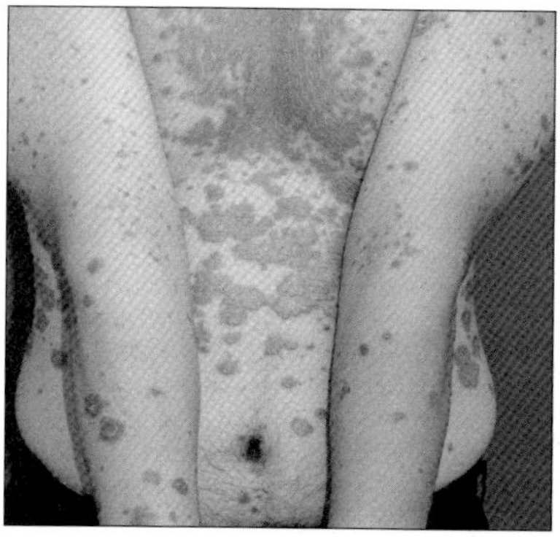
치료 전

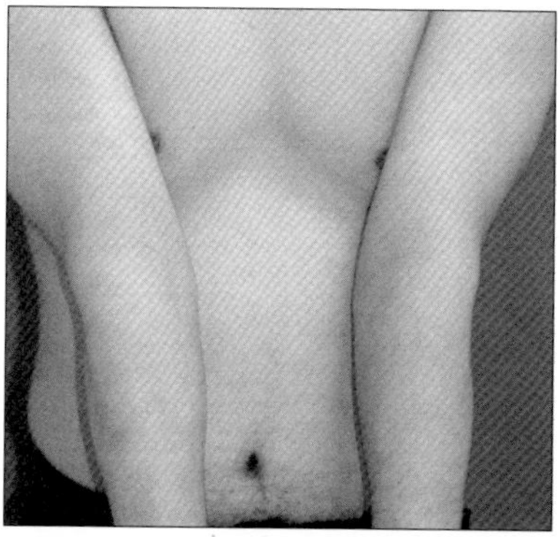
치료 후

3. 안전하고 효과적인 치료방법은 어떻게 찾아내나?

건선의 치료방법은 다양하다. 그러면 어떻게 건선환자에 맞게 이들 방법 중의 한 가지 또는 두 가지를 찾아내서 치료에 이용할 것인가?

건선클리닉에서 환자 진찰시 느끼는 큰 문제 중의 하나는 많은 환자들이 주사치료나 경구약을 달라고 하는 점이다. 또는 무턱대고 광치료를 해달라는 환자도 있다. 건선의 치료는 아무나 약을 먹거나 광치료를 하는 것이 아니다. 그 치료를 했을 때의 손해와 이익을 계산하여 그 중 가장 좋은 방법을 택하는 것이다.

건선 치료방법 선택의 기준
1. 건선의 경중도
2. 건선의 활성도
3. 병변의 형태
4. 병변의 상태
5. 건선의 발생 부위
6. 환자의 나이. 임신여부
7. 환자의 치료 접근 가능성
8. 환자의 정신적 상태

조그마한 경증의 병세를 치료하려고 중증환자에서나 쓰는 치료를 하면 건선은 물론 좋아지고 빨리 나아질 수 있겠지만 건강상의 부담과 부작용의 문제를 감안하여야 한다. 그래서 환자를 진찰한 후 여러 가지 건선의 상태를 관찰한 후 치료방법을 선택한다.

치료방법 선택에 영향을 미치는 요인으로는 건선의 경중도, 활성도, 병변의 형태와 상태, 발생부위 등을 들 수 있다. 또한 환자의 나이, 치료

접근 가능성과 정신적 상태도 매우 중요하다.

1) 건선의 경중도

건선의 정도가 경증, 중등증, 중증의 어느 것이냐에 따라 치료가 달라진다. 대개는 전체 체표면적에서 건선이 침범된 피부의 범위를 기준으로 경증, 중등증, 중증으로 분류한다.

경증의 경우에는 주로 약을 바르며, 광치료도 국소부위의 국소광치료를 시행한다. 원칙적으로 중등증이나 중증이 되면 광치료를 시행하며 경구투여약은 대개 중증이거나 광치료가 불가능한 중등증인 경우에 시행한다. 그리고 중증건선에서 일정 조건이 되면 생물학제를 사용할 수 있다.

2) 건선의 활성도

건선은 병세가 항상 일정하게 고정되어 있지 않고 병세가 끊임없이 움직이고 있다. 그래서 건선의 상태가 고정되어 있느냐, 또는 지금 한창 왕성하게 움직이는 활성도를 나타내느냐에 따라 치료가 달라진다. 저자는 최소 1개월간 고정된 상태면 경증, 건선의 병변 주위로 새로운 병변이 확대되어 나가면 중등증, 쾨브너 현상과 함께 새로운 병변이 무수히 생겨나면서 확대되면 중증으로 분류한다. 박탈건선, 농포건선도 중증 활성도에 속한다. 활성도가 높으면 바르는 약이 부작용이 나기 쉬우며 광치료를 할 때에도 부작용을 나타내기 쉬우므로 광량 조절에 조심하여야 한다.

3) 병변의 형태

건선 병변의 모양에 따라 물방울양, 화폐상, 대판상, 농포성, 박탈성 건선 등으로 나누며 이러한 형태는 건선의 경중도나 활성도와 밀접한 관련성이 있다. 건선의 형태에 따라 효과적인 건선 치료법이 달라진다.

4) 병변의 상태

건선 병변은 홍반, 피부각질 및 피부두께 등이 환자마다 다르며 같은 환자에서도 부위마다 다르다. 피부 각질이 많은 경우에는 각질제거제나 각질용해제를 사용하는 경우도 있다. 병변의 두께가 두꺼우면 약의 침투가 느려지고 홍반이 심하면 여러 가지 치료제에 자극을 받기 쉽다. 이처럼 병변의 상태에 따라 여러 가지 차이가 있다.

5) 건선의 발생부위

머리나 손바닥, 발바닥, 눈꺼풀, 몸통, 사지, 귓구멍 등 발생 부위에 따라 치료방법이 달라진다. 얼굴부위 또는 피부가 약하고 습하며 자극을 자주 받을 수 있는 간찰부위나 성기부 등에는 몸이나 사지에 생기는 건선과는 치료방법이 달라진다.

6) 환자의 나이

청년기에 주로 생기는 건선 외에 소아건선, 노인건선 등에 따라 치료가 달라진다. 특히 소아건선에서는 가능하면 먹는 약을 쓰지 않기 때문에 치료에 어려운 점이 많다. 가임 연령의 여성에서는 레티노이드와 같은 전신투여 약제의 경우 태아 기형과 같은 부작용을 염두에 두어야 하므로 치료제의 선택에 특히 주의를 요한다.

7) 환자의 치료접근 가능성

바쁜 직업을 가진 환자이냐, 또는 시간을 자주 낼 수 있는 환자이냐, 학생이냐 하는 등의 치료 접근 가능성에 따라 치료방법은 달라진다. 우리나라 의료환경의 경우 환자가 바르는 약이든, 먹는 약이든, 의학적으로 검증되지 않은 약이던지 간에 본인 의사대로 임의로 사용하여 치료하는 경우가 드물지 않다. 심지어 광치료도 장기간에 걸쳐서 자기 혼자 하고 있는 경우도 보았다. 어느 경우든 피부과 의사가 마음대로 할 수 없으므로 이것이 오히려 치료와 관리에 혼동과 장애를 초래하여 결국 병을 악화시키거나 부작용을 초래할 수 있다.

8) 환자의 정신적 상태

환자의 치료에 대한 의지, 의사-환자간의 신뢰성, 환자의 믿음, 환자가 병으로 인해서 받는 스트레스, 또는 스트레스로 인해서 병이 악화되는 정도 등 환자의 정신적 상태가 치료방법 선택에도 영향을 미친다. 실제로 광선치료법의 경우에서도 금기사항 중의 하나로써 믿을 수 없는 환자를 포함하고 있다.

4. 건선을 치료할 때 이것만은 지켜라

건선은 팔꿈치나 무릎에 한 두 군데 병변이 있는 아주 가벼운 경우에서부터 전신 피부의 거의 95% 이상을 침범하는 중증까지 여러 가지이다. 이 경우 가벼운 건선의 치료법과 중증 건선의 치료법은 다르다. 경증의 경우에는 대개 바르는 약으로 치료를 시작하며, 중등증이나 중증이 되면 광치료나 먹는 약을 사용하게 된다. 중증이 되면 주사제도 고려한다. 즉 대개 단계별 치료를 시행한다. 통상의 건선에 아무런 임상검사도 없이 메토트렉세이트라는 약을 쓰는 환자도 보았다. 이는 간 부작용을 생각할 때 매우 위험한 일이다.

건선은 백인들에서 우리나라보다 흔하며 정도가 심하다. 미국만 하여도 건선의 발병빈도가 동양인보다 3~6배 높다. 북유럽은 이 보다 더 높다. 중증건선의 빈도도 3배 이상 높을 것이다. 그래서 일찍부터 건선 연구에 뛰어 들어서 건선의 원인 연구를 하고 있으며 현재 전 세계 인구가 사용하는 치료제를 이미 개발하였으며 생물학제를 위시한 새로운 치료제를 개발하고 있다. 모든 치료제는 현재 전 세계적으로 사용되고 있으며 과학적으로 수십년에 걸쳐 검증된 약제를 쓰는 것이 피부건선의 관리뿐만 아니라 몸을 보호하는 측면에서도 필요할 것으로 본다.

그리고 건선의 치료에서는 병이 한창 진행중일 때 하는 치료법과 병이 거의 나아진 후 이 상태를 오래 유지하기 위한 유지치료법은 다르다.

건선의 치료에서 바르는 어떤 약제가 약하여 효과가 없을 경우 강한 약제로 바꾸며, 부작용이 있는 경우 또한 다른 약제로 바꾸게 된다. 이때도 나아진 경우에는 강한 연고를 다시 약한 연고로 바꾸어야 장기적인 부작용을 피할 수 있다. 부작용을 피하여야 다음 번에 다시 재발하는 경우 강한 연고를 치료에 다시 이용할 수 있다.

그러므로 건선의 치료방법이나 약제가 한가지로 고정되어 있지 않다는 사실을 유념하여 건선치료를 할 때에 정해진 치료방법의 시기를 잘 맞추어야 한다. 광치료를 할 때에 정해진 날짜를 넘기는 경우 치료효과가 느려진다. 국소치료시에 강한 약을 너무 오래 바르면 건선 치료 효과가 느려지고 또한 피부 부작용이 올 수 있다.

건선의 치료는 장기간에 걸치므로 건선치료가 전신 건강에 미치는 영향을 알기 위하여 현재의 전신 건강 상태를 파악하는 것이 중요하다. 또한 건선에서는 여러 가지 동반질환이 올 수 있다 그러므로 이를 위해 혈액검사나 소변검사 등을 시행하는 경우가 많다. 그리고 레티노이드나 사이클로스포린과 같은 먹는 약을 쓰는 경우 2주, 4주 또는 8주 간격으로 혈액이나 소변검사를 꼭 시행하여야 한다. 특히 레티노이드나 사이클로스포린의 경우 혈중지질 검사를 같이 하게 되는데 음식의 섭취가 영향을 미치므로 꼭 공복시의 콜레스테롤과 중성지방(트리글리세라이드)을 측정하여야 한다. 그러므로 약물 복용을 시작하면서부터는 정해진 날짜에 꼭 혈액 등의 임상검사를 받아야 한다. 간혹 국소치료제만을 쓰는 경우에도 장기간에 걸쳐서 사용하면 그 환자가 그 동안에 다른 흔한 질병에 걸릴 수도 있으므로 임상병리검사를 같이하여 전신 건강 상태를 파악하는 것이 환자의 장기적인 관리나 치료에 유익하다. 간혹 건선은 피부병인데 왜 번거롭게 피검사나 소변검사를 하느냐면서 시행하지 않는 환자도 있으며 아예 병원에 내원치 않고 전신투여제를 계속 먹고 있어 저자를 깜짝 깜짝 놀라게 하는 환자도 많다. 저자는 메트트렉세이트라는 간독성을 가진 약을 수년간 주기적인 검사도 없이 과량으로 복용하는 환자도 보았다. 심지어 티가손을 먹는 가임여성도 보았다. 사이폴을 1년이나 검사없이 먹은 환자도 보았다.

미혼 여성이거나 임신을 계획하고 있는 건선환자의 경우 치료에 유의하여야 한다. 드물게 임신 사실을 부인한 후 치료를 받다가 임신 사실이 알려져 당황하는 경우도 있다. 레티노이드와 같은 약제는 태아의 기형 문제로 인하여 임신을 예정하고 있는 여성에서는 절대 사용해서는 안 된다. 간혹 출산이 끝난 환자에서 임신을 다시 할 계획이 없음을 확인한 후 치료를 받다가 치료가 되어서 완쾌되고 나면 다시 마음이 바뀌어 임신할 수 있느냐를 문의하는 경우가 있다. 특히 우리나라에서는 본인의 의사 외에 남편이나 가족들의 주장도 무시할 수 없는 경우가 많다. 이 경우 임신 계획이 없다고 하면서 치료하는 것은 환자 단독의 약속이었으나 후에 건선이 좋아지고 나면 시부모나 남편 등 가족들이 임신을 원한다고 하면서 약속을 바꾸는 경우가 있어 매우 난처해진다.

환자들 중에서는 건선의 치료 도중 다른 병으로 치료를 받는 수도 있으며, 어떤 경우에는 한약이나 양약과 같은 아예 다른 종류의 건선치료약을 주치의에게 얘기하지 않고 복용하는 환자들이 있다. 대개 묻지 않으면 그냥 넘기다가 부작용이 의심되어 자세히 물어보면 그제서야 다른 약을 먹고 있음을 얘기하는 경우도 있다. 이 경우 약물 상호작용으로 이상반응이 올 수가 있다. 그래서 건선의 치료뿐만 아니라 예후도 달라질 수 있고 의사의 치료원칙도 달라질 수 있으므로 같이 사용하는 약제가 현재 있거나 또는 내원 전에 있었거나 하는 경우 꼭 얘기하는 것이 환자의 치료방법을 선택하는데 중요하며 무엇보다도 환자에게 유익하다.

제 9 장

건선 치료에 쓰는 바르는 약 (국소도포제)

제 9 장

건선 치료에 쓰는 바르는 약 (국소도포제)

1. 건선의 치료에 쓰는 바르는 약은 어떤 것이 있나?

피부는 우리 몸을 보호하는 최전선이다. 즉, 외부로부터의 화학물질, 벌레의 독성, 물리적 자극 등 여러 가지 유해한 자극이 우리 몸으로 들어오는 것을 막아줌과 동시에 우리 몸 속의 수분, 영양소 등이 외부로 유출되는 것을 방지하는 등 여러 가지 보호기능을 한다. 그러므로 이런 과정 중에 여러 가지 피부병이 수없이 생길 수 있다. 그래서 우리 몸의 여러 기관 중 가장 병이 자주, 많이 생기는 부위도 피부이다.

피부병을 치료하기 위한 방법은 크게 4가지로 나눌 수 있다. 첫째는 바르는 약을 사용한 치료이며 둘째는 먹는 약이나 주사 등을 이용한 치료이다. 셋째는 전기수술, 자외선치료, 레이저치료 등의 물리적 치료이고 넷째는 수술을 하는 외과적 치료이다. 건선에서는 수술을 제외한 세

가지 방법을 모두 이용한다.

이중 가장 흔히 사용되는 치료가 바르는 약을 사용한 치료이다. 즉 피부병이 발생한 피부부위에 특정한 약을 바르는 방법이다. 우리나라에서 집계된 의약품 생산실적 보고에 따르면 10대 효능별 의약품 생산실적 중에서 항생물질 제제가 가장 많이 생산되었으며 바르는 약도 매년 10위 이내로 많이 생산되는 항목이다. 이중 습진, 무좀과 함께 건선에 쓰는 바르는 약도 그 수가 굉장히 많다. 이처럼 흔히 사용되는 국소도포제를 과연 피부질환을 가진 환자들 중 어느 정도가 제대로 사용하고 있는지, 발라서 오히려 악화되는지 아니면 그저 적당히 바르고 있는지 매우 궁금해진다.

피부과적 도포치료법은 때로는 약물 복용과 동시에 시행되기도 하지만 바르는 약 단독으로도 큰 효과를 볼 때가 많기 때문에 건선 치료에서 대단히 중요하다. 또한 소화장애나 간장애, 신장장애 등 전신질환이 있을 때에는 이런 장기에 영향을 미칠 수도 있는 먹는 약 대신 바르는 약을 쓰는 것이 효과적일 때가 많다. 우리 주위의 환자들을 보면 피부병의 경우 꼭 무슨 약을 먹거나 주사를 맞아야 자기의 병이 나을 것처럼 여러 가지 약을 복용하는 경우를 많이 본다. 이런 분들 중 일부는 불규칙하게 또는 장기간에 걸친 약의 복용으로 큰 부작용이 생기지 않을까 오히려 염려되기도 한다. 바르는 약을 잘 활용하는 경우 가벼운 피부병에서는 이러한 염려 없이 단독으로도 좋은 효과를 보는 경우가 많다. 반면에 바르는 약을 잘못 사용하여 염증이 악화되어 오히려 원래의 병보다 더 문제가 되는 경우도 자주 본다.

건선치료에 쓰이는 바르는 약은 여러 가지가 있으나 비타민D, 안스라린, 스테로이드, 타르, 각질용해제, 피부보습제, 칼시뉴린억제제, 레티노이드제 등이 주로 쓰이며 지금도 우수한 효과를 내는 새로운 약제들이 개발되고 있다.

건선의 국소도포제
1. 비타민D 연고 2. 비타민D복합제 연고, 겔, 폼 등 3. 스테로이드 연고, 크림, 로션, 겔 등 4. 안스라린 연고 5. 타르제재 6. 각질용해제 7. 피부보습제, 피부장벽강화보습제 8. 국소 칼시뉴린억제제 9. 국소 레티노이드제

2. 건선 치료에 쓰는 국소도포제의 다양한 제형들과 사용법

우선 바르는 약 속에 포함된 주된 약제의 성분에 따라서 국소도포제는 달라진다. 즉, 항염증제인지 어떤 건선 치료제인지 무좀약에서처럼 곰팡이 억제제인지 또는 항생제 인지 등 사용되는 주된 목적이 되는 약제에 따라서 달라진다. 다음으로는 위에 언급한 약제를 어떠한 방법으로 피부병이 있는 부위에 전달하느냐 하는 것이다. 즉, 연고 형태로 바르게 하느냐, 아니면 로션형으로 바르느냐, 물처럼 만들어 찜질하게 하느냐, 아니면 가루로 만들어 뿌리게 하느냐 하는 것 등이다.

다음은 피부병에 쓰이는 국소도포제의 다양한 제형들과 그 사용법을 열거한다.

1) 로션(Lotion)

분말(powder)을 물(water)에 타서 현탁액으로 만든 것을 로션이라고 한다. 대개 급성의 병변이나 진물이 나는 부위 등에 쓰면 병변의 건조효과를 나타낸다. 피부병변이 넓은 경우 쓰기가 편하며 피부가 서로 마찰되는 부위에도 쓸 수 있다. 로션을 손에 묻혀서 1일 1~3회 피부에 바른다.

로션은 연고나 크림으로는 바르기 힘든 몸 전체 등 아주 넓은 범위의 건선이 있는 경우 사용된다. 근래에는 머리 등의 털이 있는 부위의 경우 겔 형태나 로션 형태로 바르는 것이 용이하므로 두부건선의 경우에 많이 쓰이고 있다.

2) 크림(Cream) 및 연고(Ointment)

건선을 비롯한 모든 피부병에 현재 가장 많이 쓰이고 있는 국소도포제의 형태이다. 국소도포제라고 하면 연고를 연상할 정도로 광범위하게 쓰이고 있으며 제품이나 만드는 기법 자체도 많이 발달되었다.

크림(cream)은 작은 기름 입자를 계면활성제 등을 이용한 유화과정을 거쳐 물에 혼탁한 상태로서 청결하고 미용적으로 만족스러우며 피부에 발라도 번들거리지 않고 물에 잘 씻겨져 나간다. 연고(ointment)는 올리브유나 바셀린 등의 식물성 혹은 광물성의 유지를 물과 섞어서 만든 것으로 발라놓으면 밀폐력이 강하며 피부와의 접착력이 아주 강하여 완전한 피막을 형성할 수 있지만, 잘 닦이지 않는 단점이 있다. 그러나 최근에는 제조기법의 발달로 연고와 크림의 장점, 단점을 보완한 제제의 개발로 상호간의 구별이 힘들어진 경우도 있다.

연고와 크림은 침투력이 강하므로 만성적인 건선병변과 두터워진 피부병변에 사용한다. 연고는 크림보다 더욱 건선병변과의 밀착력이 높다.

사용법으로 바르는 회수는 대개 1일 1~3회 정도 도포해준다. 그러다가 건선의 호전 정도에 따라 횟수를 줄여간다. 무엇보다도 건선의 형태에 따른 사용 용법을 잘 지키며 건선병변에만 도포하면서 주위피부에는 가능하면 묻지 않도록 하는 것이 좋다.

3) 겔(Gel)

겔은 물에 겔화제를 섞어 만드는 반고형(겔)상의 바르는 약이다. 무색투명한 젤리처럼 된 것도 있으며 이보다 더 묽은 것도 있다. 겔제는 쉽게 피부에 바를 수 있고 끈적거림이 덜 하며 물로 잘 씻어지고 투명하여 도포 후에 눈에 잘 띄지 않으므로 많이 쓰일 수 있는 기제이다. 특히, 모발부위에 바르기가 쉬우므로 두부건선에 주로 쓰인다. 사용법은 연고 사용법과 같이 하루 1~3회 문질러 바른다.

4) 용액(Solution) 및 팅크제(Tincture)

약을 물에 용해한 것을 용액이라고 하며, 알코올 등에 녹인 것을 팅크제라고 한다. 팅크제의 대표적인 것이 흔히 소독약으로 쓰는 요오드팅크 등이 있다. 용액을 사용할 때 용액의 용제는 증발하고 약성분만 남아 작용하게 된다. 연고나 크림보다 효과가 약하게 작용하며 두부건선에 많이 쓰인다.

5) 경고(Paste, Plaster)

천에 연고를 바른 후 피부에 부착하도록 만든 것이다. 반창고처럼 만들어 그 속에 약제를 포함시키기도 한다. 직접 환부에 붙이므로 편리하게 밀폐요법을 시행할 수 있다. 사마귀나 티눈 등에 사용하는 티눈고나 근육통 등에 쓰이는 파스 등이 이에 해당한다. 건선에도 경고 형태로 만들어 테이프를 붙여놓듯이 쓰는 약제가 있다. 경고를 사용하면 흡수가 현저히 증가한다.

6) 습포(Wet compress)

물이나 생리식염수 또는 용액 형태로 된 약물을 면이나 거즈에 적셔서 환부에 덮어둔다. 이 때 물기가 마르지 않도록, 사용할 때 수회에 걸쳐 약물을 다시 거즈에 적시도록 한다. 횟수는 대개 급성기에는 1일 3회 정도 시행하며 1회 사용할 때 시간은 15~20분가량이다. 병이 호전됨에 따라 점차 횟수를 줄여간다. 피부병이 전신피부에 있는 경우는 약물을 목욕물에 섞어서 목욕을 하는 방법도 있다.

이 방법은 보통의 건선에는 사용하지 않고 합병증 등으로 진물이 나거나 물집이 생기고 부어오르는 등 급성증상이 생겼을 때 사용하며, 내복약을 동시에 하는 경우가 많아 대개 피부과 의사의 지시 하에 수행하여야 한다. 전신농포건선이나 박탈건선에서는 전신성 병변이므로 병변의 염증을 가라앉히기 위해서 약물을 목욕물에 타서 하는 약욕을 실시하는 경우가 많다.

사용되는 약제로는 국소적인 습포일 경우 물이나 생리식염수, 과망간산칼륨 용액 등이 쓰인다. 전신 약욕일 경우 전분이 많이 쓰인다.

이렇게 함으로써 병변을 청결하게 하며, 염증을 가라앉히고, 진통을 감소시키며, 진물 등을 건조시켜 회복되도록 한다.

7) 분말(Powder)

겨드랑이나 사타구니 등의 피부 병변에 주로 쓰인다.

사용법은 하루에 3~5회 가볍게 피부에 뿌려 준다. 때때로 거듭 분말을 뿌려서 가루가 피부에서 나오는 진물이나 땀, 먼지 등과 엉겨서 두텁게 붙어 있는 수가 있다. 이때는 가볍게 이를 제거한 후 뿌려 준다. 억지로 이를 제거하면 다시 병변이 악화될 수 있으므로 조심하여야 한다.

분말의 장점은 피부에 마찰되는 부위에 사용하여 피부의 마찰을 피하게 할 수 있다. 또한 넓은 부위에 피부병이 있는 경우 뿌리기만 하면 되므로 편리하다. 그러나 단점으로는 약이 잘 흡수되지 않고 곧 흘러내리는 경우가 많다. 이 경우에는 반복해서 사용해야 한다.

최근에는 분말을 사용하는 경우는 줄고 있고, 그 대신 좋은 연고제 등이 개발되어 있어 연고제나 로션 등을 사용하는 경우가 많아졌다.

3. 건선치료에 쓰는 국소도포제들

1) 새로이 개발되어 널리 사용중인 효과적인 비타민D 연고들

1988년 비타민D 연고인 칼시포트리올제제의 건선치료 효과가 처음으로 덴마크의 Kragballe에 의하여 보고되었다(Improvement of psoriasis by a topical vitamin D analogue (MC903) in a double blind study. Br J Dermatol 1988;119:223). 그후 90년대 초에 걸쳐 건선에 쓰는 비타민D 연고의 임상적인 효과에 대한 여러 가지 연구결과들이 밝혀지면서 미국과 유럽 등 전 세계적으로 활발히 쓰이고 있다. 우리 나라에서도 서울대학교병원에서 저자 등이 1994년 처음으로 그 치료효과를 보고하였다(건선에서의 Calcipotriol연고의 치료효과. 대한피부과학회지 1994;32:549).

비타민D 연고가 건선의 새로운 치료법으로 연구된 것은 골다공증 환자를 치료하기 위하여 비타민D를 복용하던 환자에서 동반질환인 건선의 병변이 호전됨을 학계에 보고한 이후부터이다.

건선을 일으키는 원인은 피부 각질형성세포의 증식이 빨라지면서 분화가 이상을 일으키는 것이다. 그런데 비타민D는 이런 피부 각질형성세포의 증식을 억제하며 분화를 촉진한다. 그리고 건선을 일으키는 면역물질들의 분비를 조절한다. 그러나 비타민D는 건선치료 효과를 낼 정도로 복용하면 피 속의 칼슘 농도가 높아지고 신장 기능의 장애와 같은 부작용을 초래할 수 있다.

그래서 칼슘대사나 신기능에는 거의 영향을 미치지 않으나 효과는 우수한 비타민D의 새로운 유도체인 칼시포트리올(calcipotriol)이 덴마크에서 연고로 처음 개발되어 건선의 치료제로 이용하게 되었다. 바르는 칼시포트리올연고는 바르는 양의 1% 미만이 피부를 통하여 흡수되고 몸속에서 빠르게 대사되며, 칼슘대사에는 영향이 거의 없어 건선의 치료에 시도되었다.

그 후 저자 등은 우리나라 환자에서 프랑스에서 개발된 또 다른 비타민D 유도체인 칼시트리올연고(Calcitriol연고를 이용한 얼굴건선의 치료. 대한피부과학회지 2005;43:1461)를, 그리고 일본에서 개발된 타칼시톨 연고를 건선의 치료에 사용하여 영국피부과학회지에 보고한 바 있다(High concenturation (20μg g-1) tacalcitol ointment in the treatment of facial psoriasis. Br J Dermatol 2010;162:1359).

건선 치료에 비타민D 연고를 사용할 때의 장점으로는 무엇보다도 스테로이드의 장기 사용으로 발생하는 피부가 약해짐, 혈관의 확장, 팽창선조 등의 부작용이 없다는 점이다.

그러나 단점으로는 일부 환자에서 비타민D 연고의 치료 효과가 느리다는 점이다. 그리고 부작용으로 일부에서 피부자극반응이 올 수 있는 점이다. 그래서 지속적으로 현재 사용 중인 비타민D 연고보다 효과는 증가되고 부작용은 없는 새로운 비타민D제제를 개발하고 있다.

① 치료대상

경증 내지는 중등증의 몸과 사지에 있는 건선에 주로 쓰인다. 우리 나라에서 현재 주로 쓰는 비타민D 연고는 얼굴이나 민감 부위 피부에는 피부자극을 줄 수 있으므로 사용하지 않는다. 기제로는 크림과 연고가 있어 병변의 상태에 따라서 골라서 사용할 수 있었으나 현재는 주로 연고가 쓰이고 있다. 매우 두터운 병변이나 피부각질이 많을 경우에도 연고가 더욱 효과적이다.

② 사용법

비타민D 연고의 종류에 따라 하루에 1 또는 2회 건선병변에 도포하며 호전된 후에는 도포 횟수를 줄여 간다. 피부에 바르는 연고도 전신 흡수될 수 있으므로 바르는 양에 제한이 있다. 칼씨포트리올 연고의 경우 1주에 100g 이상을 바르지 않는다. 우리 나라 건선환자에서는 1주에 30g의 연고일 경우 3개, 60g의 연고일 경우 1개 반 이상은 쓰지 않는 것이 좋다.

③ 부작용

약을 바른 후 그 부위가 붉어지고 피부가 가볍게 벗겨지는 피부자극반응이 오는 수가 있다. 때로는 가려움증이 오기도 한다. 약에 의한 자극반응에 의한 것으로서 그 정도는 대개 심하지 않다. 비타민D 유도체의 종류에 따라 부작용의 빈도, 정도와 양상이 조금씩 다르다.

2) 비타민D복합제 연고, 겔, 폼이 개발되었다.

2002년 비타민D와 스테로이드를 복합한 제제가 개발되었다.

비타민D 연고는 각질형성세포의 증식을 억제하고 분화를 촉진하며 건선을 일으키는 면역조절물질들의 분비를 조절해서 건선을 호전시킨다. 그러나 비타민D 연고는 효과가 스테로이드 연고보다는 느리나 부작용이 적고, 스테로이드 연고는 효과는 비교적 빠르나 지속적이지 못하고 장기간 사용하면 부작용이 올 수 있다. 그래서 비타민D와 스테로이드의 복합제를 사용하면 치료 효과는 증가되고 비타민D 연고의 부작용은 줄일 수 있다. 2004년 비타민D로 칼시포트리올과 스테로이드로 베타메타손을 복합한 제제가 처음으로 FDA 승인을 받은 이후 현재까지도 건선의 1차 국소도포제 중의 하나로 널리 사용되고 있다. 저자는 복합제가 개발되기 전에는 비타민D 연고에 반응을 보이지 않는 환자에서 스테로이드 연고와의 병합치료법을 써서 효과를 보았다(Comparison of calcipotriol monotherapy and a combination of calcipotriol and methylprednisolone aceponate therapy in psoriasis patients. Ann Dermatol 2003;15:60). 저자는 아직도 복합제를 사용하는 대신 각각을 한번씩 바르는 병합치료법을 쓰는 경우가 있다. 이 경우 병변의 상태에 따라서 스테로이드연고의 종류를 적절하게 선택할 수 있는 이점이 있다. 최근에는 비타민D인 칼시포트리올과 스테로이드인 베타메타손을 혼합한 복합제의 다른 제형으로 두피용으로 겔 형태가, 그리고 전신 어느 부위에나 적용이 가능한 뿌리는 폼 형태가 개발되어 2015년에는 12세 이상의 판상건선 치료에 FDA 승인을 받았다.

치료대상은 비타민D 연고와 같이 몸과 사지 그리고 두부의 건선이며 하루 1회 환부에 사용한다. 부작용은 비타민D가 주 성분의 하나이므로 비타민D 연고와 같으나 비타민D 연고의 부작용의 빈도와 정도가 복합제에서는 줄었다. 즉 함유된 베타메타손 즉 스테로이드가 비타민D 연고의 부작용을 감소시키는 것이다. 그러나 스테로이드가 함유되어 있으므로 장기 도포시 이 부작용을 염두에 두어야 한다.

3) 스테로이드 도포제를 사용한다.

스테로이드란 우리 몸에서 분비되는 호르몬으로서 몸의 염증을 억제하며 여러 가지 중요한 생리적 역할을 한다. 1950년대 스테로이드가 크림이나 연고 형태로 처음 개발되어 염증을 억제하는 작용으로 건선에 쓰이기 시작하였으며 이후 강력한 작용을 가진 제제들이 연달아 개발되었다.

현재 스테로이드 도포제의 종류를 강한 정도에 따라 매우 강함부터 약한 정도까지 7개의 그룹으로 나누고 있다.

① 치료대상

여러 가지 형태의 건선에 쓰일 수 있으나 환자의 나이, 건선의 발생 부위, 건선의 형태 등에 따라 도포제의 종류를 적절히 선택하여 사용하여야 한다.

만성 질환인 건선은 장기간 치료를 필요로 하므로 스테로이드 도포제를 오랜 기간 사용하게 되는 경우가 대부분이다. 따라서 스테로이드 도포제의 부작용이 발생할 가능성이 매우 커진다. 이러한 부작용은 부적절한 강도의 연고를 사용하는 경우나 전문의사의 관리하에 치료를 시행하지 않은 경우 특히 잘 발생함으로 스테로이드 도포제는 전문의사의 처방과 조언 하에 사용하는 것이 특히 중요하다.

스테로이드 도포제는 보통은 크림제제로 많이 쓰인다. 두터운 판상건선에는 접착력이 좋은 연고형이 좋으며 넓는 부위에는 로션이 많이 쓰인다. 그리고 두부건선 등 털이 있는 부위에는 겔제제가 많이 쓰이며 로션형도 쓰인다.

② 사용법

상태에 따라 하루 1~3회 국소도포한다. 때로는 단순히 바르는 것이 아니라 약을 바른 부위에 얇은 비닐 같은 것을 밤새 덮어두는 밀폐요법을 쓰기도 한다.

건선에 스테로이드 도포제를 바를 때에는 정상피부나 다른 피부병에서보다 그 흡수가 현저히 증가됨을 유의하여야 한다. 특히 효과가 강하면 강할수록 부작용은 효과가 강한 것 이상으로 현저히 높아진다. 그래서 대부분의 부작용은 강한 연고를 바르는 경우에 주로 나타난다. 의사의 처방 없이 판매되는 건선치료제에는 스테로이드 성분이 들어 있는 경우가 있으므로 건선에 사용하는 경우 피부과 전문의사의 처방 없이 사용하는 것은 피하여야 한다.

장년이나 노인의 경우 피부 자체가 매우 약하므로 부작용이 젊은 사람보다 훨씬 빨리, 그리고 강하게 나오므로 조심하여야 한다. 소아의 경우에도 역시 약한 약을 사용하는 것이 좋다.

③ 부작용

가장 많은 부작용은 피부가 약해지고 얇아지는 것이다. 아울러서 피부에 있는 혈관의 벽이 약해진다. 그 결과 피부의 실핏줄이 늘어나 피부가 붉어진다. 특히 얼굴의 혈관이 늘어나 붉어져 보인다. 이러한 부작용들은 연고 도포를 중단하면 대부분 다시 회복된다. 그러나 시일이 매우 오래 걸리기도 한다. 또한 부작용이 회복되려면 연고 치료를 중단하여야 하는데 장기간 연고 바르는 것을 중단하면 다시 건선이 악화되기 때문에 애를 먹게 된다.

스테로이드 도포제의 또 다른 큰 부작용으로 팽창선조를 들 수 있다. 정상인에서도 임신을 하게 되거나 갑자기 살이 찌는 경우 아랫배나 사타구니의 피부가 갈라지는 경우를 볼 수 있다. 이것을 팽창선조라고 한다. 이런 현상이 스테로이드 연고를 장기간 바른 후에도 나타난다. 특히 스테로이드 연고 중에서도 강한 연고에서 주로 나타난다.

또한 스테로이드 도포제는 장기간 도포시 여드름을 발생시키며 이미 있던 여드름을 악화시킨다. 그러므로 얼굴에는 강한 스테로이드 크림을 바르지 말아야 한다. 간혹 사춘기나 청년층에서 건선과 여드름이 같이 있어 치료가 힘든 경우가 있다.

스테로이드 도포제는 일시적으로 피부저항력을 감소시켜 피부에 세균에 의한 염증이나 곰팡이 병이 생기기도 한다. 이 경우 건선치료에 잘 반응하던 환자의 병변이 약을 계속 발라도 좋아지지 않고 오히려 옆으로 퍼지며 악화된다. 그러므로 지금까지 잘 나아가던 병변이 오히려 악화되면 한 번쯤 곰팡이의 감염을 의심해 볼 필요가 있다. 곰팡이 감염은 피부과 전문의에 의해 쉽게 진단할 수 있으며 진단만 내려지면 치료는 곰팡이 치료 약제를 먹거나 발라서 쉽게 치료할 수 있다.

4) 안스라린 연고가 쓰인다.

안스라린은 건선의 치료제로서 아마도 가장 오래된 역사를 가지고 있다. 또한 우수한 효과가 있어 세계적으로 널리 쓰이고 있다. 안스라린은 1876년 Squire란 사람에 의해 처음으로 건선 치료 효과가 입증되었으며, 1916년 처음으로 화학적으로 합성된 후 현재까지도 건선의 국소 치료제로 쓰이고 있다. 그러므로 건선 치료제로서는 100년이 넘도록 쓰여서 이미 그 효과와 부작용은 완전히 알려진 상태이다. 우리나라에서도 안스라린 단독 및 안스라린과 광의 병합요법에 대한 여러 치료 효과를 저자 등이 처음으로 보고하였다(건선에 대한 Anthralin 요법의 비교 연구. / Anthralin-UVB 광요법에 의한 건선의 치료. 대한피부과학회지 1984;22:34, 619).

안스라린은 건선환자에서 피부의 각질형성세포의 핵산합성을 억제하고 세포의 증식을 억제하며 세포주기를 정상화시키는 것이 작용 기전이다.

치료대상은 건선 중에서도 주로 만성 건선, 화폐상 건선, 판상 건선 등이다. 활성도가 높거나 쾨브너 현상이 생기면서 급속히 악화되는 형태에서는 자극을 줄 수 있으므로 피하는 것이 좋다. 안스라린은 근본적으로 건선 병변과 그 주위 피부에 자극을 줄 수 있으므로 치료대상을 잘 선택하는 것이 가장 중요하며 치료 중에도 부작용의 발생 여부를 잘 관찰하는 것이 필요하다.

대개 처음에는 자극의 발생을 방지하고 피부를 적응시키기 위하여 낮은 농도의 연고로 치료를 시작하며 바르는 횟수도 차츰 농도가 높은 연고로 바꾸어 간다. 이러한 과정에서 만약 자극반응이 나타나면 다시 농도를 낮추게 된다. 이와 같은 조절과정을 거쳐서 그 환자에게 가장 적당한 농도의 연고를 선택하게 된다(건선에서의 Anthralin의 치료 효과. 대한피부과학회지 1988;26:68).

안스라린 사용의 가장 큰 문제는 부작용으로 오는 피부의 자극과 착색이다. 그러나 이러한 부작용은 일시적이어서 연고의 사용을 중단하면 자연히 없어지므로 환자의 건강에는 전혀 지장을 주지 않는다.

미국과 유럽 등의 백인 환자에서는 이런 부작용이 우리나라 환자에서보다 흔함에도 불구하고 그 효과와 오랜 약의 역사로 인하여 안스라린이 가장 흔히 쓰는 건선 치료제의 하나로 자리 잡아 여러 가지 종류가 개발되었다. 그러나 우리나라에서는 환자들이 부작용인 피부의 자극반응과 착색반응을 꺼리는 경우가 많아 그 사용이 이제는 흔하지 않다(건선 환자에서의 Anthralin의 피부 자극과 착색반응. 대한피부과학회지 1985;23:18).

5) 가장 오래된 국소치료제인 타르 제제가 쓰이고 있다.

타르(tar)는 19세기 후반 경부터 피부병 치료에 쓰인 가장 오래된 치료제 중의 하나이다. 건선을 비롯하여 습진이나 다른 만성 피부병에도 쓰였으나 현재는 건선에만 주로 사용하고 있다.

타르는 석탄을 증류하여 코크스와 가스를 얻는 도중에 나오는 부산물이다. 성분은 적어도 10,000개 이상의 서로 다른 화합물로 구성되어 있는데 이 중 약 500개 정도가 분리되어 여러 가지 구성성분이 알려졌다.

타르는 안스라린과 함께 가장 오래된 국소치료제로서 그 동안 피부에 두텁게 들러붙는 촉감, 갈색이거나 검은 빛깔의 색, 송진과 같은 역겨운 냄새 등의 이유로 인하여 좋아하지 않는 환자들도 있으나 효과는 우수하여 건선 치료제 중 가장 오랜 동안 쓰이고 있는 약제이다.

미국의 유명한 건선클리닉 치료센터에 가면 입구에서부터 특유의 냄새가 나는 것으로써 여기가 건선 치료센터라는 것을 금방 알아차리게 되는데 이는 특유한 타르와 안스라린의 냄새 때문이다. 이렇게 가장 오래된 약제를 건선치료에 아직도 효과적으로 쓰고 있다.

타르는 단독으로 바르기도 하지만 광치료를 위한 전 단계에서 주로 쓰인다.

서양에서는 아직도 중요한 바르는 건선치료제 중의 하나이나 우리나라에서는 피부에 바르는 연고제로는 잘 사용되지 않는다. 다만 두부건선일 경우에 타르샴푸가 있어 이를 이용하기도 한다.

6) 두터운 병변에는 각질용해제가 도움이 된다.

건선은 각질형성세포가 빠르게 자라나서 쌓이는 질환이다. 안스라린, 타르, 비타민D 연고 등은 건선에서 빠르게 자라나는 각질형성세포들에 직접 작용하여 이를 억제시킨다. 각질용해제에는 이러한 작용은 없고, 건선에서 나타나는 증식된 피부각질을 용해하거나 부드럽게 하여 빨리 제거되도록 한다. 그러므로 피부각질이 아주 두터운 판상건선이나 손발바닥에 생긴 각질이 두터운 건선에 효과적이다.

이런 직접적인 작용 외에 각질을 쉽게 제거함으로써 안스라린, 비타민D, 타르와 같은 건선치료제들의 피부 침투를 증가시킬 수 있다. 즉 건선치료 약제들의 효과를 증가시키는 간접적인 작용을 하고 있다.

가장 많이 쓰이는 제제는 유레아, 살리실산, 레졸시놀 등으로서 단독으로 또는 타르나, 안스라린 등에 혼합하여 쓴다. 건선의 병변의 정도에 따라서 약제의 농도를 적당히 조절하여 사용한다.

7) 피부보습제, 피부장벽강화보습제를 효과적으로 사용한다.

피부보습제는 건선환자에서의 피부건조를 막아주며 각질 피부를 부드럽게 만들어 주면서, 두터운 각질을 잘 벗겨지게 한다. 가려움이 있으면 이를 감소시키며 건선병변의 홍반과 두께, 균열 등을 줄여준다. 그리고 건선치료제의 침투를 도와주는 등의 역할을 하며 각질층의 수분과 지방질의 손실을 보충해 주는 제제로 이용된다.

건선의 피부는 건조할 뿐만 아니라 계속해서 피부각질이 자라서 떨어져 나간다. 또한 치료를 위하여 햇빛을 많이 쪼이거나 광치료를 받는 경우도 많다. 이런 경우 건선의 피부는 더욱 건조할 수 있다. 그리고 건조한 피부는 가려움증을 일으키고 가려우면 긁게 되어 피부자극을 유발하게 된다. 피부자극은 다시 건선을 악화시키는 악순환의 고리로 작용하게 된다. 그러므로 적당한 피부보습제를 사용하는 것이 건선의 치료에 크게 도움이 된다. 보습제에는 작용기전에 따라 밀폐제, 습윤제, 연화제 등 여러가지가 있다. 현재 올리브유와 같은 식물성 기름, 동물성 기름 또는 바세린, 미네랄오일을 비롯한 광물성 기름과 실리콘 등을 구성성분으로 한 여러 가지 연고나 로션제제 등 수많은 보습제들이 사용되고 있다. 이들 보습제에는 '밀폐제'가 많은데 피부 표면에 불투과성 막을 형성하여 표피를 통한 수분의 소실을 막으며 각질층을 부드럽게 하는 보습효과를 낸다.

그리고 성분 자체가 가지고 있는 수분함유 능력을 이용한 '습윤제'가 있다. 이들은 진피와 대기의 수분을 흡수하여 각질층과 피부의 보습효과를 낸다. 이들은 글리세린, 요소, 천연보습인자, AHA, 히알루론산이나 다른 고분자물질 등을 함유하고 있다. 향이나 감촉, 피부에의 접착도, 효과 등 개인의 취향과 건선의 정도, 형태에 따라 여러 가지 피부보습제를 사용할 수 있다.

특히 보습제는 박탈건선이나 전신농포건선, 활동성이 높은 건선, 여러 가지 약제에 부작용이 자주 나는 건선의 경우에도 유용한 경우가 많다. 특히 겨울철에는 보습제를 충분히 바르는 것이 악화를 방지하는데 큰 도움이 된다. 자외선 광치료시 피부오일이나 바세린을 바르는 경우 연화제로 작용하며 광선의 투과를 증가시키는 역할을 하므로 광요법의 전 치료제로 효과적으로 사용되기도 한다.

보습제는 수분 함량 정도에 따라 로션, 크림, 연고 등의 제형으로 나눠어진다. 밀폐 정도는 로션, 크림, 연고의 순으로 강해진다. 발림성은 로션, 크림, 연고의 순으로 떨어진다. 이들을 건선의 피부상태와 병변의 발생 부위와 정도에 따라 적절히 선택하여 사용한다. 또한, 목욕이나 샤워 후 물기가 있는 동안에 바르는 것이 좋으며, 가능하다면 하루 2~3회 발라준다. 최근에는 피부장벽강화보습제가 개발되어 건선의 치료에 더욱 효과적으로 쓰이고 있다.

피부장벽을 이해하려면 우선 우리 피부의 각질층에 대하여 알아야 한다. 각질층은 피부를 보호할 뿐만 아니라 건선에서 중요한 악화요인인 피부 건조를 막는 중요한 피부장벽기능을 수행하는 부위이다.

각질층은 벽돌담으로 비유를 많이 한다. 각질형성세포는 벽돌담에서 벽돌의 역할을 하며, 그 사이를 지질 성분이 시멘트 역할을 하여 메우고 있는 것이다. 건선의 피부건조 예방에는 각질층이 아주 중요하다. 이런 각질층을 구성하고 있는 각질형성세포와 그 사이사이의 지질성분이 모여서 피부장벽을 만들어서 피부를 보호하며, 피부 건조를 막아내고 있다. 건선과 아토피피부염에서는 이러한 피부장벽이 손상되어 있어서 피부 건조의 큰 원인이 된다.

건선의 피부에서는 피부장벽을 구성하는 지질화합물의 중요 구성분인 세라마이드(ceramide)가 감소되어 있으며, 세라마이드, 콜레스테롤(cholesterol), 자유지방산(free fatty acid)의 비율도 달라져 있는 것이 밝혀졌다. 그래서 최근에는 감소된 지질화합물을 보충하고 지질화합물의 구성 비율을 적정비율로 만들면서 장벽의 구조도 원래의 층판상 구조로 만들어서 피부장벽기능을 보완하고 강화시키는 보습제들이 새로이 개발되어 효과적으로 많이 쓰이고 있다. 이러한 제제들을 건선에서 적절히 사용함으로서 건선환자에서 피부를 통한 수분손실을 막으며 또한 피부 건조증, 가려움증도 개선시킬 수 있다. 그리고 증식된 건선의 각질층을 진정시키고, 피부 표면을 부드럽게 해준다.

8) 국소 칼시뉴린억제제를 건선에 사용한다.

최근에 아토피피부염 치료제로 개발되어 많이 쓰고 있는 칼시뉴린억제제인 타크로리무스연고와 피메크로리무스크크림을 건선에 사용하기 시작하였다.

칼시뉴린억제제는 T림프구의 활성을 억제하고 면역조절물질인 사이토카인 분비를 억제하는 기능이 있어서 건선 치료에도 효과적이다. 타크로리무스는 0.03%와 0.1% 연고가 쓰이며 피메크로리무스는 1% 크림으로 쓰이고 있다. 두 제제 모두 2세 이상의 소아 및 성인의 아토피피부염의 치료제인데 건선에서는 얼굴건선의 치료에 주로 쓰인다. 최근 2019년 우리나라에서는 타크로리무스 외용제를 성인의 얼굴 및 접합부 건선의 치료에 2차 약제로 사용하는 것을 보험으로 인정하여 등재되어 있다.

건선에서는 건선의 인설과 두꺼운 병변으로 인하여 침투가 어려우므로 두꺼운 판상건선보다는 비교적 인설이 적고 얇은 병변에 쓸 수 있다. 얼굴건선에 주로 쓰며 사타구니나 겨드랑이 같은 간찰부 건선에 쓸 수 있다. 저자등도 2007년 얼굴 건선에 대한 효과를 보고하였다(Tacrolimus 연고 도포로 호전된 얼굴 건선 7례. 대한건선학회지2007;4:42).

부작용으로는 급성반응으로 자극감, 작열감과 홍반 등이 올 수 있다. 이런 부작용은 대개 가볍고 일시적이기는 하나 환자들은 얼굴에 생긴 병변에는 더 민감하므로 유의하여야 한다.

9) 국소 레티노이드제가 있다.

건선 치료를 위한 경구용 레티노이드로는 아시트레틴(네오티가손)이 수십년 동안 쓰이고 있는데, 바르는 국소용 레티노이드 즉 비타민A 제제인 타자로텐이 건선치료를 위해 개발되었다. 다른 바르는 비타민A 제제로는 이미 주름이나 노화에는 트레티노인이, 여드름 치료에는 아다팔렌이 사용되고 있다. 바르는 레티노이드는 어느 경우나 바른 피부에 자극감으로 건조감, 홍반, 박탈, 가려움 등이 올 수가 있으므로 도포 초기에 이런 변화들을 잘 살펴야 한다. 타자로텐은 아직 우리나라에서는 사용되지 않고 있다.

제 10 장
광치료

제 10 장

광치료

1. 햇빛은 건선에 어떤 영향을 미치나?

피부는 우리 몸의 가장 바깥을 싸고 있다. 그러므로 피부는 햇빛을 포함한 여러 가지 기후 변화를 항상 우리 몸에서 제일 먼저 받게 된다.

동서양을 막론하고 과거부터 인간은 종교적인 의미로서 태양을 생과 삶을 주는 신으로 숭배한 바 있으며 아울러 건강을 증진시키기 위한 방편으로 햇빛을 인식하고 있었다. 햇빛의 질병 치유력은 고대 그리스, 로마, 이집트를 비롯하여 동서양의 많은 문화에서 또한 종교의식에서도 나타나고 있다. 고대 그리스의 의학을 과학으로 발전시켰으며 현재 의학의 아버지로 추앙을 받고 있는 고대 그리스의 히포크라테스(460~375 B.C)도 태양광선의 건강 회복력을 인정하였다. 로마시대에도 햇빛을 쪼이는 것이 건강증진에 유익하다고 믿어 일광욕을 할 수 있는 일광욕실을 건설한 바도 있다.

피부질환 중에서도 햇빛을 쪼이면 좋아지는 병이 다수 있다. 과거 변변한 치료약이 개발되지 못한 시대에는 동식물 자체를 비롯하여 주위에서 여러 가지 치료약제를 찾아서 사용하였는데, 햇빛도 가장 흔하고 편하게 아무런 비용도 들지 않고 이용할 수 있는 치료의 하나로 인식이 되었다.

그 중에서도 건선은 햇빛에 의해서 치료효과를 볼 수 있는 대표적인 피부병이다. 건선의 빈도는 지구상에서 햇빛을 많이 쪼이는 지역에는 적고, 햇빛량이 적은 지역에서는 높다. 또한 한 지역에서도 햇빛을 많이 쪼이는 여름철에는 건선의 정도가 약하다가 겨울철이 되면 악화된다. 또한 환자들에게 병력을 물어보면 겨울철에 건선이 처음 생겼다는 경우가 사계절 중에서 제일 많다. 이 모두가 건선에 대한 햇빛의 간접적인 영향을 증명하고 있다. 그러나 세계에서 햇빛을 가장 많이 쪼이는 지역인 호주, 남아프리카 지역, 미국의 남부지역도 건선환자는 다른 어느 지역보다도 여전히 많아 햇빛노출 부족은 건선의 발생에 직접적인 관여를 하기보다 간접적인 영향을 주는 것으로 설명이 된다. 여하튼 햇빛을 쪼이면 건선이 호전되는 수가 많다.

태양으로부터 지구상에 조사되어 우리 피부에 내려 쪼이는 햇빛은 파장에 따라 자외선, 적외선, 가시광선으로 구성되어 있다. 그리고 햇빛 속의 어떤 파장이 건선을 호전시키는가를 연구한 결과 '자외선'이라는 것이 밝혀졌다. 현재는 더 나아가 자외선 중에서도 어떤 파장이 건선을 낫게 하는지도 연구결과 밝혀졌다.

그래서 지금은 이러한 건선을 좋아지게 하는 자외선 파장을 만들어

내는 인공 자외선 등(lamp)을 개발하여 환자에게 쪼이고 있다. 그리고 자외선 등은 건선 치료에 적합하도록 자외선 등의 크기를 조절하여 전신피부나 국소피부에 집중치료를 하기에 알맞게 만들어내고 있다. 더 나아가 건선치료 효과가 가장 좋은 파장을 집중적으로 건선 부위에만 쪼이도록 만든 레이저도 개발되어 사용하고 있다.

그런 반면에, 햇빛을 많이 쪼이면 건선에 유익하다는 사실만을 믿고 많은 환자들은 햇빛을 너무 무모하게 쪼이는 경우가 수없이 많다. 도회지에서 거의 햇빛을 쪼일 기회가 없다가 여름휴가를 3일 받아서는 이 아까운 시간에 햇빛을 듬뿍 쪼이자고 하루에 몇 시간씩 햇빛을 쪼이다가 화상을 입는 경우를 종종 본다. 당연히 햇빛화상이 생기며 햇빛화상이 나은 후 건선은 쾨브너 현상으로 급격히 악화할 수 있다. 햇빛을 정도 이상으로 너무 많이 쪼이는 것은 정신건강에는 좋을지 몰라도 피부에는 거의 도움이 되지 못한다. 자외선에 의한 여러 가지 피부손상을 일으키게 되기 때문이다.

고혈압이나 소염제 등 복용하는 약이 있는 경우에는 이를 주치의사와 상담한 후 햇빛을 쪼이는 것이 좋다. 왜냐하면 약 중에서는 약을 복용하고 실내에 있으면 아무 이상이 없으나 햇빛을 쪼이는 경우 약과 햇빛의 반응에 의해서 광과민반응이라는 피부질환을 일으킬 수 있으며, 광과민반응이 생기면 건선에도 해롭기 때문이다

일단 건선이 어느 정도 좋아진 후에도 예방적으로 햇빛을 더 쪼이는 환자가 있다. 그러나, 자외선에 의한 피부손상을 가능하면 줄이도록 더 이상 햇빛을 쪼이지 않는 것이 좋다.

2. 햇빛에서 방출되는 광선에는 어떤 것이 있나?

생물의 생존을 위해서는 에너지가 필요한데 모든 지구상의 생물체는 그 에너지를 직접 또는 간접적으로 태양으로부터 나오는 햇빛으로부터 얻는다. 즉, 태양으로부터 생명의 빛을 얻는 것이다. 식물은 직접적으로 태양에너지 즉 햇빛을 이용하여 이산화탄소와 물로부터 탄수화물을 만들어 낸다. 즉, 물리적 에너지인 햇빛을 화학적 에너지인 탄수화물로 바꾸어 저장한다. 동물은 식물이 만든 화학적 에너지인 생산물을 공기 중의 산소로 산화시켜 생명을 위한 에너지를 얻는다. 또한 햇빛은 우리가 생존하는데 필요한 생리기능, 면역기능, 내분비기능, 대사기능 등에 직접적인 영향을 미치는 에너지원이다.

햇빛을 비롯한 건선의 치료에 쓰이는 여러 가지 광선은 그 단위로서 하나의 에너지를 가진 분산된 입자가 모인 흐름이라는 개념으로도 해석할 수 있으며 계속되는 규칙적인 전자파의 진동의 연속이라는 개념으로도 해석할 수 있다. 그리고 빛은 입자와 파동의 두가지 성질을 아울러 가지고 있는 하나의 덩어리 즉, 광자 혹은 광양자라는 개념의 양자설로 설명하고 있다.

태양은 광범위한 스펙트럼을 가진 전자파를 방출하고 있다. 여기에는 감마선, X-선, 자외선, 가시광선, 적외선, 마이크로웨이브, 라디오웨이브 등 여러 가지 파장에 따른 전자파가 있다.

건선을 치료할 때 쓰는 광치료기는 파장이 얼마라는 표시가 있는 자외선 등으로 구성되어 있다. 이때 사용되는 파장이란 말은 자외선의 연속되는 규칙적인 파동에서 두 연속되는 지점까지의 거리를 말한다. 파장의 국제적인 단위는 미터(meter, m)이며 건선치료에 쓰는 광치료기에는 나노미터라는 말을 쓰고 있는데 나노미터(nanometer, nm)는 10^{-9} m이다.

태양이 내는 전자파는 파장에 따라 자외선, 가시광선, 적외선 등으로 나뉘며, 우리가 살고 있는 지구상에 도달하여 피부에 다양한 영향을 미치는 것은 대부분 이들 중 200~400 nm의 파장을 가지는 자외선(UV)이다. 이중 290 nm 이하의 광선인 자외선C(UVC)는 대기 중의 오존층에 대부분 완전히 흡수되고, 태양이 방출하여 지구상에 도달하는 광선의 대부분은 가시광선과 적외선이며 자외선은 자외선 A와 자외선 B의 일부인 5~6%에 불과하다. 그리고 피부에 주된 반응을 일으키며 건선 치료에 쓰이는 것은 이 소량의 자외선이다.

최근 산업공해로 인한 오존층 파괴가 문제가 되고 있는데 이는 자외선을 흡수하는 오존층이 줄어들어 지구상에 조사되는 자외선이 증가되고 그 결과 사람이 받는 자외선 양이 많아지기 때문이다. 자외선 양이 많아지면 여러 가지 신체의 장애가 나타난다. 자외선이 인체에 쪼이게 될 때 피부 이상으로는 뚫고 들어가지 못하므로 신체장애는 거의 피부에 나타난다.

이러한 햇빛으로 조사되는 광선의 양은 광선을 쪼이는 장소, 계절, 시간 등에 따라 많은 차이가 있다. 그리고 위도와 습도, 바람, 온도, 오염 등의 대기의 조건 및 지표의 흡수, 반사, 산란 등에 따라서 달라진다. 특히 광선 중 자외선이 이런 변화에 가장 민감하다.

일 년 중 태양광선의 강도가 여름에 가장 강한 것은 누구나 아는 바이며 하루 중에서는 오전 11시에서 오후 2시경 사이가 가장 강하다. 오후 3시경에는 태양이 정중에서 점차 기울어지면서 조사각도가 지표와 50°가 되며 4시경에는 35°를 이루면서 점차 더 많은 오존층이 있는 대기권을 태양광선이 통과하면서 자외선의 강도는 줄어들어 4시경에는 정오의 광량의 25% 정도로 떨어진다. 태양의 총 에너지 중 홍반을 일으키는 에너지는 80%가 오전 9시에서 오후 3시 사이에 조사된다.

먼지나 구름 등도 영향을 미쳐 태양광선의 자외선량을 감소시킨다. 지표에 도달한 광선은 반사를 일으키는데 반사되는 광선도 피부에 크게 영향을 미친다. 깨끗한 눈은 약 80% 이상의 자외선을 반사한다. 수영장의 물 표면이나 모래 등도 자외선을 반사한다. 산란광도 피부에 많은 영향을 미치는데 자외선이 가시광선보다 더 많이 산란되며 자외선도 파장이 짧을수록 더 많은 산란을 일으킨다. 정오경에는 자외선 광량 중 30~50%가 산란광에 의한 것이다. 그러므로 여름철 한낮에는 그늘에 있더라도 산란에 의하여 일광화상을 입을 수가 있다.

3. 자외선A(UVA), 자외선B(UVB)의 분류와 그 특성

자외선 (ultraviolet light, UV)은 다시 파장이 가장 짧은 200~290 nm의 자외선C (UVC)와 290~320 nm의 자외선B (UVB), 320~400 nm의 자외선A (UVA)로 나누고 있다. UVB의 파장은 280~320 nm 또는 285~320 nm 등

으로 나누기도 한다. 이 중 UVC는 오존층에 흡수되어 버리므로 실제 우리가 받는 자외선은 UVA와 UVB이다.

자외선의 파장별 분류		
분류	파장(nm)	작용
UVC	200~290	살균작용
UVB	290~320	일광화상
UVA	320~400	색소침착

UVB는 일광화상을 일으키는 파장대의 자외선이다. 여름에 햇빛을 많이 쪼이면 붉은 홍반이 생기며 심하면 물집이 생기면서 따끔거리며 부어오르기도 하는 화상을 입는데 이는 주로 UVB 광선에 의한 것이다. 시간이 경과하면 갈색의 색소침착이 일어나는데 대개 7일경에 최고에 도달한다. 피부과학 분야에서 과거부터 꾸준히 연구되어온 대부분의 광선은 UVB에 관한 것이다. 건선의 광치료에 지금까지 주로 이용되어 온 광선도 UVB이다.

UVA는 파장이 UVB보다 길기 때문에 장파 자외선이라고 부르는데 이는 피부 색소침착에 기여한다. 과거에는 UVA의 기능에 대한 연구가 미미하였으며 거의 그 기능이 무시되어 왔다. 그러나 최근에 많은 연구가 이루어지고 있는 파장대로서 모든 UVB에 의한 피부반응에 관여하는 것으로 밝혀져 그 중요성이 증가하고 있다(UVA 조사가 UVB에 의한 홍반반응에 미치는 영향. 대한피부과학회지 1986;24:594).

정오경에 지구상에 도달하는 자외선의 광량은 UVB는 많은 양이 차단되므로 UVA가 100배 정도 더 많다. 동일한 광량에서 UVA와 UVB의

홍반을 초래하는 자외선 강도의 비는 1:1000이다. 그러므로 정오에 실제로 태양광선에 노출되어 홍반을 초래하는 경우 UVA 광량이 10% 정도 기여하게 된다. 즉, UVA는 홍반을 발생하는 힘은 UVB보다 아주 약하나 조사되는 양이 UVB보다 많으므로 실제의 생활에서는 중요하게 작용할 수 있다. 특히 최근에는 인간의 수명이 점차 길어지므로 일생 동안 받는 자외선 중 UVA가 미치는 영향은 무시할 수 없다. 오전 6시, 오후 6시경에는 UVB는 정오보다 적어지고 UVA는 더욱 커지면서 UVA의 강도가 400~500배 가까이 되므로 UVA가 기여하는 정도는 점차 커지게 된다. 1974년 처음 개발되어 거의 20년 이상 건선의 전 세계적인 표준치료법이었던 광화학요법은 UVA를 이용하는 치료법이었다.

UVC는 태양에서 방출되나 오존층에 흡수되어 버려 지표상에 도달하지 않기 때문에 인간의 피부에 직접 조사되지는 않는다. 이 광선은 살균작용이 있어 때로는 인공적으로 UVC를 만들어 살균작용이 필요한 여러 장소에서 사용한다.

자외선이 피부에 조사되면 건선을 일으키는 세포에 흡수가 되어야만 치료작용을 나타낼 수 있다. 흡수가 되려면 건선의 원인이 되는 세포가 있는 곳까지 자외선이 침투를 하여야 한다. 그런데 자외선은 파장에 따라 침투 정도가 서로 다른 특성이 있다. 자외선은 파장이 길수록 피부 깊이 침투한다. 즉, UVA가 가장 깊이 침투하며 UVB, UVC 순으로 피부로 침투되는 정도가 얕아진다.

4. 광치료란 무엇인가?

광치료의 가장 오래된 방법은 햇빛을 쪼이는 것이다. 그러나 햇빛을 쪼이는 것조차도 우리나라의 경우 일년 중 늦은 봄, 여름철, 이른 가을철에만 가능하다. 햇빛을 쪼이는 방법의 무엇보다 큰 단점은 위치나 시간에 따라, 또는 기후 변화에 따라 햇빛 속의 자외선의 양이 달라지므로 치료에 이용이 힘들다는 것이다. 그러므로 햇빛 대신 자연히 자외선을 조사하는 인공기구를 사용하게 된다.

질병치료에 광치료를 처음으로 도입한 사람은 덴마크의 의사 핀센(Finsen)으로 1893년 그는 당시 유럽과 북아메리카에서 큰 보건문제였던 피부결핵을 치료하기 위하여 그가 고안한 자외선을 방출하는 인공광원을 환자에 사용하였다. 그가 시행한 광치료는 당시 의료수준으로서는 획기적인 것으로서 좋은 효과를 보았다. 그래서 1903년 광치료의 의학적 응용에 대한 공으로 노벨상을 수상한 바 있다. 이후 자외선 광선 중에서도 자외선 B (UVB)를 효과적으로 방출하는 고압의 수은 가스를 이용한 고압수은등이 개발되어 이 기계가 이용되었는데, 뛰어난 건선치료 효과가 있음이 입증되어 최근까지 이용되어 왔다. 그리고 지금도 건선의 치료에는 사용하는 광치료 기구는 달라졌으나 UVB가 광치료에 주로 이용되고 있다.

1925년 미국의 세계적으로 유명한 병원인 메이요 크리닉(Mayo clinic)에서는 게크만(Goeckerman)이란 피부과 의사가 건선치료에 바르는 약으로 쓰이고 있던 타르와 고압수은등이 내는 UVB를 병합하여 치료함으로써 큰 효과를 보았다. 이 방법은 지금도 '게크만치료법'이라는 이름으로 불리어지고 있다. 현재는 그 당시보다 여러 가지 발달된 방법을 쓰고 있으나 타르와 UVB를 이용하는 기본원리는 동일하다.

1953년 영국에서는 인그람(Ingram)이란 피부과 의사가 바르는 건선치료 약인 안스라린과 고압수은등이 내는 UVB를 이용한 병합치료를 시행하여 효과를 보았다. 이 방법은 안스라린을 도포후 스타키네트(stockinette)로 24시간 동안 밀폐하다 보니 피부 자극이 심하고 피부나 옷에 착색을 자주 남겼다. 1970년 스탠포드대학의 Farber 와 Harris는 고전적인 Ingram법을 변형하여 Stanford 변형법을 발표하였다. 스타키네트의 밀폐없이 안스라린을 8~12시간 도포하는 방법으로 효과는 비슷하고 부작용이 약 60%에서 12%로 줄어들었다. 저자도 이러한 '변형된 인그람치료법'이 좋은 효과를 보여 1980년대~1990년대까지 우리나라 환자에 잘 활용하였으며, 저자도 변형 인그람치료법의 효과를 보고한 바 있다(변형 Ingram법에 의한 건선의 치료. 대한피부과학회지 1986;24:345 / Modified Ingram Therapy for psoriasis. Kor J Dermatol 1988;26:63 / 변형 Ingram법에 의한 건선의 치료 효과 및 호전 기간. 대한피부과학회지 1995;33:1014 / Retinoid-변형 Ingram법에 의한 건선의 치료효과 및 호전기간. 대한피부과학회지 1996;34:240 / The Effectiveness of Modified Ingram Therapy Compared with Severity of Psoriasis. J Dermatol 1998;25:112).

그리고 바세린, 미네랄유나 올리브유와 같은 피부 연화제만을 바른 후 UVB를 쪼이는 방법도 효과적으로 쓰이고 있다. 이를 연화제-광요법이라고 부른다(연화제-광요법에 의한 건선의 치료. 대한피부과학회지 1983;21:499).

위에 언급한 어떤 방법을 사용하던지 사용되는 광선은 자외선이며 자외선 중에서도 UVB를 주로 방출하는 UVB 자외선등에서 나오는 UVB를 이용한다. UVB를 내는 자외선 등으로서 과거에 쓰던 고압수은등은 사용하기가 매우 불편하며 현재 광치료에 쓰이는 기구와는 효과와 편리성의 면에서 비교하기 힘들 정도로 떨어진다. 무엇보다도 조사면적이 30 cm정도로 좁아서 전신의 건선 치료가 힘들었다. 현재는 전 세계적으로 효과가 우수하고 사용하기 편리한 형광등과 같이 생긴 자외선 등을 개발하여 사용하고 있다.

광치료에는 위에 언급한 UVB를 이용한 자외선 치료 외에 UVA를 이용하는 광화학요법이 있다. 1960년대부터 UVA를 광선치료법에 활용해 보고자 하는 시도가 있었고, 이후 1974년 미국 하바드대학의 피부과 교수인 파리쉬 (Parrish) 등은 쏘라렌 (psoralen)이라는 약을 먹은 후 UVA를 쪼이는 새로운 광치료법을 개발하였다. 쏘라렌은 UVA를 쪼이는 경우에만 UVA의 광치료 효과를 내도록 하는 광감작 약제이다. 쏘라렌이라는 약이나 UVA의 어느 한가지로는 효과가 없고 두가지가 같이 사용되어야만 효과를 낸다. 그래서 광선을 쓰는 광요법과 약을 사용하는 화학요법이 합쳐졌으므로 "광화학요법"이라고 부른다 (Photochemotheraphy of psoriasis with oral methoxalen and longwave ultraviolet light. NEJM 1974;291:1207).

광화학요법은 1982년에는 미국의 식품과 의약품 안전에 대한 검사의 권위기관인 FDA에서 건선치료법으로 인정받았다. 광화학요법은 개발 이후 20년 이상이나 건선의 가장 우수한 치료법의 하나로 인정되어 미국, 유럽을 비롯하여 전 세계적으로 널리 쓰이는 표준치료법이었다. 우리나라에도 1979년 서울대학교병원 피부과에 국내 처음으로 전신 치료용 UVA 캐비넷을 도입하여 건선의 광화학요법을 실시하였다.

그러던 중 1988년 van Weelden에 의해 그간의 넓은 파장의 자외선 B (Broad band UVB) 중에서도 건선피부에 가장 좋은 파장인 좁은 범위의 311±2nm 만을 골라서 내는 단일파장대 UVB 광원(TL-01 lamp)이 개발되어 이를 사용하기 시작하였다(A new development in UVB phototherapy of psoriasis. Br J Dermatol 1987;119:11). 그 이후로 건선치료에 가장 효과적인 광선으로 알려진 311mm 단일파장의 UVB (narrow band UVB)광원이 건선치료에 주로 쓰이게 되었고, 현재는 그간의 자외선 치료와 광화학요법을 거의 대체하는 전 세계적인 표준광치료법으로 사용중이다. 우리나라에서도 1998년 서울대학교병원 건선클리닉에서 저자등이 처음으로 국내에 도입하여 사용하기 시작하였고, 현재까지도 가장 기본이 되고 중요한 치료법으로 활용중이다. 즉, 자외선을 방출하는 기구의 발달에 따라 건선의 치료도 점차 편리해지면서 효과는 높아지고 부작용은 적어지고 있다.

그리고 최근에는 건선에 더욱 효과적인 308nm 파장 UVB광을 방출하는 엑시머레이저(eximer laser), 티타늄사파이어 레이저(Pallas laser) 같은 레이저 표적광선치료로도 건선을 치료하고 있으며, 308nm 파장의 엑시머등(eximer lamp)도 개발되어 쓰이고 있다.

실제 임상에서는 UVB의 광치료와 함께 비타민 D연고를 바르거나 비타민 A제제를 복용하는 등의 복합요법이 매우 효과적으로 이용되고 있다

광치료의 종류

광치료
1. 자외선 B치료(UVB) 2. 광화학요법(PUVA) 3. 311 nm 단일파장 자외선 치료(NBUVB) 4. 308 nm 레이저 표적 광선치료

5. 광치료 기구는 여러 가지가 있다.

광치료에는 근본적으로 광선을 조사하는 기구가 필요하다. 광선 중에서도 건선치료 효과를 내려면 자외선을 방출하여야 하며 자외선 중에서도 UVB나 UVA를 방출하여야 한다.

그 동안 역사적으로 여러 가지 자외선 기구가 개발되어 왔다. 처음에

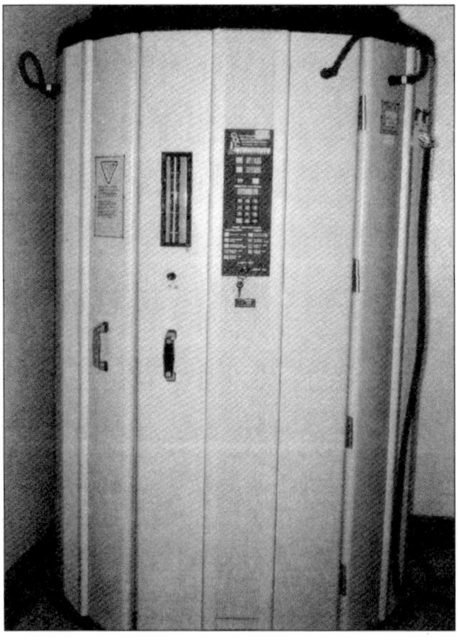

자외선 치료 기구

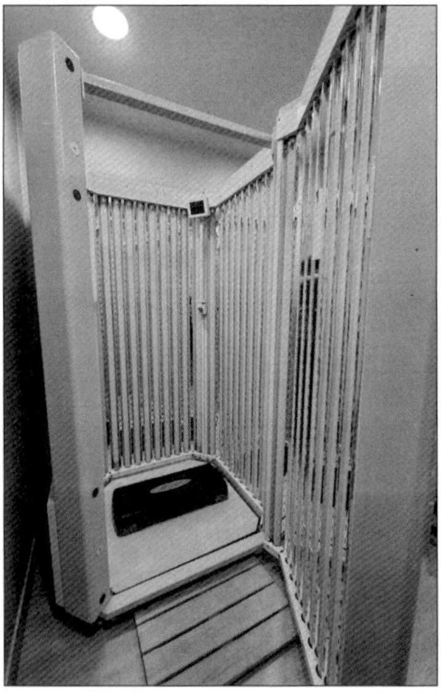

통형 광선치료기

는 UVA와 UVB 심지어는 UVC를 내는 복합 자외선 조사기구가 나왔다가 점차적으로 UVB를 내는 조사기구가 개발되었다. 그러는 동안 효과가 떨어지고 사용하기 불편하며 부작용이 많은 광치료 기구는 점차 환자와 의사들의 호응을 받지 못해 사라지고 효과는 높고 부작용은 적은 인공자외선 등이 새로이 개발되어 쓰이고 있다. 지금 피부과에서 건선 치료에 활발히 쓰이고 있는 자외선 등도 앞으로 더 나은 치료기구가 개발되면 역시 사라질 것이다. 가끔 환자들이 집에서 사용하는 자외선 기구라는 것을 가져와 문의하는 경우가 있는데 거의 대부분 저자가 최근 20년 동안 사용해 본 적이 없는 기구였다. 즉, 대부분 사라져 간 기계거나 현재는 건선에 쓰지 않는 자외선 파장의 기계가 대부분이었다.

건선 치료용 인공자외선 등의 이상적인 구비조건은 다음과 같다.

첫째, 건선치료 효과가 가장 좋은 파장대가 많은 것이 좋다.

둘째, 빛을 쪼이는 면적이 몸의 일정부위를 조사할 수 있도록 자외선 등은 큰 것이 좋다. 조사면적이 적은 경우 두 번 또는 그 이상 나누어 쪼이므로 시간이 더 걸리고 중간 부위는 이중으로 빛을 쪼이게 되므로 광량이 증가되어 부작용이 생길 수 있다.

셋째, 방출하는 자외선의 파장과 자외선 양이 믿을 수 있는 것이어야 한다.

넷째, 기구에서 나오는 자외선량이 많은 것이 좋다. 환자들은 자외선을 오래 쪼이는 것을 좋아하는 경우가 많은데 같은 효과를 내는 경우에는 적은 시간을 쪼이는 것이 좋다. 그리고 적게 쪼이려면 기구가 방출하는 자외선량이 큰 것이 좋다.

다섯째, 손발이나 얼굴, 사타구니 등의 특수한 부위에만 정확하게 쪼일 수 있는 자외선 기구가 필요하다.

과거에는 UVB 치료에 고압수은등을 많이 사용하였는데, 저자가 처음 피부과 전공의로 수련을 하던 1973년에는 피부과에 있는 유일한 광치료 기구는 이것이었다. 그러나 조사면적이 너무 적어 전신에 건선이 생긴 경우 여러 번에 나누어 쪼이는 불편함이 컸다. 그래서 최근에는 UVB를 내는 형광일광등으로 거의 대체되고 있다.

현재 사용되는 형광등처럼 생긴 자외선 등의 가장 큰 장점은 조사면적을 여러 크기로 조절할 수 있다는 점이다. 적은 경우는 일반 가정용 형광등 크기의 형광등을 여러 개 붙여서 판 모양으로 만들어 사용할 수 있다. 손과 발에 건선이 있는 경우 손, 발만 쪼일 수도 있다. 다리에 건선이 있는 경우 다리만 쪼일 수도 있다. 그리고 전신에 건선이 있는 경우 어른의 키 높이 이상되는 형광일광등을 만든 후 이를 20~30개를 캐비넷처럼 만든 통 안에 붙이고, 환자가 이 안에 들어가서 광선을 일시에 쪼일 수 있도록 만들어져 있다. 그 결과 시간도 단축되며 전신에 골고루 쪼이게 되므로 아주 편리하며 치료효과도 높다.

쪼이는 광량도 과거에는 기구 밖에서 의사가 일일이 광량을 조절하며 치료시간이 다 되면 직접 기계를 꺼야만 했었다. 그러나 최근에는 이러한 과정들이 자동화되어 치료 의사가 원하는 광량을 입력만 하면 기구 자체에서 치료시간을 조절하도록 개발되었다.

건선치료에 쓰이는 광치료 기구의 최대의 생명은 기구가 내는 자외선 파장이다. 과거에는 여러 파장의 복합 자외선을 내는 기구가 쓰였다. 이것은 UVA, UVB, UVC 모두를 복합적으로 조금씩은 포함하고 있었다. 자외선은 근본적으로 많이 쪼이면 피부에 좋지 않다. 그래서 그 후에는

UVC는 완전히 필터로써 없애버리고 UVA나 UVB만을 집중적으로 내는 기구가 개발되었다.

가장 최근에 만들어진 UVB 기계는 UVB 중에서도 건선에 가장 좋은 311nm 나 308 nm의 단일파장 광선만을 집중적으로 쪼이도록 만들어져 있다. 즉, 건선에 효과적인 UVB는 집중적으로 쪼이고 효과가 적은 UVB는 쪼이지 않도록 하는 것이다. 그래서 건선치료 효과는 증대되고 자외선에 의한 피부부작용은 대폭 줄어들 수 있게 한 것이다.

6. 광치료 전에 광검사를 하는 경우가 있다.

광치료를 할 때에 가장 문제가 되는 것은 광치료를 처음으로 시작할 때에 광선을 얼마나 줄 것이며 이후 시간이 경과하면서 얼마나 광선량을 올릴 것인가 하는 점이다. 사람의 피부는 여러 가지로 나눌 수 있다. 색깔에 따라서 백인, 갈색인, 흑인, 황인 등 여러 가지가 있으며 같은 우리나라 사람 피부도 흰 사람, 검은 사람 등 색깔이 여러 가지이다. 건선의 광치료에서 가장 중요한 것은 햇빛, 즉 자외선에 대한 피부의 반응이 어떻게 개인별로 다른가 하는 것이다. 이렇게 자외선에 대한 피부의 반응 정도에 따라서 피부를 나눌 수 있으며 이렇게 나눈 피부형을 광피부형이라고 한다.

여름에 수영장에 가 보면 같은 우리나라 사람이라도 유난히 햇빛에 예민하여 조금만 햇빛을 쪼여도 화상을 쉽게 입는 사람이 있다. 반면, 햇빛을 많이 쪼여도 화상을 잘 입지 않고 까무잡잡하게 색소침착이 되는 사람이 있다.

광선치료를 할 때에도 당연히 화상을 잘 입는 피부형의 경우 광선을 처음 쪼일 때에는 적은 양을 주게 되며, 증가시킬 때에도 광선량을 서서히 올린다. 만약 그렇게 하지 않으면 광선치료의 부작용으로 쉽게 화상을 입게 된다. 화상을 입으면 건선치료가 그만큼 느려진다. 반대로 화상을 잘 입지 않는 피부형인 경우 광치료시 처음 쪼이는 양도 많으며 이후 광치료를 계속하면서 증가시키는 양도 많아야 한다. 만일 그렇게 하지 않고 햇빛에 예민한 사람에서 쪼이는 적은 자외선 양으로 시작하고 서서히 광량을 증가시킬 경우 치료효과가 느리고 치료 시간이 오래 걸리

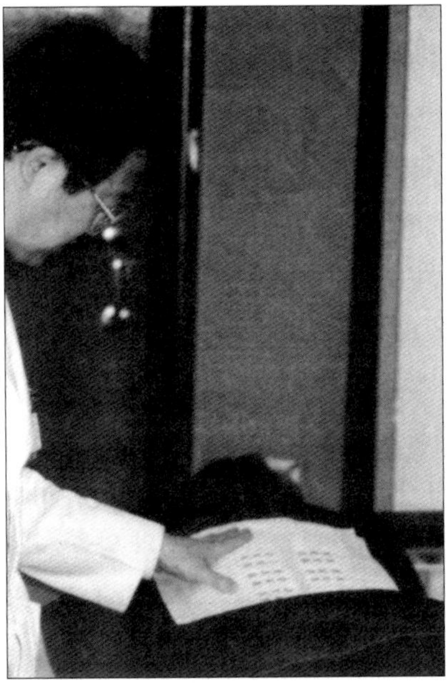

광검사

게 된다.

광치료를 할 때에는 자외선을 건선 병변에 직접 쪼이게 된다. 그러므로 직접 자외선을 피부에 쪼여서 그 반응을 보는 것이 가장 정확하다. 이렇게 자외선, 즉 광선을 피부에 쪼여서 그 사람의 자외선 민감도를 직접 관찰함으로서 검사하는 것을 광검사라고 한다.

광검사는 그 자체로도 시행에 시간이 걸리므로 모든 환자에서 시행하는 것은 아니며 광선에 예민한 경우, 광과민 건선이 의심되는 경우, 또는 광치료를 정밀하게 할 경우 등에서 광치료 전에 미리 시행한다. 그리고 내과적인 질환으로 어떤 약을 복용하고 있을 때에는 복용 약의 광과민성 여부를 확인한 후 안전하게 광치료를 하기 위해서 시행한다.

7. 광치료 전에 사용하는 약이 있으면 미리 의사에게 알린다.

의학의 발달로 수명이 길어지면서 환자들이 건선 치료약 외에 상용하는 약의 종류가 많아졌다. 이들 중 고혈압 약, 이뇨제, 소염제, 항생제 등 여러 가지 약제들은 약의 부작용의 하나로서 광과민성을 일으키는 수가 있다. 더러 의사가 잘 알지 못하는 해외에서 구입하거나, 인터넷을 통해 구입한 광과민성이 확인되지 않은 약을 먹거나 바르는 경우도 있다.

광과민성이란 어떤 약을 먹은 후 실내에만 있으면 괜찮으나, 햇빛을 쪼이면, 즉 자외선을 받으면 피부가 붉어지면서 발진이 돋으며 심하면 부어오르기도 하는 현상이다. 즉, 광과민성이란 특정한 약과 광선이라는 두 가지 조건이 동시에 있어야 피부발진이 생기는 반응을 말한다.

광과민성도 심한 경우는 나타나는 피부소견으로 금방 알 수 있으나 증상이 가벼운 경우는 짐작하기 어려운 경우도 많다. 이 때 병력을 자세히 알면 광과민성을 진단하는 데 도움이 된다. 예를 들면 환자가 약만 먹고 나면 얼굴이나 팔과 같은 햇빛에 노출된 부위에 국한하여 발진이 돋는다고 얘기한다. 이른 봄이나 여름철에 노출되는 기회가 많으므로 이 때에 많이 생긴다.

모든 약이 광과민반응을 일으키는 것은 아니다. 광과민반응을 일으키는 약은 이미 그 정도가 알려져 있는 약인 경우가 대부분이다. 그러나 일부 새로 개발된 약은 광과민반응을 일으키는지 알려져 있지 않은 경우도 많다. 현재까지 광과민성 반응을 일으키는 것으로 알려진 약제로는 테트라사이클린계의 항생제, 염증에 쓰는 비스테로이드성 소염제, 이뇨제, 그리세오풀빈과 같은 곰팡이 치료제, 혹종의 항암제, 향료 등이 있다(Amiodarone에 의해 야기된 광과민증 1예. 대한피부과학회지 1991;29:622 / Hydrochlorothiazide에 의한 광과민증 1예. 대한피부과학회지 1992;30:373).

광과민성은 환자의 병력에 대한 조사만으로도 진단을 내릴 수 있는 경우가 많다. 그러나 의심은 가지만 확진이 되지 않는 경우 또는 여러 가지 약을 먹고 있어서 어느 약이 원인인지 분간하기 힘든 경우에는 광검사를 한다. 광과민성을 일으키는 약제를 복용하고 있는 경우 광치료를 하기 힘들다. 이때 광치료를 하게 되면 자외선을 쪼인 피부 부위가 쉽게 붉어질 수 있다. 건선에서는 광선을 전신에 쪼이는 경우가 대부분인데

이 때 전신 피부가 화상을 입을 수도 있다. 따라서 환자들은 광치료 전에 복용하고 있는 내복약이 있는 경우 담당 의사에게 미리 알려야 광과민성 없이 효과적인 광치료를 받을 수 있다

8. 광치료는 이렇게 한다.

1) 광치료의 대상

전신광치료는 원칙적으로 중등증 이상의 건선 치료에 쓰인다. 국소도포제치료에 효과가 만족스럽지 못하거나 부작용이 있는 경우 경구약이나 광치료를 하여야 하는데 대부분 광치료를 먼저 시행하게 된다. 중등증이나 중증의 경우 광치료나 경구투여를 하게 되는데 간질환이나 신장질환 등 전신질환이 있어서 경구투여를 할 수 없는 경우는 광치료를 하는 것이 안전하다. 그리고 경구투여 약제는 아무래도 부작용이 올 수 있어서 주기적인 검사를 하게 되는데 심혈관질환이나 대사성 질환 등의 환자에서 이런 부작용을 우려하는 경우 또는 주기적인 채혈검사를 싫어하는 환자들은 광치료를 먼저 하기를 원한다. 자외선을 조사하는 경우 피부에서 비타민D 가 형성되기 때문에 비타민D가 부족한 특히 노령층 건선에서는 부수적인 도움이 될 수 있을 것이다.

병변의 범위에 따라 전신에 걸쳐 산발적인 경우는 전신형의 광선치료기를 사용하고, 병변의 범위가 적은 경우 국소형 광선치료기를 사용한다. 그리고 작은 국소병변의 경우나 병변이 국소적으로 모여있는 경우,

얼굴이나 목, 사타구니등 특수한 부위에는 병변에만 표적 조사할 수 있는 레이저광원을 사용한다.

2) 광치료의 방법과 실제

광치료를 하기 전에 광과민성을 일으키는 약물의 복용 여부를 미리 조사한다. 그리고 광선에 대한 예민도를 알아내는 피부형을 확인하고 필요하면 광검사로 개인의 자외선 치료시의 광반응의 정도를 미리 알아본 후 광치료를 시작한다.

광치료를 할 때에 처음 조사하는 광량이 중요한데 대개 한국인의 광피부형에 따른 최소홍반량의 50~100%를 조사한다. 그 후에는 홍반을 유지시킬 정도로 지난번 광량보다 10% 정도씩 올려서 조사하는데 무엇보다 건선이 좋아지는 것을 관찰하여 건선이 좋아지는 최소의 자외선량을 증가해 가면서 쪼이게 된다. 이 때 홍반이 심하게 나타나는 수가 있는데 이 때는 홍반이 가라앉을 때까지 수일간 쉬거나 지난번 쪼인 양보다 훨씬 적은 양의 광선을 쪼인다. 그리고 일단 건선이 좋아지고 나면 광선의 양을 증가시키지 않고 유지한다.

광치료에서는 치료하는 횟수가 중요하다. 보통의 경우에는 일주일에 2회 광치료를 하는데 심한 경우 또는 사정상 빠르게 치료하기를 원하는 경우 3회의 광치료를 시행하기도 한다. 3회의 경우 하루씩 걸러서 치료를 받게 된다. 건선이 좋아진 후에는 1주에 2회 유지치료를 많이 한다. 건선은 20~40대에 주로 생기므로 대개 시간 관계상 일주일에 2회의 광치료가 힘든 경우가 많아서 1주에 1회 치료하는 수도 있다. 이 때의 치료

효과는 1주 2회 치료보다는 당연히 떨어지며 치료기간도 오래 걸린다.

때로는 연화제를 바른 후 UVB를 조사하는 법을 쓰기도 한다. '연화제'란 피부에 발라서 피부의 맨 바깥층인 각질층을 부드럽고 연하게 만들어 주는 국소 약제이다. 즉, 각질층의 수분증가를 도와주며 수분증발을 막아준다. 현재 국내에는 광물성 및 식물성 오일 제제를 비롯하여 다수의 연화제가 판매되고 있다. 현재 사용되는 연화제의 주성분은 광물유이다. 그 외 올리브유 등의 식물유, 라노린 등의 동물유 그리고 유레아(urea) 등도 쓰인다. 이 때 연화제는 건선의 피부 각질을 제거하고 피부를 부드럽게 하는 직접적인 효과 외에 자외선을 건선 병소에 더 잘 침투하도록 하는 간접적인 역할도 한다.

광선치료를 할 때에는 눈을 보호하기 위하여 항상 병원에서 제공하는 지정된 자외선 차단안경을 써야만 한다. 그리고 눈을 감는다. 그리고 얼굴과 머리를 가리는 두건으로 얼굴 전체를 감싼다.

치료기구 안에서는 항상 일정한 위치에서 치료를 받아야 한다. 왜냐하면 치료기구의 좌우측과 중앙부는 광치료 램프에서 나오는 자외선의 광량이 다르기 때문이다. 몸이 한쪽으로 기울어지면 기울어진 쪽은 몸이 자외선등과 가까워지므로 광량이 강해지고 반대편은 약해진다. 요즘은 원통으로 생긴 자외선 캐비넷으로 치료하는 경우가 대부분인데 이때 치료시 팔과 다리를 약간 벌린 자세로 중앙에 서야 한다. 팔을 몸에 붙이게 되면 팔과 몸이 맞닿은 부위의 피부에는 광선이 쪼여지지 않는다.

광치료를 할 때에 이따금 화상을 입어 심한 홍반이나 물집이 생기는 수가 있다. 또는 따끔거리거나 아픈 경우도 있다. 그리고 캐비넷 속에 들어가면 심리적으로 현기증을 느끼는 수도 있다. 어느 경우이든 지난번 치료할 때의 부작용을 꼭 치료하는 의사에게 말해야 다음 번 치료할 때에 이를 참고하여 광량을 조절할 수 있다.

대개 중등도 건선의 경우 광치료를 주 2회 시행하는 기본의 경우 80~90% 정도의 환자가 호전되며 치료 횟수는 25회 전후이다. 주 2회를 치료하는 경우 치료기간은 보통 3개월이다. 중증 건선의 경우 치료 횟수가 이보다 많아지며 치료성적도 60~70%로 낮아진다.

팔, 다리, 몸에 건선이 있는 경우 몸의 병변이 가장 먼저 좋아지며 팔, 다리는 대개 몸보다 나중에 좋아진다. 다리의 병변이 잘 낫지 않고 오래가는 경우가 많은데 이 때문에 다리에만 따로 광선을 증가시켜 쪼이는 경우가 많다.

광치료를 할 때에 겨드랑이, 사타구니, 가슴 부위 등 평소 자외선에 잘 노출되지 않는 부위에서 피부가 붉어지거나 작은 수포가 생기는 등 화

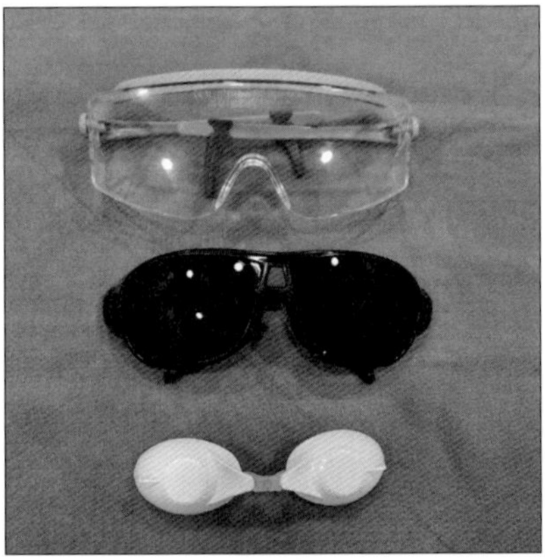

자외선치료 중에 사용하는 자외선 차단 안경

상을 입는 경우가 있다. 심한 경우 전신 피부에 화상을 입기도 한다. 이때는 적절한 치료를 받게 되는데 대개의 경우 수일 내에 소실된다. 때로는 자외선차단 안경을 쓰지 않고 치료를 받는 경우가 있다. 드물게 환자가 치료 도중에 피부를 관찰하기 위하여 안경을 벗는 경우도 있다. 이 경우 결막염이 올 수 있으므로 절대 금지이다. 그러므로 광치료를 할 때에는 꼭 지정된 자외선 차단 안경을 써야만 한다.

광치료 후 가려움증을 느끼는 경우도 있다. 가려움증이 가벼운 경우 우선 보습제 등을 발라보면 증상이 소실되며 점차 치료횟수가 많아지면서 적응이 되는 경우가 많다. 가려움증을 참을 수 없을 경우에는 일차적으로 가려움증을 억제하는 처방하는 로션이나 연고를 바른다. 그래도 조절이 안 되면 가려움증을 억제하는 약을 일시적으로 복용한다. 여름에 일광욕 후 피부가 건조해지는 것과 같은 원리로 광치료 후에는 피부가 건조해진다. 그리고 개인의 피부형에 따라 햇빛을 많이 쪼인 것과 같이 갈색 또는 흑갈색의 색소침착을 일으킨다. 이에 따라 건조한 피부에는 보습제를 더 자주 발라준다. 색소침착은 시간이 지나면 자연히 없어지게 되나 때에 따라서는 장시간이 걸린다. 때로는 색소침착과 반대로 건선부위의 색소가 적어지는 저색소침착증이 오는 수도 있다.

9. 광화학요법(PUVA)은 이런 것이다.

광화학요법이란 광요법과 화학요법을 합쳐서 만든 말이다. 여기서 광요법이란 자외선 중 UVA를 쪼이는 것을 말하며 화학요법이란 쏘라렌(psoralen)이라는 약을 복용하는 것을 말한다. 쏘라렌이라는 약은 UVA가 작용하도록 하는 광감작제이다.

광화학요법은 쏘라렌을 복용하고 UVA를 조사하므로 psoralen의 머리글자 P와 UVA를 합쳐서 'PUVA'라고 줄여서 쓰기도 한다.

1974년 미국 하바드대학의 파리쉬(Parrish) 교수 등은 21명의 건선환자를 대상으로 쏘라렌을 복용한 후 인공 UVA 광선을 조사하여 건선을 처음으로 치료하였으며 이를 PUVA 즉 '광화학요법'이라고 명명하였다. 이후 많은 연구가 이루어져 1982년에는 미국 FDA에서 건선의 치료방법으로 인정을 받았다. 그 후 건선, 백반증을 중심으로 많은 피부질환에 전 세계에서 선풍적으로 널리 쓰인 표준치료법이다. 우리나라에서도 1979년 서울대학교병원 피부과에 국내 처음으로 건선치료용 UVA 캐비넷을 도입하여 건선에 대한 광화학요법을 시행하였다.

광화학요법은 우선 광감작제인 쏘라렌을 복용한 후 즉시 자외선차단안경을 쓰도록 한다. 이 후 2시간이 경과하면 쏘라렌의 혈중농도가 최고가 되므로 이때 자외선 즉 UVA를 쪼인다. 광화학요법을 하면 얼굴의 색소침착이 올 수 있으므로 얼굴은 검은 천 등으로 가리도록 한다. 광선치료를 할 때에는 UVA를 조사하는 형광일광등이 장착된 캐비넷처럼 된 원통의 기구 속에 들어가게 되는데 항상 기계의 중앙에 서도록 한다.

최초로 광화학요법을 시행할 때의 자외선 광량이 중요한데 광량은 환자의 상태와 광피부형에 따라 결정한다. 그리고 치료 후의 호전여부를 관찰하면서 자외선 광량을 차츰 증가시켜 나간다. 증가시키는 기준은 환자의 광피부형, 광검사를 했을 경우 그 검사결과, 자외선을 쪼인 후 피부가 붉어지는지 여부, 치료 효과 정도, 과거의 병력, 과거 광화학요법이나 자외선 치료를 받았을 때의 효과의 정도 등이다(Changes of skin blood flow on lesional and control sites during PUVA therapy for psoriasis. J Am Acad Dermatol 2001;44:987).

광화학요법의 치료횟수는 보통 1주에 2회이다. 때로는 하루씩 걸러서 3회를 하기도 한다. 최근에는 광화학요법은 악성 피부 림프종을 비롯한 여러 피부질환 치료에 아직도 쓰이고 있으나 건선에서는 단일파장자외선B요법으로 거의 대체되었다.

10. 311nm 단일파장 자외선B(Narrow band UVB)를 이용한 광선치료가 주로 쓰인다.

건선의 치료를 위하여 광치료가 널리 이용되고 있다. 광치료를 위해서는 태양광선을 직접 쪼이는 방법도 쓰이나 시간이 많이 걸리고 효과를 내는 태양광의 광량도 일정하지 않으며 기후에 따라 광량의 변화가 많아 조절에 어려운 점이 많다. 그래서 인공광원을 이용한 광치료가 널리 쓰이고 있다. 효과적인 인공 광원을 이용한 광치료를 위해서는 새로운 광원의 개발과 이를 이용한 다양한 임상연구들이 필수적이다. 광치료에는 과거에서부터 가장 효과적인 광선으로 자외선이 이용되어 왔다. 그 중에서도 UVB가 주로 이용되어 왔다. 이 후 넓은 파장의 UVB 중에서 건선 치료에 가장 효과적인 UVB 파장을 찾기위한 연구가 계속되었는데 건선치료에 가장 효과적인 파장은 좁은 범위의 파장인 311±2 nm 단일파장임이 밝혀졌다. 그리고 이런 치료는 이제 전 세계적으로 건선의 광치료의 1차 선택 광치료로 자리 잡게 되었다. 단일파장 자외선은 가장 효과적인 311 nm UVB 광만을 집중적으로 조사하므로 치료효과는 높아지며 다른 파장의 광선은 피부에 조사되지 않으므로 자외선에 의한 부작용은 감소될 수 있다.

우리나라에서도 1998년부터 저자 등이 서울대학교병원 건선클리닉에 단일파장 자외선광요법을 처음으로 도입하여 사용하였으며 이후 백인과 피부색이 다른 우리나라 건선환자에 알맞은 방법을 찾기 위한 다수의 연구를 거치면서 한국인 건선에서의 치료 결과를 처음으로 보고하였다(Narrow band UVB를 이용한 건선의 광치료. 대한피부과학회지 2000;38:358). 이어서 한국인에서의 최소홍반양(한국인 건선환자에서 narrow band UVB에 의한 최소홍반량. 대한피부과학회지 2001;39:883), 건선 치료에서의 광량 증가방법(Narrow Band UVB를 이용한 건선의 광치료에서 광량 증가방법에 관한 연구. 대한피부과학회지 2001;39:671) 등을 처음으로 연구하여 발표하였다.

단일파장 UVB 전신광 치료방법은 기존의 UVB요법이나 광화학요법과 같이 캐비넷처럼 된 원통의 광치료기를 사용한다. 자외선차단 안경을 쓰고 얼굴은 두건으로 가리며 캐비넷의 중앙에 서서 치료를 받는다. 성기부를 비롯하여 경우에 따라 피부의 일정부위를 천으로 가려서 자외선 노출을 피한다. 손이나 발바닥에 있는 손발바닥 건선의 경우 손발바닥용 단일파장 자외선 치료기가 따로 개발되어 사용중이다.

단일파장 UVB 치료에서 초회 치료량이 중요하나 아직 연구자에 따라

의견이 달라서 초회 치료량은 일정하지 않다. 광화학요법 치료에서와 같이 최소홍반량을 결정한 후 이를 기준으로 조사하는 방법과 피부형에 따라 미리 정해진 광량을 조사하는 방법이 있다. 최소홍반량을 조사하는 방법도 최소홍반량의 70%, 60%, 50%, 35% 등 다양하다. 또한 광량 증가 방법도 경우에 따라 달라질 수 있다. 저자는 피부형과 피부색소 정도 및 최소홍반량을 사용하는 방법 등을 종합하여 환자의 병 정도와 경우에 따라 나누어 쓰고 있다. 즉 건선의 종류와 활성도, 건선의 정도 및 과거 치료에서의 효과 및 부작용 정도를 고려하여 저자는 초회 치료량를 비롯하여 광량 조사 스케줄을 결정한다(A retrospective review of 20% vs. 10% incremental narrowband UVB regimens to treat psoriasis in skin phototypes III-V Koreans. Photodermatol, Photoimmunol & Photomed. 2009;25:124-127).

부작용으로는 치료부위의 광화상과 색소침착이 올 수 있다. 광화상 중 가벼운 홍반이 나오는 경우가 대부분으로서 대개 수일 내에 소실된다. 색소침착은 장기간 가는 경우도 많으나 대개 저절로 시간이 지나면 햇빛 노출 후 색소침착이 없어지는 것처럼 서서히 소실된다. 색소침착의 정도도 과거에 쓰던 넓은 범위의 자외선치료보다 덜하다. 저자등이 우리나라 건선환자에서 단일파장 자외선광치료 후 색소침착의 소실 기간을 연구하여 발표하였는데 광치료가 끝난 후 평균 10개월 후에 광치료 전의 피부색으로 돌아갔다(Recovery from tanning induced by narrow-band UVB phototherapy in brown-skinned individuals with psoriasis: Twelve-month follow-up. J Dermatol Sci 2010;57:12). 건선환자들은 재발을 자주 하는 건선의 치료를 위해서 일생에 걸쳐서 햇빛노출을 자주 많이 하는 경향이다. 햇빛노출이 장기간 과도한 경우 노년의 피부에서 보는 것과 같은 피부의 검은 점이나 색소침착반이 일찍 나타날 수 있으며 피부노화나 아주 드물게 피부암을 일으키는 수도 있는 것은 이제 모두가 알고 있을 것이다. 건선의 단일파장광치료도 자외선치료임으로 이런 점을 고려하여 치료를 할 때에 항상 자외선 총광량을 줄이도록 하는 것이 좋을 것이다.

11. 308 nm 레이저 표적광선치료가 효과적으로 많이 쓰인다.

건선치료에 가장 좋은 치료파장은 311±2 nm 정도의 좁은 파장대임이 이미 밝혀졌다. 이 파장은 단일파장대로서 저압수은등으로부터 발전한 형광일광등으로 부터 만들어내는 광원을 처음 Phillips사가 개발하여 이제는 널리 전세계적으로 사용하고 있다. 효과는 아주 우수하고 좋으나 건선이 없는 정상피부 부위에도 지속적으로 광선을 쪼이게 된다는 문제점이 있다.

최근 건선치료에 또 다른 최적광파장인 308nm의 단일파장을 방출하는 레이저로 건선이 있는 부위에만 표적 조사하여 치료하는 레이저 표적 광선치료 기기가 개발되어 쓰이고 있다. 처음에는 Xe-Cl 기체를 매질로 하는 엑시머레이저가 개발되었으며 최근에는 가스를 쓰지 않는 Ti:Sapphire (티타늄 사파이어) 고체레이저가 개발되어 쓰이고 있다.

이 308 nm의 레이저 광원은 건선에 좋은 최적파장의 하나이며 311 nm의 단일파장보다 파장이 더 짧아서 홍반 발생력이 더 강하므로 더 짧은 시간에 원하는 자외선을 조사할 수 있다. 그리고 311 nm 단일파장 UVB 치료는 건선 피부부위 외의 정상 피부 부위에도 자외선이 조사되나, 레이저로 치료하는 경우 고출력의 정해진 광량의 자외선을 일시에 원하는 건선 병변부위에만 조사할 수 있는 매우 큰 장점이 있다. 즉 건선 병변 주위의 정상 피부에는 광선을 쪼이지 않으므로 정상 피부에는 자외선조사를 피할 수 있는 것이 표적 치료방법이다. 무엇보다도 피부과 의사가 직접 건선 병변에 대한 치료 효과 정도를 보아가면서 레이저광을 조사하는 것이 지금까지 해온 기존의 광치료와 다른 점이다. 지금까지 나온 보고로는 308 nm 레이저 표적 광선치료의 경우 자외선 축적 광량이 적어서 피부암을 비롯한 자외선에 의한 장기적인 피부 손상이 적으며 치료 부위에 따른 자외선의 용량조절이 가능하여 부작용의 빈도가 적다고 알려져 있다. 308nm 레이저 치료의 대상은 경증 내지 중등도의 국소적인 판상건선, 기존의 광선치료로 치료하기 어려웠던 얼굴이나 두피, 목, 귀주위 등에 발생한 건선이다. 그리고 국소도포제로 치료가 잘 되지 않는 건선을 비롯하여 기존의 광선 치료나 경구치료로도 잘 호전되지 않는 경우에 단독 또는 병합치료로 쓰일 수 있다. 치료횟수는 단일파장자외선요법과 같이 주 2~3 회이다.

제 11 장

건선치료에 쓰는 먹는 약
(전신 투여제)

제 11 장

건선치료에 쓰는 먹는 약 (전신 투여제)

1. 건선의 치료에 쓰는 먹는 약은 어떤 것이 있나?

건선의 치료에 약을 바르지 않고 먹어서 치료하게 되면 무척 편할 것이다. 과거부터 사용된 타르나 안쓰라린은 여러 가지 불편한 점이 많았다. 피부에 바르기도 어려우며 닦아내기도 어려운 점이 있고 바르고 난 후 한동안 닦이지 않도록 보존해야 하는 점은 말할 것도 없고 피부의 착색뿐만 아니라 옷이나 이불의 착색을 일으키며 바르고 난 후의 냄새 등을 정말 싫어하는 환자들이 많았다.

광선치료는 위와 같은 불편은 없으나 일주일에 적게는 1회에서부터 보통 2회까지 병원에 와야 하니 이 또한 많은 불편이 있다. 이에 비해서 하루 1~2회 복용만 하면 되는 먹는 약 치료법은 얼마나 편리한가? 그러나 편리한 만큼의 이득이 있으면 그 만큼의 불편이 따를 수 있다.

중등증 내지 중증건선이 되면 바르는 약으로는 효과가 없거나 온몸에 건선이 생겨서 바르는 약만의 치료는 한계가 있다. 그래서 광치료나 경구투여를 하게 된다. 경구투여 약제를 쓰는 경우에도 바르는 약을 겸하는 경우가 대부분이다.

건선에 경구투여 약을 쓸 때에는 어느 약이냐를 불문하고 여러 가지 주의 사항이 필요하다. 우선 환자는 의사가 처방한 약을 정량대로 복용하여야 한다. 그래야 약의 용량과 효과를 비교하여 이후에 약을 감량하거나 증량할 수 있기 때문이다. 약을 복용한 후에 오는 일시적인 부작용 여부를 또한 꼭 알려주어야만 한다. 그리고 안전한 약 사용을 위해 주기적인 혈액검사, 뇨검사 등을 실시하여야 하며 검사를 실시할 때 주기적인 날짜를 지켜주어야만 한다.

건선에 쓰이는 경구용 약제는 거의 대부분 임신이나 수유시에는 사용할 수 없는 약제들이므로 임신이나 수유가 필요할 때에는 주치의사와 상담하여 치료방법을 선택하여야 한다. 간혹 처방한 바르는 약뿐만 아니라 먹는 약을 다른 환자에게 사용하도록 주는 경우를 보는 수가 있다. 이때 뜻하지 않은 부작용이 초래될 수 있음을 유의하여야 한다.

경구투여 시의 주의사항

1. 임신이나 수유를 알린다.
2. 약의 복용량을 지킨다.
3. 약 복용 후에 올 수 있는 부작용을 알려준다.
4. 임상병리검사를 정기적으로 한다.

건선 치료에 쓰이는 먹는 약을 설명하기에 앞서 환자들이 꼭 알아야 할 중요한 사항을 언급하고자 한다. 이상적인 약이란 치료효과는 좋고 부작용은 없는 것이라는 것을 누구나 잘 알고 있을 것이다. 그러나 애석하게도 거의 모든 약이 정도의 차이는 있으나 약간씩의 부작용을 가지고 있다. 물론 부작용이 건강에 치명적이라면 제 아무리 효과가 좋더라도 아주 절박한 경우가 아니면 널리 이용될 수가 없을 것이다. 실제로 이와 같은 문제로 수많은 약들이 개발되었다가 이용되지도 못하고 사라지고 만다. 바꾸어 말하면 이미 널리 사용되고 있는 건선 치료약들은 철저한 검증과정을 거쳐 미리 그 부작용이 낱낱이 밝혀졌으며 그 인정 절차가 매우 엄격한 미국의 FDA를 비롯하여 세계 여러 나라의 공인된 기관에서 수많은 연구를 거쳐 전문적으로 사용해도 무방하다고 인정받은 것들이다.

저자가 건선에 사용하는 약들도 이와 마찬가지여서 미국, 유럽, 일본 등 전 세계적으로 널리 사용되고 있으며 그 효과와 안전성이 이미 입증된 좋은 약들이다. 그러나 많은 사람들이 양약은 무조건 몸에 해롭고, 반면 자연에서 얻어진 식물이나 성분 미상의 민간처방들은 우리 몸과 아주 잘 어울려 큰 해가 없을 것이라 생각한다. 그렇다면 오랜 기간 각종 과학적인 국가의 검증과정과 장기간의 대규모의 임상시험을 거쳐 부작용이 밝혀진 약이 더 안전할 것인가, 아니면 과학적인 검증과정을 거치지 않은 제제들이 더 안전할 것인가? 물론 부작용이 밝혀지고 미국을 비롯하여 국제적으로 사용이 승인된 약이 더욱 안전하다. 왜냐하면 이미 부작용이 알려진 약은 그 부작용이 심화되지 않도록 미연에 방지하고 여러 가지 검사를 통하여 안전하게 사용할 수 있도록 하기 때문이다.

저자가 여기서 이런 이야기를 굳이 하는 이유는 건선환자들이 대부분 오랜 기간 치료를 받게 되기 때문이다. 많은 환자들이 치료를 받아도 자꾸 재발하며 오랜 경과를 가지므로 결국 지치게 되고, '혹시나 하는 마음'으로 공인되지 않은 방법을 시도해 보지만, 병은 낫지 않고 오히려 건강만 해치는 경우를 많이 보기 때문이다. 따라서 만성질환인 건선을 가지고 있는 환자들은 치료의 장기화에 따른 부작용 발생에 유의하여야 하며, 설령 피할 수 없는 부작용이라도 이를 최소화하면서 효과적인 장기간 치료를 하기 위해서는 피부과 전문의사의 지속적인 관리를 받는 것이 중요하다. 건선을 비롯한 피부병의 치료를 피부과 전문 의사에게 받도록 저자가 계속 강조하는 이유도 바로 이 때문이다.

2. 합성 비타민A제가 주로 쓰인다.

합성 비타민A제가 건선에 주로 쓰이고 있다. 비타민A와 자연 혹은 합성 비타민A 유도체를 총칭해서 레티노이드(retinoid)라고 부른다. 티가손이 스위스 로슈사에서 개발되어 1986년 미국 FDA에서 통과되었으므로 현재 35년이 경과하고 있다. 지금 사용하고 있는 티가손의 다음 주자인 네오티가손은 1997년 미국 FDA에서 승인되었으므로 24년이 경과되었다.

비타민A의 결핍이 각질형성세포의 이상을 초래하는 여러 피부질환과 관련이 있으며 비타민A를 투약하는 경우 이러한 병이 좋아지는 것이 확인되었는데 건선에서도 각질형성세포의 이상이 초래된다. 그래서 비타민A 대사 산물을 건선을 비롯한 각질형성세포 이상을 초래하는 여러 질환에 사용한 결과, 대량투여시 효과는 어느 정도 있으나 대량 투여로 인한 심한 부작용이 초래되어 사용이 제한되었다. 건선에는 1952년 프레이(Frey)가 매일 고단위의 비타민A를 대량 투여한 바 효과가 있음을 처음 보고하였다. 그러나 고단위 비타민A 치료는 간독성을 비롯하여 많은 부작용이 오므로 대량투여를 하기는 어렵다. 그러다가 1960년대 후반부터 건선에 쓸 수 있는 비타민A 합성 유도체가 본격적으로 개발되었으며 현재까지 개발된 비타민A 합성 유도체는 무려 2100여종에 달한다. 그러나 이 중 현재까지 건선에 쓸 수 있는 약으로 개발된 것은 세 종류이다.

비타민A 합성유도체가 건선에 효과를 내는 이유는 이 약이 건선에서 나타나는 각질형성세포의 증식과 분화의 이상을 억제하는 작용이 있기 때문이다. 또한 건선에서의 면역반응을 조절한다.

1970년대에는 비타민A 합성유도체인 아이소트레티노인(isotretinoin, 로아큐탄)이 개발되었으며, 그 후 에트레티네이트(etretinate, 티가손)가 개발되었고 80년대 후반에는 아시트레틴(acitretin, 네오티가손)이 개발되었다.

우리나라에서는 아이소트레티노인은 로아큐탄으로, 에트레티네이트는 티가손으로, 아시트레틴은 네오티가손으로 알려져 있다. 이 세가지 레티노이드 중 로아큐탄은 여드름 치료제로 쓰이고 있으며 건선에는 에티레티네이트 즉 티가손이 사용되다가 현재는 아시트레틴 즉 네오티가손이 주로 쓰이고 있다. 저자등은 1992년 우리나라 환자에서 처음으로 티가손과 네오티가손의 치료 효과를 비교하여 발표하였다(건선에서 acitretin과 etretinate의 치료 효과 비교. 대한피부과학회지1992;30:354).

건선을 치료하는 약의 용량은 환자의 체중과 건선의 정도, 약 사용 후의 효과와 부작용을 고려하여 결정하며 병의 경과에 따라서 어느 정도 증량하거나 감량해 나간다.

레티노이드는 건선에 쓰는 다른 경구약이나 주사약과 달리 면역을 억제하지 않는 장점이 있어서 널리 쓰이고 있으며 특히 개인의 면역이 중시되는 요즘에는 이 점을 선호하는 환자가 많다.

① 치료대상

중등증이나 중증건선에 사용한다. 특히 광치료는 1주에 1~2번씩 병원에 내원해서 치료받아야 하므로 이러한 내원이 힘든 경우의 환자가 선호한다. 그리고 건선에서 네오티가손을 처방하는 경우 2019년 6월 13일부터는 약 사용 전에 약의 부작용에 대한 이해를 요하는 보건복지부에서 제시한 별도의 환자 처방동의서를 받아야만 처방할 수 있다.

② 부작용

레티노이드는 건선에 효과적이지만 부작용이 발생할 수 있으므로 필히 전문의사의 처방에 의해 사용하여야만 한다. 제조회사에서 첨부한 네오티가손의 환자 안내문에는 일반적 주의 사항에 다음과 같이 기술되어 있다. "전신 레티노이드의 사용 경험이 있으며 기형 위험을 이해할 수 있는 중증건선 진단 및 치료 전문가의 감독하에 사용하여야 합니다."

1) 레티노이드는 태아의 기형을 일으킬 수 있으므로 임신부와 수유 중인 여성에서는 절대로 사용해서는 안된다. 티가손과 네오티가손의 경우 태아에서의 기형 형성 부작용 때문에 여성에서 복용을 중단하더라도 3년간은 꼭 임신을 피해야 하므로 임신 가능성이 있는 여성에서는 네오티가손의 사용에 신중을 기하여 꼭 주치의사와 상담하여야 한다. 그 동안 헌혈도 금지된다.

2) 간질환이나 지방대사와 유관한 질병인 췌장염, 관상동맥질환, 동맥경화 등의 경우에도 주의를 요한다. 네오티가손의 복용시 일부의 환자에서는 일시적으로 간 효소치의 증가나 콜레스테롤과 트리글리세라이드(TG, 중성지방)라고 부르는 혈중 지방의 증가가 나타날 수 있으므로 고지혈증이나 간질환을 갖고 있는 환자의 경우 주의를 요한다. 특히, 우리나라에서는 지방간을 위시하여 간질환이 흔하므로 간기능검사와 간염 항체나 항원 보유 여부를 미리 검사한다. 최근에는 지방간이 증가되고 있는데 이런 지방간을 동반하는 건선의 비율도 당연히 증가하고 있다. 또한 최근 우리나라에서도 동맥경화증과 관상동맥질환 등의 성인병이 증가하고 있으며 건선 자체만으로도 고지혈증을 동반하는 빈도가 증가하고 있다. 이러한 질환의 악화를 방지하기 위하여 네오티가손의 복용시 혈청지질 농도의 지속적인 관찰을 요한다(건선환자에서 Etretinate 사용후 혈청 지질 농도 및 혈청 간효소치의 변동. 대한피부과학회지 1995;33:641).

이러한 혈청지질과 간효소치의 증가 여부 및 다른 임상검사의 이상 유무를 확인하기 위해서 네오티가손을 사용할 경우 첫 4~6개월은 2~4주에 한 번씩, 그 이후에는 2~3개월에 한 번씩 검사를 시행하는 것이 좋다. 이 정기검사에 대한 간격 기준은 교과서마다 조금씩 차이가 있는데 네오티가손 제조회사에서 제시한 환자 안내문에는 다음과 같이 기술되어 있다. "치료 개시 전, 치료 개시 첫 2개월간은 1~2주 간격으로, 치료도중에는 3개월 간격으로 간기능검사를 받아야 합니다."

만일 혈청지질과 간 효소치가 증가되는 경우 사용하는 레티노이드의 양을 감소시키거나 중단하면 대부분 검사치가 정상으로 돌아오게 된다.

특히 우리나라 환자들은 건선이 만성질환으로 잘 낫지 않으므로 여러가지 성분 미상의 약제들을 같이 복용하는 경우를 드물지 않게 본다. 이 모두가 간에서 대사됨으로 건선환자에서 네오티가손을 쓸 경우 환자가 복용하고 있는 양약, 한약을 포함한 모든 약 종류를 알고 있어야 한다.

3) 네오티가손을 사용할 때에 가장 흔히 경험하게 되는 불편한 점은 입술이 마르고 갈라져서 꼭 겨울에 입술이 트는 것과 같은 증세를 느끼는 구순염이다. 때로는 입술의 양 끝이 찢어지고 갈라지기도 한다.

백인에서와 같이 우리나라 환자에서도 이러한 구순염이 사용한 사람의 거의 90% 이상에서 나타나며 증상이 가벼운 경우에서 불편을 느낄 정도로 심한 경우까지 개인차가 많다. 구순염 증상은 너무나 흔하므로 레티노이드 사용 후 거의가 발생한다고 보고 치료에 임하는 것이 좋다. 그러나 구순염으로 인하여 약을 못 먹는 경우는 거의 없으며 대개의 경우 겨울에 입술이 틀 적에 사용하는 립밤이나 다른 입술연고 등을 약국에서 사서 바르면 된다. 간혹 심하게 되는 경우 별도의 약을 처방하여 바르게 된다.

4) 그 외 피부가 건조해지거나, 피부나 특히 손발바닥에 얇은 피부각질이 일어나는 수가 있다. 드물게 손톱 주위에 염증이 생기기도 하며 가벼운 탈모증이 오기도 한다. 매우 드물게 손톱 주위 염증이나 탈모증으로 약을 중단하는 환자들이 있다. 눈의 건조감을 호소하기도 하며 결막염이 오는 수도 있다. 이러한 피부점막 증상들은 모두가 네오티가손을 사용하는 양과 기간에 좌우되는데 약을 끊으면 거의가 원상 회복되므로 불편함을 야기할 뿐 건강을 해치지는 않는다.

피부점막 증상 외의 다른 레티노이드 부작용도 사용하는 레티노이드의 양과 사용기간에 좌우된다. 그래서 최근에는 레티노이드의 부작용은 줄이고 건선치료 효과는 증가시키기 위해서 광치료와 레티노이드 치료를 복합하는 경우가 많다. 이 경우 레티노이드 복용량을 줄일 수 있는 장점이 있다.

앞으로 레티노이드 개발에 대한 연구가 진행됨에 따라 효과는 증가되고 부작용은 더 적은 새로운 레티노이드 종류들이 계속 개발될 것으로 기대해 본다.

3. 사이클로스포린이 효과적이다.

사이클로스포린(cyclosporine)은 1969년 토양곰팡이에서 분리된 천연물질 유래 약제로서 장기 이식 후의 거부반응을 억제하는 약제로서 우수한 기능이 발견되어 전세계적으로 쓰이고 있다.

최근에 널리 시행되는 신장이식을 비롯하여 간이식, 심장이식 등에서 인체 장기를 다른 사람에게 이식하면 면역반응으로 거부반응이 일어난다. 거부반응이 일어나면 이식수술은 실패하게 되므로 어떻게 이식반응을 억제하느냐가 장기 이식의 성공 여부에 아주 중요하다. 그래서 이식반응을 일으키는 원인을 연구한 결과 원인이 면역반응이라는 것과 아울러서 그 자세한 기전을 밝혀내게 되었다. 그리고 이러한 면역반응을 억제하면 거부반응이 억제되는 것을 알게 되었다. 이후 미국이나 유럽을 비롯하여 우리나라에서도 지금 이 순간에도 수없이 이루어지는 장기이식에서 사이클로스포린은 필수약이 되었다. 그래서 이 약은 인간의 질병 치료에서 장기이식을 가능하게 한 커다란 공헌을 한 약으로 간주되고 있다.

과거 건선의 원인은 주로 피부의 각질형성세포의 분열 이상에 있는 것으로 알려져 왔으나 최근의 연구 결과 면역세포의 활성화가 일어나며 그 결과 염증과 각질형성세포의 분열 이상이 오는 것으로 알려졌다. 그래서 면역세포의 활성화를 억제하는 사이클로스포린을 건선의 치료에 적용할 수 있는 이론적 근거가 마련되었다. 1979년 처음으로 사이클로스포린을 건선의 치료에 이용한 결과 역시 효과가 있음이 입증되었으며 이후 서양에서 다수의 건선치료 효과에 대한 임상 보고들이 나왔다. 그 후 전세계적으로 중증 건선에 활발히 사용하였으며, 첫 사용 후 18년이 지난 1997년 미국 FDA에서 그 동안의 수많은 연구 결과들을 종합적으로 검토한 후 건선에서의 사용을 승인하였다. 최근에는 다른 면역성이 관계되는 인체의 많은 질환에 사용되고 있으며 면역성이 관련되는 건선 외에도 현재는 아토피피부염과 같은 질환에도 사용하고 있다.

우리나라에서도 저자 등이 1993년 우리나라 환자에서 처음으로 다기관 연구를 시행하여 그 우수한 효과를 보고하였다(Cyclosporin in the treatment of psoriasis. J Dermatol Treat 1993;4:123).

① 치료대상

중등증 내지 중증 건선에 쓴다. 약의 효과 및 부작용 등의 특성을 이해하고 규칙적인 임상검사가 가능한 경우에 사용한다. 비교적 염증이 강한 건선에 더 효과적이다.

② 부작용

사이클로스포린은 건선에 효과가 좋으나 부작용 발생을 유의해야 한다.

제조회사에서 첨부한 환자 안내문의 일반적 주의사항에는 다음과 같이 기술되어 있다. "면역억제 치료경험이 있고 필수적인 검사(전반적인 신체검사, 혈압, 실험실검사)를 규칙적으로 수행할 수 있는 의사만이 이 약을 처방해야 한다."

문제는 이 약이 가진 부작용을 이해하여야 하는 점이다.

1) 사이클로스포린은 신장에 주된 부작용을 일으킬 수 있다. 그래서 혈청 크레아틴치를 검사한다. 혈액요소질소, 크레아틴치는 치료

처음 3개월 동안은 처음 1주 후에 그리고 매 2~3주마다 검사하며 그 후는 매달 검사하는데 효과 및 부작용을 보아가면서 신장기능 검사와 소변검사를 주기적으로 실시한다.

2) 간 효소치, 혈중지질, 요산치의 증가여부를 비롯한 혈액검사를 주기적으로 실시한다.

3) 혈압이 올라가는 경우가 있을 수 있다. 고혈압은 대개 아주 심하지는 않으며 약을 끊으면 원상으로 회복된다.

4) 이런 전신 부작용 외에 복용 후 구역질과 같은 소화기 증상을 느끼는 환자들도 드물게 있다.

사이클로스포린의 부작용은 사용하는 용량에 관계된다. 이식반응 억제나 다른 내과적인 질환에 쓰는 용량과 비교하면 건선에 사용하는 용량은 소량이다. 즉, 건선에서는 저용량의 사이클로스포린으로도 치료 효과를 볼 수 있으므로 부작용 발생을 크게 줄일 수 있다(A comparison of two cyclosporine dosage regimens for the treatment of severe psoriasis. J Dermatol Treat 2007;18:286). 사이클로스포린은 우수한 효과로 인하여 현재 전 세계적으로 건선치료에 널리 쓰이고 있으며, 이로 인해 환자들은 이 약을 장기간 계속적으로 사용하길 원하는 경우도 많다. 그러나 장기연속 투약의 경우 한 번에 미국에서는 1년간, 유럽에서는 2년을 넘지 않도록 사용기간을 제한하고 있다.

사이클로스포린을 사용하는 경우에 고지방식이나 자몽(grapefruit) 또는 자몽주스를 같이 먹는 경우 사이클로스포린의 생체이용률이 증가될 수 있으므로 피하도록 한다.

4. 메토트렉세이트가 쓰인다.

각질형성세포를 비롯하여 세포가 증식해 나가기 위해서는 세포주기 중에서 DNA를 합성해야 하는데 메토트렉세이트(methotrexate)는 세포주기 중 DNA 합성기를 억제한다. 그 결과 세포 증식이 억제되기 때문에 일찍부터 건선 치료제로 사용되어 왔다. 또한 암세포의 증식을 억제하는 기능도 있으므로 항암제로 쓰인다. 건선에서 광치료나 광화학요법 등이 활성화되기 전에는 중증건선, 박탈건선, 전신농포건선에서 주로 메토트렉세이트가 사용되는 등 1971년 미국 FDA에서 승인받은 후 지금까지 거의 50년간 중증 건선의 치료제로 쓰여 왔다. 티가손과 사이클로스포린이 사용되기 전까지에는 거의 유일한 경구투여 약제였다. 그러나 최근 단일 파장광요법이 개발되고 새로운 효과적인 약제들이 개발되면서 그 사용이 현저히 줄어들고 있다. 그래서 메토트렉세이트는 백인들에서는 50세 이상의 환자, 자외선치료나 레티노이드-광요법을 이용한 복합요법 등에 반응을 보이지 않는 중증건선으로 사용을 제한하여 쓰는 편이다.

메토트렉세이트는 간 독성이 있는 약이므로 사용상에 주의를 요한다. 그 가장 큰 이유는 우리나라에서는 간염항원 검사시 양성소견율이 높으며 간암 발생률 및 사망률이 높기 때문이다. 그리고 우리나라는 사회생활에서 자주 과음하는 경우도 많으며 술 소비량도 매우 높아서 음주에 의한 간질환을 가지고 있는 사람들이 많다. 그런데 과거에는 말할 것도 없고 심지어는 의학의 발달과 함께 여러 연구 결과들이 널리 알려진 최근에도 건선환자들이 피부과 의사들도 매우 조심스럽게 사용하는 메토트렉세이트를 아무런 검사나 주의 없이 장기간 복용하는 경우를 본 적이 있다. 그리고 전문의사의 검진이나 검사 없이 건선이 재발할 때마다 메토트렉세이트를 복용하는 환자도 있다. 정말 몸의 건강을 생각할 때 매우 위험한 일이다. 메토트렉세이트의 간 부작용은 사용된 약의 총용량과 관련이 있다. 그런데 건선은 만성질환이므로 장기간 치료를 하는 경우가 대부분이므로 사용한 약의 총량이 많아지면 문제가 된다. 메토트렉세이트의 사용이 금지되는 경우는 간염, 간경화, 자주 과음하는 사람 및 간기능 장애가 있는 환자이다. 그리고 신장으로 배설되므로 신기능 장애에도 금지된다. 임신이나 임신계획의 여성에서도 금지되며 아기를 가지려는 남성에서도 계획 3개월 전에 메토트렉세이트 복용을 중단하여야 한다.

또한 메토트렉세이트는 백혈구 감소나 혈소판 감소 등의 골수 억제를 일으키는 수도 있어 심한 백혈구 감소, 빈혈 및 혈소판 감소 때도 금지되며 위궤양이나 심한 급성 감염증의 경우도 면역을 억제시켜 염증을 확산시키므로 금지된다.

메토트렉세이트 치료 전에 혈소판을 포함한 혈액검사, 간기능검사, 신장검사를 포함한 일반화학검사, 간염검사, 소변검사, 흉부 방사선 촬영 등의 기본검사를 꼭 시행하여야 한다. 그리고 안전하고 효과적인 치료를 위하여 치료 중에도 주기적으로 혈소판을 비롯한 혈액검사, 소변검사, 일반화학검사 등을 꼭 실시하여야 한다.

5. 스테로이드의 전신투여는 부작용을 우선 고려해야 한다.

스테로이드제는 잘 낫지 않는 전신의 여러 질환에 효과적으로 쓰이는 경우가 많은데 이것이 잘못 알려져 여러 질환에 스테로이드를 남용해 쓰는 경우가 많다. 그러나 스테로이드는 호르몬제로서 그 부작용은 때로는 심각하고 다양하다.

스테로이드가 과거 변변한 건선 치료약이나 광 치료법이 없었던 시기에 종종 건선의 치료약으로 쓰인 적이 있다. 그러나 이제는 다른 치료약들이 개발되어 쓰이고 있으므로 부작용이 많은 스테로이드의 전신투여는 거의 쓰이지 않고 있다.

그래서 스테로이드를 전신투여 할 때에는 그 병이 스테로이드 투여의 적응증이 되는지 그리고 스테로이드가 아니면 다른 치료약이 없는지를 충분히 고려하여 전문의사의 처방 하에 사용되어야 한다.

그리고 스테로이드의 장기간 전신투여로 악화되는 전신질환이 있다. 스테로이드를 장기간 전신 투여하면 체중이 불어나면서 얼굴이 붓는 수가 많다. 그리고 위궤양, 당뇨병, 고혈압 등이 유발되거나 악화될 수 있고 각종 병원균에 대한 면역력이 감소된다. 이런 전신 부작용 외에 여드름, 모낭염, 진균감염 발생, 피지 분비의 증가 등 피부 부작용도 무척 다양하다. 피부 부작용 중의 하나인 팽창선조는 주로 허벅지, 배, 옆구리, 겨드랑이 등의 피부가 일직선으로 벌어진다. 한 번 터진 피부는 완전 회복이 잘 되지 않으므로 주의를 요한다.

스테로이드는 일반적으로 쓰기 시작하는 것보다 끊는 것이 더욱 힘든다. 스테로이드를 사용할 때에는 건선이 소실될 수 있으나 장기간 쓰면 부작용이 생길 수 있고 할 수 없이 끊고 나면 때로는 반동현상으로 건선이 악화될 수 있으므로 진퇴양난에 빠지는 경우가 많다. 그러므로 건선에서 스테로이드의 장기간의 전신투여는 피하는 것이 좋으며 꼭 써야 할 이유가 있는 경우 다른 대체 치료법은 없는지를 생각해 본 후에 사용하는 것이 좋다. 그리고 스테로이드의 부작용 여부는 어떤지, 그리고 스테로이드는 건강상 장기간 사용할 수 없는데 스테로이드를 끊은 후의 건선의 상황은 어떻게 변할지 등을 복합적으로 먼저 고려해 보아야 한다.

6. 소분자 억제제가 경구표적치료제로 개발되고 있다.

건선의 치료제로서 소분자 억제제(small molecule inhibitor)가 새로운 개념의 표적치료제로 개발되고 있으며, 이미 개발된 것은 현재 해외에서 건선치료제로 사용 중이며, 임상연구중인 것도 있다.

건선의 표적치료제에는 두 가지가 있다. 첫째는 건선을 일으키는 여러 특정 사이토카인들을 표적 물질로 하는 "생물학제제"이며, 두번째는 이보다 상위단계인 염증매개인자발현을 조절하는 신호전달 단계의 물질을 표적으로 하는 "소분자 억제제"이다. 두 제제의 차이는 다음표와 같다.

생물학제제와 소분자 억제제

생물학제제 (대분자(large molecule) 억제제)	소분자 억제제
큰 분자량을 가진 물질	작은(소분자)크기의 화학물질 (분자량 1 kDa 이하)
주사로 투여	경구 또는 국소 투여
세포배양을 기반으로 생산. 가격이 비싸다	화합물의 형태로 생산. 생물학제제보다 경제적
사이토카인을 선택적으로 억제	생물학제제와 비교해서는 일반적으로 덜 선택적
건선을 일으키는 특정 사이토카인을 억제	상위단계인 염증매개인자발현을 조절하는 신호전달 단계의 물질을 억제

두 가지 중 생물학제제는 다음 장에서 설명할 것이다.

건선의 치료에 가장 효과가 있는 것으로 알려진 소분자 억제제로는 PDE-4 (phosphodiesterase-4)를 억제하는 억제제와 JAK (Janus kinase)를 억제하는 억제제가 있다. 그 외에도 다른 소분자 억제제가 연구개발 중에 있으며, 일부제제들은 항암제 등으로 승인받아 사용 중에 있다.

PDE-4 억제제인 아프레밀라스트(apremilast, 오테즐라) 가 개발되어 2014년 미국에서는 건선과 건선관절염에 FDA 승인을 받아 건선에 쓰이고 있다. 이 제제는 세포 내의 c-AMP 농도에 작용하여 건선의 염증매개를 조절하는 기능을 하여 건선을 호전시킨다.

JAK 억제제는 토파시티닙(tofacitinib, 젤잔즈), 바리시티닙(baricitinib, 올루미언트), 그리고 우파다시티닙(Upadacitinib, 린버크) 이 있는데 역시 건선의 염증반응을 억제하여 건선을 호전시킬 수 있다. 토파시티닙이 가장 먼저 개발되어 건선에서도 많은 연구가 되어 있으나, 현재 미국 FDA 승인은 류마치스관절염과 건선관절염에만 승인을 받았다. 바리시티닙은 FDA에서 류마치스관절염에서만 승인을 받았다.

PDE-4 억제제인 아프레밀라스트 투여시의 가장 흔한 부작용으로는 위장관계 부작용으로 설사나 오심등의 소화기계 증상이 15% 정도 보이고, 체중감소도 흔하게 나타나는 부작용이다. 하지만 기존의 다른 전신투여 약제와 달리 혈액검사상의 큰 이상소견이 발생하지 않았고, 면역억제, 심혈관계이상, 악성종양, 감염의 위험이 거의 없다고 보고되었다.

JAK 억제제의 부작용으로는 상기도감염 등의 감염, 대상포진 발생이 증가, 그리고 투여용량 증가에 따라 혈구수치, 간효소치, 혈중지질 등의 혈액검사상의 이상이 발생할 수 있다고 알려져 있다. 최근 (2021년 9월) 미국 FDA에서 가장 오래 사용한 토파시티닙 의 시판후 안전성 조사결과에서 심장마비, 뇌졸중, 암, 혈전, 사망 등의 위험에 대하여 보고하였다.

현재 국내의 실제 건선을 치료하는 임상에서는 아직 사용하지 못하고 있다. 앞으로 이들의 건선에서의 치료효과에 대한 다양한 임상연구와 부작용에 대한 대규모 안전성 연구들이 더 많이 시행된다면, 새로운 건선 치료약제로 더 활발하고 넓게 쓰일 것이다. 이들 소분자 억제제는 주사제인 생물학제제와 효과와 장단기 부작용이 다르며 경구용 제제로서의 장점을 가지고 있어서 경우에 따라서 매우 유익할 수 있을 것이다.

우리나라에서도 소분자 억제제의 건선에 대한 임상연구가 수행되고 있으며 저자도 건선에서의 임상연구에 참여한 바 있다.

현재 국내에 허가된 소분자억제제의 작용기전, 성분명, 상품명, 제조회사와 FDA 승인 질환과 연도는 다음 표와 같다.

국내 허가된 소분자 억제제 : PDE-4 (phosphodiesterase-4)억제제와 JAK (Janus kinase) 억제제

작용기전	성분명 상품명, 제조회사	FDA 승인 질환 (연도)
PDE-4 억제제	아프레밀라스트(apremilast) 오테즐라, 세엘진	건선, 건선관절염(2014) 베체병(2019)
JAK 억제제	토파시티닙 (tofacitinib) 젤잔즈, 화이자	류마티스 관절염(2012) 건선 관절염(2017)
JAK 억제제	바리시티닙 (baricitinib) 올루미언트, 릴리	류마티스 관절염(2018)
JAK 억제제	우파다시티닙 (Upadacitinib) 린버크, 애브비	류마티스 관절염(2019)

7. 다른 경구용제제들이 있다.

1) 푸마르산 에스터가 유럽을 중심으로 쓰인다.

독일에서 처음 사용하게 된 경구용 건선치료제로서 현재 유럽에서 주로 쓰이고 있다. 푸마르산은 에스터(fumaric acid ester)로 사용하는 경우 흡수율이 증가하므로 푸마르산 에스터로 사용한다. 작용기전은 아직 밝혀지지 않은 점이 많으나 면역T세포의 활동을 억제하여 건선에서의 염증반응을 억제하며 각질형성세포의 증식 또한 억제하는 것으로 알려져 있다. 부작용으로는 복통, 설사, 구토 등 소화기 증상, 두통, 안면홍조 등이 있으며 T림프구의 감소 등이 올 수 있어서 치료시에 주기적인 검사를 한다. 국소치료제나 광치료 등 또는 다른 경구제와의 복합치료로도 쓰인다.

2) 기타 제제들

다른 제제들이 효과가 없을 때 아자티오프린(azathioprine), 마이코페놀레이트 모페틸(mycophenolate mofetil), 설파살라진(sulfasalazine) 등으로 치료한 경우들이 있다. 아자티오프린(이뮤란)은 면역세포의 활성을 억제하여 신장등의 이식거부반응을 억제하고 자가면역질환들을 치료하는데 쓰이는 약이다. 마이코페놀레이트 모페틸(셀셉트)은 T세포와 B세포 모두를 억제하는 면역억제제로 쓰이고 있다. 설파살라진은 류마치스관절염에 현재도 많이 쓰고 있으며 궤양성대장염과 같은 염증성장질환에 사용하고 있다. 위의 약들은 기존의 치료에 반응하지 않는 건선에서 효과를 본 예들이 있다. 그러나 건선에서 아직 효과와 부작용에 대한 정확한 연구가 되어 있지 않다.

제 12 장

새로운 건선치료제인 생물학제제들

제 12 장

새로운 건선치료제인 생물학제제들

건선의 치료역사를 보면 몇 가지 중요한 분기점들이 있다. 비타민D 연고의 사용, 광화학요법의 개발, 단일파장 자외선과 표적레이저광요법의 개발, 그리고 지금도 계속 효과적으로 쓰이는 레티노이드와 사이클로스포린의 사용 등이다. 여기에 더하여 최근에 등장한 생물학제제도 건선의 역사에서 새로운 전기가 될 수 있을 것이다.

1. 생물학제제(biologics)란 무엇인가?

생물학제제란 사람이나 동물, 식물 또는 미생물을 비롯하여 생물체에서 유래되어 인간의 질병을 치료하기 위해 만들어진 약 즉 혈장, 단백질, 혈액제제, 백신 등을 총칭해서 말한다.

최근에 주위에서 많이 언급되고 있는 위암, 폐암 등에 쓰이는 고가의 신약들이 모두 생물학제제로서 피부과에서는 건선에 주로 쓰이고 있다. 최근에는 아토피피부염에도 쓰기 시작하였다. 사람의 병을 치료하는 약은 과거에는 자연 그대로의 생약제를 그대로 사용하였다. 이후 의학의 발달로 병의 원인이 점차 밝혀지고 또한 생약제의 성분 중 유효성분이 알려지면서 질병에 치료 효과가 있는 약을 화학적으로 합성하였다. 그리고 전혀 새로운 약물을 새로이 구조를 바꾸어 만들어 내거나 또는 몇 가지를 복합한 약물을 만들어 지금까지 사용하고 있다.

최근 의학은 면역학, 유전학, 유전공학 등을 비롯하여 여러 가지 자연과학적인 방법들의 발전에 힘입어 눈부신 발전을 거듭하고 있다. 난치성인 암을 비롯하여 난치성 피부질환인 건선에서도 병의 발생기전이 단계 단계별로 밝혀지고 있다. 이제는 건선의 발병과 관련된 T세포의 면역과정이 거의 밝혀져 가고 있으며 이 과정 중에 관여하는 사이토카인을 비롯한 면역조절물질이나 이들을 받아들이는 세포의 수용체 등이 알려지기 시작하였다. 그래서 건선발생에 관여하는 이런 세포 또는 특정 사이토카인 또는 수용체를 차단하는 표적치료제가 개발되기 시작하였다. 이들은 주로 T세포의 과도한 활성으로 생기는 사이토카인이라고 하는 면역조절물질을 억제하는데 이로서 건선의 병변 발생의 원인이 되는 피부의 각질형성세포의 증식을 억제하며 동시에 항염증작용을 일으키는 것을 확인하였다. 이러한 기전에 관계된 표적치료제를 사용한 결과 건선이 현저히 호전되어가는 것을 알게 되었다.

이러한 표적치료제가 생물학제제로서 건선의 치료에 처음 미국 FDA

의 승인을 받은 것은 2003년 1월이었다. 처음 승인을 받은 제제는 T세포 자체에 작용하는 생물학제제였으며 이후 TNF-α라고 하는 사이토카인을 표적으로 하는 3가지 제제가 승인을 받았다. 그리고 인터루킨 12/23이라는 사이토카인을 표적으로 하는 하나의 생물학제제가 2008년 캐나다, 2009년 미국 FDA에서 승인을 받았다. 이어서 2015년 인터루킨 17을 억제하는 제제가, 2017년 인터루킨 23을 억제하는 제제가 FDA 승인을 받았으며 현재도 새로운 제제가 개발되고 있다. 저자는 서울대학교병원에서 T세포, TNF-α, 인터루킨 12/23을 표적으로 하는 생물학제제들의 국제적인 임상연구에 참여하여 국내공동연구나 국제공동연구를 하였으며(Efficacy and safety of ustekinumab for the treatment of moderate to severe psoriasis: A phase III randomized, placebo-controlled trial in Taiwanese and Korean patients (PEARL). J Derm Sci 2011;63:154) (A multicenter, randomized, open-label pilot trial assessing the efficacy and safety of etanercept 50 mg twice weekly followed by etanercept 25 mg twice weekly, the combination of etanercept 25 mg twice weekly and acitretin, and acitretin alone in patients with moderate to severe psoriasis. BMC Dermatol. 2016;16:11). 이어서 국립중앙의료원에서 인터루킨 17을 억제하는 제제에 대한 공동임상연구를 수행하였다.

앞으로 1. 효과는 좋으며, 2. 부작용은 적고, 3. 사용하기 편하며, 4. 장기간 관찰시 문제가 없으면서, 5. 비용상에 부담이 적은 우리나라 환자에 적합한 치료제의 개발과 이들을 이용한 임상연구가 필요할 것으로 본다.

2. 건선에 쓰는 생물학제제들은 어떤 것이 있나?

현재 미국 FDA와 유럽에서 승인을 받은 제제로는 FDA에서 승인 받은 순서대로 알레파셉(alefacept), 에파리주맙(efalizumab), 에타너셉(etanercept), 인프릭시맙(infliximab), 아다리무맙(adalimumab), 우스테키누맙(ustekinumab), 세쿠키누맙(secukinumab), 익세키주맙(ixekizumab), 브로다루맙(brodalumab), 구셀쿠맙(guselkumab), 틸드라키주맙(tildrakizumab), 셀토리주맙(certolizumab), 리산키주맙(risankizumab) 등 13종류가 있다. 그 외에 현재 우리나라를 위시하여 전 세계적으로 3상 임상연구 중인 다른 약제가 있다. 이들의 미국 FDA에서의 승인 년월은 다음 표와 같다.

미국 FDA 승인 생물학제제			
제제명(제품명, 제조회사)	승인년월	표적	국내사용
알레파셉(아메바이브, 아스텔라스) 에파리주맙(랍티바, 머크)	2003년 1월 2003년 10월	T세포 T세포	
에타너셉(엔브렐, 화이자) 인프릭시맙(레미케이드, 얀센) 아다리무맙(휴미라, 애브비)	2004년 4월 2006년 9월 2008년 1월	TNF-α TNF-α TNF-α	O O O
우스테키누맙(스텔라라, 얀센)	2009년 9월	인터루킨 12/23	O
세쿠키누맙(코센틱스, 노바티스) 익세키주맙(탈츠, 릴리) 브로다루맙(실릭, 암젠)	2015년 1월 2016년 3월 2017년 2월	인터루킨 17 인터루킨 17 인터루킨 17	O O
구셀쿠맙(트램피아, 얀센) 틸드라키주맙(일루미아, 머크) 셀토리주맙(심지아, 유씨비) 리산키주맙(스카이리지, 애브비)	2017년 7월 2018년 3월 2018년 5월 2019년 4월	인터루킨 23 인터루킨 23 TNF-α 인터루킨 23	O O

이들은 크게 T세포를 표적으로 하는 제제와 사이토카인을 표적으로 하는 제제로 나눌 수 있다. T세포를 표적으로 하는 제제인 알레파셉과 에파리주맙은 2003년 생물학제재 중 처음 FDA 승인을 받아 사용하였으나 현재 알레파셉은 효과가 낮아서, 에파리주맙은 뇌병변장애로 인한 부작용 문제가 발생하여 생산이 중단되어 사용하지 않으며 11 종류의 사이토카인 억제제들 만을 사용하고 있다.

사이토카인 표적제제 중에서는 TNF-α를 표적으로 하는 제제, 인터루킨12와 23을 표적으로 하는 제제가 주로 쓰이다가 최근에는 인터루킨17과 인터루킨 23을 억제하는 제제가 개발되어 쓰이고 있다

현재 우리나라에서 사용중인 제제들은 8 종류로서 다음과 같다

1) TNF-α를 표적으로 하는 제제가 많이 쓰이고 있는데 여기에 속하는 제제들은 엔브렐(etanercept), 레미케이드(infliximab), 휴미라(adalimumab) 등이다.
2) 인터루킨 12/23을 억제하는 스텔라라(ustekinumab)가 널리 쓰이고 있다
3) 인터루킨 17 억제제인 코센틱스(secukinumab)와 탈츠(ixekizumab)가 유용하게 쓰이고 있다.
4) 인터루킨 23 억제제인 트램피아(guselkumab)가 사용 중이며, 최근 스카이리지(risankizumab)가 새로운 제재로서 사용되기 시작하였다.

3. 생물학제제의 치료 대상

생물학제제의 대상은 '중증건선'이다. 우리나라에서는 건선 중에서도 '중증건선'이라는 분류를 새로이 만들어 정의하였는데 국제적인 정의와 유사하다. 즉, 건선이 발병한 체표면적(BSA, body surface area)이 전체 체표면적의 10% 이상이고 건선의 중증도를 나타내는 척도인 건선 면적 및 중등도지수(PASI, psoriasis area and severity index)가 10 이상인 경우이다.

2016년 1월 1일부터 생물학제제는 '보험급여'의 대상이 되어 보험급여의 기준에 충족하는 경우, 그간에 비급여로 약가의100%를 본인이 부담했던 것을 일부 국민건강보험에서 부담해 주게 되었다.

보건복지부에서 정한 보험급여의 기준은 다음과 같다.

1) 환자 기준으로서18세 이상의 성인에서 6개월 이상 지속되는 만성 중증판상건선이며 체표면적 BSA 10% 이상, 건선 면적 및 중증도지수 PASI 10 이상이라야 한다.

2) 치료 기준으로서 아래의 두가지 중 한가지 이상을 충족해야 한다.

(1) 사이클로스포린 또는 메토트렉세이트를 3 개월 이상 투여했으나 반응이 없거나 부작용 등으로 치료를 지속할 수 없는 경우.

(2) PUVA 광화학요법 또는 UVB 광선요법으로 3개월 이상 치료했지만 반응이 없거나 부작용 등으로 치료를 지속할 수 없는 경우.

한편, 2017년 6월 1일부터는 '중증건선'이 희귀난치성 질환으로 인정받는 '산정특례'가 신설되었는데, 보건복지부에서 정한 산정특례

기준에 해당하는 경우 고가인 생물학제제의 약가 중 10%만 환자가 부담한다.

산정특례의 신규등록 기준은 다음과 같다.

1) 환자기준으로서 18세 이상의 성인에서 6개월 이상 지속되는 만성 중증판상건선이며, 체표면적 BSA 10% 이상, 건선 면적 및 중등도지수 PASI 10 이상이며, 등록 1년 이내에 건선 진단을 위한 조직검사를 실시하여야 한다.

2) 치료기준으로서 아래의 두 가지 중 한 가지 이상을 충족하는 경우이다.

(1) 3개월간 전신약물요법(메토트렉세이트 또는 사이클로스포린)과 3개월간의 광선요법(UVB 또는 PUVA) 등 6개월간 두 종류의 전신치료를 받아도 PASI 10, BSA 10% 이상의 소견을 보이는 환자.

(2) 부작용으로 인하여 3개월간의 전신약물치료 또는 3개월간의 광치료를 지속할 수 없는 경우는 전신약물치료(메토트렉세이트, 사이클로스포린, 아시트레틴)나 광선치료(UVB, PUVA) 중 가능한 한 가지 이상의 치료를 선택하여 6 개월간 치료를 받았음에도 BSA 10% 이상, PASI 10 이상의 임상소견을 보이는 환자가 치료기준의 조건이다.

보험기준과 비교하여 산정특례의 치료기준은 광치료와 약물치료를 각각 3개월씩 6개월간 받거나, 한가지에 부작용이 있는 경우 다른 한가지 이상을 선택하여 모두 합하여 6개월 치료로 바뀌었다. 그리고 조직검사소견이 추가가 되었다. 그리고 조직검사는 신청일 기준 1년이내라야만 한다.

광선치료의 경우 치료횟수나 기간을 비롯하여 방법에 대하여 많은 문의가 있다. 광선치료는 주당 2회의 빈도로 3개월인 경우 누적 24회, 6개월인 경우 48회를 하도록 하고 있다. 이때에 만약 광선치료를 쉰 경우가 있는 경우 치료중단기간이 2주(14일)를 넘지 않도록 연속 치료한 경우만을 인정한다. 경구투여의 경우도 12주의 투여기간은 연속되어야 하며 투여중단기간이 2주를 넘지 않아야 연속투여로 인정한다.

그리고 산정특례가 등록이 되면 5년간 지속되며 산정특례로 치료를 받은 환자는 치료 시작 5년 후 다시 재등록을 받아야 한다. 재등록에도 다시 기준이 있다.

2022년에는 2017년 부터 시행 중에 있는 산정특례의 조건이 시행된지 5년이 지나 치료기준이 개정될 예정이다. 현재는 전신약물요법 3개월과 광선치료 3개월을 모두 받도록 되어 있다. 개정된 기준에서는 전신약물요법(메토스렉세이트, 사이클로스포린, 아시트레틴)과 광선치료 (UVB, PUVA) 중 2가지를 선택하여 6개월간 받은 후에도 효과가 없으면 선정특례를 받을 수 있도록 바뀔 예정이다.

현재 이들 생물학제제들은 모두 주사제로 쓰이고 있다. 주사 간격은 약의 종류에 따라서 엔브렐(etanercept) 처럼 25 mg 주 2회나 50 mg 주 1회 피하주사에서 스텔라라(ustekinumab) 같은 45 mg 또는 90 mg을 3개월에 1회 주사하는 것까지 다양하다. 이들 생물학제제는 기존의 치료제에 효과가 없거나 부작용이 있어 중단된 중증 건선환자에서 좋은 효과를 볼 수 있다.

4. 생물학제제의 부작용

생물학제제도 다른 건선치료제와 같이 부작용이 있다. 그래서 이 부작용에 대한 연구가 동시에 진행되고 있다. 가장 흔한 부작용은 두통, 상기도감염, 비인두염 등이며 그 외 구토, 메스꺼움, 복통, 관절통, 주사부위 반응 등이 올 수 있다. 무엇보다 우려되는 주된 부작용은 결핵의 재활성화이다. 현증결핵이 문제지만 다수를 차지하는 잠복결핵도 문제가 된다. 특히 우리나라와 같이 결핵에 대한 검사에서 높은 양성율을 보이는 잠복결핵의 경우 주의를 요한다. 그래서 결핵의 검사로서 혈액검사 및 흉부 결핵을 검사하는 x-선 검사는 생물학제제 사용 전에 필수적인 사항이다.

만약 결핵에 대한 혈액검사로서 결핵균 특이항원에 대한 인터페론 감마 분비를 검사하는 콴티페론검사나 피부반응 검사(만또검사 또는 투베르쿨린검사)에서 양성이 나오는 경우는 잠복결핵으로 판정하는데 이 때문에 결핵의 활성화를 막기 위하여 생물학제제 투여를 할 경우에는 미리 정해진 결핵치료제를 일정 기간 동안 복용하여야 한다.

또한 우리나라에 많은 B형, C형의 바이러스성 간염을 비롯하여 여러 가지 질병의 경우에는 생물학제제 사용을 하지 못하므로 사용 전에 혈구검사, 간기능 검사, 간염검사, 혈액검사, 뇨검사를 비롯한 임상병리 검사와 X-선 검사 등을 미리 받아야 한다. 그리고 결핵 외에 다른 균의 감염이 있는지 여부를 조사하여야 한다. 그 외에도 면역조절물질 억제제임으로 림프종을 비롯한 발암 가능성, 신경계질환, 순환기질환 등의 부작용이 드물게 보고되고 있는데 앞으로 장기간에 걸친 연구 보고가 필요하다. 드물게 생물학제 치료 후에 오히려 건선모양피부염이 새로 나타난 보고도 있다.

생물학제제는 현재 거의 단독으로 사용되고 있다. 그러나 초기의 생물학제제는 이미 기존치료제와의 복합요법에 대한 효과가 보고되고 있다. 엔브렐이나 휴미라, 레미케이드와 같은 TNF 억제제의 경우 국소치료, 네오티가손, 메토트렉세이트, 사이클로스포린 및 단일파장 UVB 치료 등과의 복합치료에 대한 연구 보고가 있다

만약 사용중인 생물학제의 효과가 만족스럽지 못한 경우 국소치료나 광치료, 내지는 기존의 전신 치료제를 이용한 복합요법의 세부적인 제제에 따른 장단점을 알아내어서 환자의 상태에 맞게 사용할 수 있으면 좋을 것이다. 그리고 장기간의 치료를 요할 경우에는 순환치료법 등에도 이용할 수 있을 것이다.

제 13 장

복합요법, 단계적 치료법 및 순환요법

제 13 장

복합요법, 단계적 치료법 및 순환요법

1. 복합요법으로 건선의 치료성적을 높인다.

'복합요법'이란 바르는 약, 광치료, 생물학제제를 포함한 전신투여 치료약들 중에서 두 가지 이상을 복합하여 건선을 치료하는 방법이다.

건선의 기본적인 치료는 바르는 약, 광치료와 경구투여하는 전신 치료인데 어느 것이나 한 가지만을 사용하는 경우, 원하는 효과를 얻기 위해 필요한 치료기간이 길어지며, 그럴수록 각각의 약제로 인한 부작용이 발생할 가능성이 높아진다. 그래서 두 가지 치료법을 복합하여 치료효과를 증가시키며, 한 가지를 쓰는 약의 양이나 약을 쓰는 기간을 줄여서 부작용을 줄여 보자는 의도로 복합요법이 개발되었다. 복합요법에서 가장 많이 쓰이는 기본이 되는 치료는 광치료이다. 광치료는 두 가지로서 UVB를 쓰는 자외선치료법과 UVA를 쓰는 광화학요법이 있다. 요즈음 주로 311 nm 단일파장 UVB (NBUVB) 광치료를 사용한다.

광치료를 하는 경우에 가장 문제가 되는 것은 광치료를 장기간 주기적으로 받으면 자외선의 총광량이 증가될 수 있으며, 이로 인해 피부 손상도 증가될 수 있다는 점이다. 그래서 광치료를 할 때에 효과는 그대로 유지하면서 자외선 광량을 최대한 줄이는 방법을 모색하고 있다. 건선은 만성 질환이므로 광선치료의 기간과 치료횟수가 늘어나면 자외선의 총광량이 증가한다. 그런데 자외선에 의한 만성 피부 부작용은 대부분 쪼이는 자외선의 총광량과 관계되어 있으므로 어떤 방법이든지 총광량을 줄이는 것이 좋다. 그러나 총광량을 줄이면 효과가 낮아질 수 있는데, 이를 복합치료를 함으로써 보완하거나 오히려 효과를 증가시키는 것이다.

복합치료에서 먼저 각광을 받은 치료법은 자외선 치료와 레티노이드인 네오티가손 치료를 병합하는 치료법이다. 이러한 복합치료를 함으로써 건선의 치료 효과는 두 가지 각각의 단독치료보다 높아지고, 레티노이드의 부작용은 적어지며 자외선의 총광량도 줄어들 수 있다. 왜냐하면 이 경우에 보통 환자가 매일 먹는 레티노이드의 사용량이 레티노이드만을 사용할 때보다 적은 용량을 쓰며 자외선의 광량도 자외선 치료를 단독으로 사용할 때보다 적게 쪼이기 때문이다. 건선이 호전되면 경과를 보아 레티노이드나 광화학요법 중의 하나를 중단하고, 나머지 한 가지 치료를 조금 더 할 수 있다. 이 경우 치료되기까지의 자외선의 총광량이 자외선 단일 치료를 할 때 보다 훨씬 줄어들고 치료횟수도 줄일 수 있다.

저자는 1995년 우리나라 환자를 대상으로 광화학요법 단독치료와 레티노이드와 광화학요법을 이용한 복합요법을 비교한 결과를 보고하였는데 역시 총광량이 복합요법을 할 때에 비하여 약 반으로 줄어들었으며 치료횟수도 1/3 가량 줄일 수 있어 안전하고 효과적인 치료법임을 확인하였다(Comparison of PUVA and Retinoid-PUVA in the treatment of psoriasis in Korean patients. Ann Derm 1995;7:112).

최근에는 칼씨포트리올 연고 즉 비타민D 연고와 자외선 치료를 복합하는 요법을 자주 사용한다. 이 방법은 비타민D 연고를 바르면서 311 nm 단일파장 광치료법(NBUVB)을 1주 2회씩 시행하는 것이다. 저자 등도 우리나라 환자에서 이 방법의 효용을 보고하였다(Positive effect of using calcipotriol ointment with narrow-band UVB phototherapy in psoriatic patients. PPP 2002;18;131 / Calcipotriol 연고와 단일파장 자외선 B 복합요법의 건선에 대한 치료 효과. 대한피부과학회지 2005;43:1360-1364). 이 방법을 쓰는 경우 네오티가손을 먹어서 오는 불편함과 부작용 및 임상검사를 자주 해야만 하는 번거로움을 피할 수 있다. 또한 자외선의 총광량을 줄이는 이점을 가져올 수 있어 현재도 저자의 경우 광치료를 하는 환자는 대부분 복합요법을 시행하고 있다.

그러나 이 방법은 중등증 건선에 주로 쓰며 중증의 경우에는 치료 효과를 높이기 위하여 네오티가손과 단일파장 UVB광요볍을 이용하는 복합요법을 많이 시행한다.

과거 저자는 연구를 통하여 비타민D 연고 즉 칼씨포트리올 연고와 자외선의 복합치료시 칼씨포트리올 연고를 자외선 치료 전에 바르는 경우 자외선의 효과를 감소시킬 수 있을 가능성이 있음을 밝혔다. 이전까지 모든 건선치료에서 타르, 안쓰라린 또는 미네랄오일과 같은 바르는 약은 자외선 치료 직전에 바르는 것이 가장 효과가 좋은 것으로 되어 있어 그렇게 하여 왔다. 그러나 칼씨포트리올 연고는 자외선 치료 전에 바르면 효과가 떨어지므로 기존의 바르는 약과 달리 자외선 치료 후에 바르거나 자외선 치료 후 시간이 어느 정도 경과한 후에 바르는 것이 좋다(Photoprotective Effect of calcipotriol upon skin photoreaction to UVA and UVB. Photodermatol Photoimmunol Photomed 1997;13:109).

사이클로스포린은 면역억제 작용이 있으므로 광치료와 같이 사용하는 복합요법에는 티가손보다는 잘 쓰이지 않으나 심한 환자에서 단기간 사용할 수도 있다. 이 경우 환자의 건선 정도와 치료반응을 보아가면서 광치료를 하면서 사이클로스포린을 먹다가 사이클로스포린을 서서히 용량을 줄이거나 중단하는 것이 좋을 것이다.

최근에는 생물학제와 비타민D 연고, 단일파장 UVB광치료 또는 네오티가손 등과의 복합요법에 대한 보고가 나오고 있다.

2. 단계적 치료법으로 부작용을 줄인다.

건선환자를 치료하다 보면 여러 가지 어려운 경우를 많이 경험하게 된다. 이 환자에게는 이 제제가 또 다른 환자에게는 저 약제가 효과가 아주 우수한데 계속 쓰면 부작용이 우려되는 경우가 의외로 많다. 이때 환자는 효과가 우수하기 때문에 그 약제를 계속 쓰기를 원한다. 그러나 이 경우 계속 사용하면 부작용이 우려되므로 할 수 없이 치료제를 바꾸어야 한다.

즉, 장기적으로 효과적이면서 안전한 치료를 위하여 첫 단계에서는 강한 치료를 하고 그 후 효과가 나타나면 점차 단계적으로 치료방법을 바꾸어서 부작용이 없도록 하는 것이다. 물론 이 경우 치료 효과는 잘 유지되어야 할 것이다.

이렇게 1단계에서는 치료기, 2단계에서는 과도기, 3단계에서는 유지기 치료로서 치료방법을 조절하는 것을 단계적 치료법이라고 한다.

이 단계적 치료법은 경증이나 중증의 환자 모두에 해당한다. 경증의 경우 주로 바르는 약으로 하게 되는데 이때에도 한 가지 약제로서 시작하다가 잘 되지 않으면 여러 가지 국소제제의 복합요법을 시행하게 된다. 그리고 호전이 되고 나면 과도기를 거쳐 유지요법으로는 가장 안전하게 장기간 도포할 수 있는 연고제를 찾는 것이다.

중증의 경우에도 처음에는 광치료와 내복약을 같이 시도하다가 유지기가 되면 두 가지 중에서 효과는 더 좋고 환자가 선호하며 부작용이 더 적은 치료 방법을 골라서 장기간 효과를 유지하도록 시도하는 것이다.

생물학제제들이 계속 등장하고 있는데 기존의 약제들과 이들 생물학제제들과의 단계적인 치료법을 우리나라 환자에 맞도록 개발해 나갈 수 있을 것으로 본다. 그러나 이 방법을 사용하려면 무엇보다 개개의 약제들의 장단점을 잘 파악하고 있어야 할 것으로 본다. 앞으로 생물학제제에 대한 연구가 더 많이 이루어져서 장단점을 알게 되면 생물학제제를 이용한 단계적치료법이 매우 유용할 것으로 본다.

3. 장기 치료에는 순환요법이 좋다.

건선은 만성질환이다. 그리고 아주 오랜 동안 환자를 괴롭히며 삶의 질을 떨어뜨리는 재발성 질환이다.

건선의 치료제에는 국소치료제, 광치료법, 먹는 약을 비롯하여 현재는 생물학제제들이 등장하고 있다. 어느 경우에나 한가지 약제를 오래 쓰는 경우 여러 가지 어려움이 올 수 있다. 즉 효과가 전과 같지 않거나 전에 없던 부작용이 나타날 수가 있다. 특히 중등증이나 중증건선에서 사용하는 광치료나 먹는 약 치료에서 더욱 그러하다 광치료를 오래하면 총 자외선량이 증가하게 된다. 내복약은 장기간 사용하는 경우 때로는 부작용이 올 수가 있다. 그래서 메토트렉세이트를 쓰는 경우에는 쓰는 기간 동안의 약의 총용량을 알고 있어야 한다. 사이클로스포린은 연속적인 약의 사용 기한에 제한을 두고 있으며 레티노이드도 오래 쓰는 경우 가능하면 잠깐이라도 복용하지 않는 휴지기간을 가지도록 권하고 있다. 이렇게 한가지 약을 오래 쓰게 되어 부작용이 염려되는 경우에 다른 치료제로 바꾸어 사용하다가 다시 원래의 약으로 돌아가는 등 약제를 순환하여 쓰는 것을 권고하고 있다.

즉 중등증이나 중증건선의 경우 5~10년에 걸쳐서 한가지 약만을 사용하지 말고 비타민D 연고에서 광치료로 다시 네오티가손에서 사이클로스포린으로 순환함으로써 효과는 유지하되 부작용은 줄이도록 하는 치료법이다. 이 경우 효과는 환자에 따라 감소하거나 차이가 있을 수 있으므로 환자에게 알맞은 치료제에 대하여 미리부터 경험하고 있는 것이 좋다.

4. 치료효과가 보고된 여러 가지 치료법이 있다.

지금까지 언급한 기본적인 건선의 치료법은 미국을 비롯하여 국제적으로 인정받아 전 세계적으로 널리 쓰이고 있는 방법들이다. 건선은 발생빈도가 높고 전 세계 어디에나 발생되는 피부질환이므로, 과거에도 여러 가지 치료법이 있어 왔으며 또한 여러 가지 새로운 치료법이 계속해서 연구 보고되고 있다. 의학의 치료분야에서는 한가지 치료법이 개발된 후 널리 쓰이다가 다른 효과적인 치료법이 개발되면 기존의 치료법은 급격히 그 사용 빈도가 줄어드는 경향이 있다. 여기서는 효과가 있다고 보고된 과거의 몇 가지 치료법들을 소개하고자 한다.

1) 기후요법

건선은 일광노출로 호전될 수 있다. 그래서 건선은 여름에는 호전되고 겨울에는 악화되는 경우가 대부분이다. 그러므로 일광노출을 많이 할 수 있는 기후를 가진 곳은 건선 치료에 적합하다. 건선 빈도가 우리나라보다 2~3배 높은 구미에서는 스페인, 이태리 등의 지중해 연안, 북해 연안, 미국의 캘리포니아, 플로리다 연안 등이 일찍부터 일광노출에 의한 기후요법을 시행하기 적당한 곳으로 알려져 왔다.

현재 기후요법으로 가장 잘 알려진 곳은 사해(dead sea)이다. 30%에 달하는 염분을 가지고 있어 물에 둥둥 떠서 책을 읽을 수 있다고 우리가 흥미롭게 기억하고 있는 이스라엘 국경의 사해에는 많은 건선환자들이 실제로 모여들며 여기에는 이들을 위한 건선 치료기관이 있다. 우리나라 환자도 여기에 치료차 방문한 후에 내원한 환자를 더러 보았다. 대개 햇빛을 너무 많이 쪼여서 피부가 구릿빛을 넘어서 아주 새까매진 것을 보았다. 이러한 사해에서의 치료 효과의 기전은 바로 일광 속의 자외선에 의한 것이다. 사해는 지구상에서 해발고도가 가장 낮은 즉, 지표면이 가장 낮다고 알려져 있으므로, 결국 피부에 쪼여지는 햇빛 속에 건선치료에 유효한 자외선의 양이 선택적으로 많아지는 것이다. 그 외 사해의 물속에 있는 미네랄의 농도가 증가되어 있다는 것과 휴식, 목욕 자체 등도 치료 효과에 기여할 것이다.

우리나라에서도 여름철에 적당히 휴식하면서 일광욕을 잘 조절해서 받는 경우 호전되는 건선환자들이 있다. 그러나 봄, 가을, 특히 겨울철 우리나라의 날씨로는 기후요법 시행이 쉽지 않다.

기후요법의 경우 쪼이는 총자외선량이 증가됨을 유의해야 한다. 그리고 건선을 치료하는 표적광원인 308 nm 나 31 1nm UVB 외에도 적외선, 가시광선뿐만 아니라 건선에 효과가 적은 넓은 파장의 UVB와 UVA 도 전부 쪼이게 됨으로 장기적인 자외선의 부작용을 알아야 한다. 그래서 저자의 경우 과도한 기후요법은 요즘은 권하지 않고 오히려 제한한다. 변변한 치료법이 없던 과거와 달리 새로운 치료법들이 많이 있기 때문이다. 이제는 100세까지 좋은 피부를 유지하기 위한 다른 방법을 찾아야 한다.

2) 초음파를 이용한 온열치료

41~45°C 정도의 온열은 암세포의 성장을 억제하거나 손상을 주게

되어 암 치료에 쓰이고 있다. 표피세포에서의 실험에서도 세포주기의 DNA 합성기를 억제함이 밝혀졌다. 또한 면역반응을 억제하는 등 여러 기전이 건선에서의 세포증식 억제 작용을 할 것으로 보인다.

초음파를 이용한 온열치료가 1980년 처음으로 보고된 후 여러 보고들이 나왔다. 열을 발생시킬 수 있는 방법으로 초음파, 적외선, 마이크로웨이브, 화학적 물질을 이용한 국소온열법 등이 연구되고 있는데 현재로는 초음파를 이용한 방법이 가장 효과적인 것으로 보인다. 그러나 아직 치료횟수나 치료 기간, 건선병변에의 온열 전달방법, 치료 중의 피부의 온도 조절과 치료와의 관계 등에서 해결해야 할 문제가 많다.

현재 건선에서 온열치료를 하고 있지는 않으나 앞으로 이러한 문제들이 해결되면 단독치료보다는 다른 치료제와의 병합치료 또는 보조치료제로서 사용될 수 있을 것이다.

제 14 장

건선환자의 생활 관리

제 14 장

건선환자의 생활 관리

1. 건선과 음식과는 어떤 관련이 있나?

"무엇을 먹으면 건선이 좋아집니까?" "건선에서는 무엇을 안 먹어야 합니까?" 건선환자를 진료하는 중에 가장 많이 듣는 질문들 중의 하나이다,

당뇨나 비만증, 고혈압, 신장질환 등 많은 질환에서 음식은 질병의 중증도와 연관되어 있어서 음식의 조절이 이들 병의 경과나 예후에 직접적으로 영향을 미치고 있다. 그래서 많은 질환에서 이 음식은 꼭 먹지 말아라 또는 이 음식은 꼭 먹어라 하는 여러 가지 지침들이 만들어진다.

건선에도 이런 음식과의 연관성이 있는가 하는 문제는 옛날부터 서양의학에서도 관심을 가지고 있었다.

음식에 관한 우리나라 사람의 생각은 다분히 주관적이어서 어떤 음식을 먹는 동안 건선이 우연히 좋아지면 다른 사람한테도 그렇게 전하고

또는 반대로 어떤 음식을 먹다가 건선이 나빠지면 그 음식을 먹지 말라고 말한다. 그러나 건선은 항상 변화하고 있다. 같은 사람에서도 어떤 경우는 강력한 치료를 하는데도 건선이 나빠지고 또 어떤 때는 별 치료를 않는데도 저절로 좋아지기도 한다. 하물며 개개인의 환자에서는 치료 효과의 차이가 많다.

의학에서 어떤 치료뿐만 아니라 음식도 효과가 있는 것을 확인하려면 반드시 엄정한 자연과학적인 기준에 맞추어서 효과의 검증이 이루어져야 한다. 그래서 미국에서는 국민건강을 위하여 FDA (미국 식품의약국)라는 기관을 만들어 이런 기준에 맞는 과학적인 데이터가 없는 단순한 단편적인, 한순간의, 경험에 의해서 만들어진 병을 치료하는 음식 또는 약의 제조와 사용을 엄격히 규제하고 있는 것이다.

음식에 관하여서는 과학적인 검증 실험이 어려우나 미국에서 이루어진 건선과 음식의 관련성에 대한 몇 가지 연구결과가 미국 피부과학회의 연구 논문에 인용되어 있다.

하나는 그 동안 건선에 효과가 있을 수 있다고 보여지던 저 단백 식사, 저 타우린 식사, 저 트립토판 식사의 건선 치료 효과를 확인하기 위하여 13명을 입원시키고 이러한 음식의 양을 조절하면서 투여하고 관찰한바 치료효과가 전혀 없음을 보고하였다. 또 하나는 아연에 대한 보고이다. 아연은 피부 성장에 필수불가결한 미량 금속으로서 아연의 부족 시 피부병이 생기며 피부각질이 일어나고 상처의 회복이 느려지는 등의 사실은 이미 증명되어 있다. 최근에는 면역기능과의 관련성도 언급되고 있다. 그래서 건선환자에 아연을 주면 건선이 좋아지느냐를 연구하였다. 24명의 건선환자를 대상으로 4개월간 아연을 투여한 환자와 투여하지 않은 환자의 2군으로 나누어 관찰하였다. 그 결과 건선환자에서는 떨어져나가는 피부각질로 아연의 소실이 정상인보다 많다는 점을 확인하였고, 아연을 투여하면 낮아진 아연을 높일 수는 있으나 건선치료에는 별 효과가 없었다.

그린랜드의 에스키모들은 건선이 매우 드물다. 그래서 에스키모들이 생선을 많이 먹어서 건선이 좋아지는 것이 아닌가 추측하였다. 그래서 1985년 미국 미시간대학에서는 13명의 건선환자에게 8주 동안 매일 60~80 ml의 생선기름을 투여한 후 어느 정도의 효과가 있었다고 발표하였다. 그러나 다른 연구보고는 145명을 두 군으로 나누어 생선기름을 투여한 군과 콩기름을 투여한 군으로 나누어 비교하였는데 어느 경우에도 효과가 없었다고 하였다. 참치, 고등어, 정어리와 같은 생선류의 생선기름에는 EPA (eicosapentanoic acid)라고 하는 불포화지방산이 다량 함유되어 있으며 EPA는 건선에 도움을 줄 것이라는 이론적인 가능성이 있다. 최근에는 달맞이 종자유(evening primrose oil)가 보충된 음식이 건선에 도움이 될 수 있다는 얘기도 있으나 역시 과학적인 연구결과는 아직 없다.

그 밖에도 미국에서 상어연골, 많은 동식물에서 발견되는 인지질인 레시틴 그리고 여러 가지, 주로 음식물을 복합한 민간처방의 효과에 대하여 언급된 바 있으나 모두 과학적인 근거가 없는 것으로 알려졌다.

위의 여러 가지 연구 사실들을 종합할 때 현재까지는 건선 치료에 효과가 있는 음식에 관하여는 결론을 내리기 힘들다.

최근 건선환자에서 동맥경화증, 고혈압, 고지혈증, 당뇨, 비만 등의 심혈관계 및 대사성 질환이 일반인에서보다 현저히 높게 나타나는 것이 밝혀졌다. 그리고 이들의 동반은 건선의 만성적인 염증반응과 관련이 있다. 그러므로 건선에 특히 효과적인 음식은 없을지 몰라도 심혈관계 및 대사성 질환을 예방하거나 호전시킬 수 있는 음식은 건선환자에게 권장하는 것이 좋다. 그러므로 건선환자에게는 미국암협회에서 암 예방을 위하여 제시하였으며 미국의 건선재단(National psoriasis foundation)에서 발행한 "당신의 식사와 건선"(Your diet and Psoriasis)에서도 인용하고 있는 가이드라인이 도움이 될 수 있을 것이다. 이 가이드라인은 다음과 같으며 건선환자뿐만 아니라 현재 증가하고 있는 성인병을 예방하기 위해서는 모두에게 다 적용되는 것이다.

① 정상 체중의 유지, ② 다양한 음식의 섭취, ③ 매일 야채와 과일 섭취, ④ 곡물, 콩류, 야채, 과일 등 화이바가 많이 함유된 식이섬유 음식 섭취, ⑤ 지방 섭취 줄이기, ⑥ 알코올 섭취 줄이기, ⑦ 소금으로 처리한, 훈제한 아질산염 처리한 음식 섭취 줄이기 등이다. 즉 건선에서도 저칼로리, 저염, 저지방식, 그리고 콩류, 곡식류, 채소, 과일 등의 충분한 섭취와 함께 비타민, 미네랄을 비롯한 다양한 영양소 섭취 등이 도움이 될 것이다. 어떤 특수한 음식이 건선에 아주 좋다는 생각보다는 위의 일반적인 음식 가이드라인을 지키면 건강에도 좋고, 성인병 예방에도 도움이 되며 건선에서 증가되어 나타나는 성인병의 예방뿐만 아니라 치료와 관리에도 큰 도움이 될 것이다.

건선과 비타민과의 관련성은 아주 크며 현재도 연구가 진행되고 있다. 비타민A가 피부의 각질형성세포의 성장에 큰 도움이 되는 것은 잘 알려진 사실이다. 그러나 비타민A가 건선에 도움을 주려면 아주 과량을 먹어야 한다. 그런데 과량의 비타민A를 먹으면 오히려 피부나 전신의 부작용을 초래할 수 있으므로 피하여야 한다. 그래서 비타민A의 과량으로 인한 부작용이 없는 건선치료에 쓰이는 경구용 합성 비타민A와 바르는 국소용을 개발하여 35년 이상 전 세계적으로 활발하게 쓰고 있다.

비타민D와의 연관성도 크게 주목을 받아서 바르는 비타민D 연고는 이미 건선에서 주 치료약으로 쓰이고 있다. 먹는 비타민D의 효과에 대해서는 아직 결론을 내리지 못하고 있다. 2015년 김 등은 건선에서 비타민D의 농도를 측정하였는데 비타민D의 농도가 낮지 않다고 하였다(한국인 아토피피부염, 건선, 만성특발성두드러기 환자에서 임상적 중증도와 혈중 비타민D 농도와의 연관성. 대한피부과학회지 2015;53:209).

일부 논문에서는 건선환자를 두 군으로 나누어 한군에서는 일정양의 비타민D를 투여하고 한군에서는 투여하지 않은 후 건선에의 효과를 비교하여 비타민D의 건선 치료 효과를 주장하는 등의 여러 보고가 있다(Kamangar 등. Oral vitamin D,still a variable treatment option for psoriasis. J Derm Treat. 2013;24:261). 비타민D는 혈액검사로 쉽게 혈중 농도를 측정할 수 있다. 그러므로 만약 비타민D가 낮다면 건강을 위해서도 규칙적으로 복용하는 것이 좋을 것으로 본다. 비타민D 자체가 우리 몸의 면역력에 필요하다는 증거들이 날로 증가하기 때문이다.

2. 술은 건선을 악화시킬 수 있다.

술과 담배는 대표적인 기호품으로서 역시 많은 환자들의 문의 사항이다.

특히, 술은 동서고금을 막론하고 인간의 생활에 빠지지 않기 때문에 모든 질환에서 술의 영향 여부에 주목을 하고 있다. 건선은 피부 질환 중에서 대표적인 만성 질환으로서 당연히 건선과 알코올과의 상관관계에 대하여 여러 가지 궁금증이 생긴다.

알코올 중독자에서는 그렇지 않은 사람보다 대개 건선이 심하다고 알려져 있다.

건선으로 입원한 환자에서 알코올중독의 빈도를 조사한 바 다른 피부병으로 입원한 환자보다 그 빈도가 훨씬 높았다는 보고가 있다. 그리고 심한 건선을 가진 남자 환자에서 알코올중독의 빈도가 더 높다는 보고도 있다. 또한 알코올 중독자군에서 건선의 유병률이 일반인보다 높다는 보고도 있다. 그리고 남자 건선환자에서 여자보다 음주군이 더 높다는 보고도 있다. 그러나 알코올 중독이 된 후 건선이 생기거나 악화되었는지 또는 건선이 생긴 후 알코올 중독이 되었는지에 대해서는 언급이 없다. 심한 건선으로 고생하는 남성의 경우 술을 더 찾게 되고 그 과정에 알코올 중독으로 연결되었을 가능성도 언급하고 있다.

한편, 실제로는 건선환자들의 술 소비량과 정상인의 술 소비량과는 상관관계가 없다는 보고도 있다. 1982년에 미국에서 보만(Baughman) 등이 1,200명의 광화학요법으로 치료를 받는 건선환자들을 대상으로 3년 동안의 술과 건선과의 관계, 술 소비와 광화학요법의 효과 등의 관계 등을 연구하였다. 그 결과 이들 중 과음하는 환자들은 전체 환자들의 18%였으며 술을 먹지 않는 군도 전체 환자의 19% 였다. 또한 술 소비와 건선의 경중도 그리고 광화학요법의 치료효과와는 연관성이 없었다고 하였다. 다른 피부질환자와 건선환자들에서 술의 소비량이나 음주에 관한 제반 문제를 비교한 다른 연구에서 별 다른 차이가 없었다는 보고도 있다.

많은 환자들이 문의하는 것은 알코올중독 수준이 아닌 사회적인 모임에서 약간 마시는 것이 건선에 나쁜가 하는 것이다. 음주를 하게 되면, 말초혈관이 확장되어 혈액순환이 빨라지고, 피부의 온도가 상승하며, 이로 인해 땀 분비가 증가한다. 그리고 알코올은 물을 재흡수 하게 하여 소변양을 감소시키는 역할을 하는 바소프레신이라고 하는 호르몬의 분비를 억제하여, 음주 후 소변양이 증가하게 된다. 이로 인해 탈수상태가 되고 피부의 건조감으로도 이어져 건선을 악화시킬 수도 있다. 알코올 자체가 표피의 증식에 관여한다는 가설도 있다. 그리고 지속적인 음주는 면역 저하를 일으킬 수 있으며 건선의 치료에도 저항하게 할 수 있다고 본다. 모임에서 피치 못하게 약간씩 음주를 하는 정도는 몰라도 과음을 하게 되는 경우 육체적인 과로가 될 수 있으며 육체적인 과로는 건선을 악화시킬 수 있다. 또한 과음을 하게 되면 대개 약을 바르거나 먹는 것 또는 광치료를 하는 스케줄 등을 빠뜨리는 경우가 많아 치료효과가 느려지는 경우를 임상에서 흔히 경험한다. 그리고 우리나라에서도 음주 정도에 비례하여 건선이 악화된다는 연구보고도 있다. 또한 과음으로 건강을 해치면 과음 때문이 아니라 약해진 건강 때문에 건선이 악화한다. 그리고 술을 먹으면 혈관이 확장되므로 건선뿐만 아니라 거의 모든 염증을 동반한 피부질환에서는 홍반이 더 많이 생기며 나빠질 수 있다. 그래서 연구자들은 일부의 환자는 술을 먹은 후 명백히 건선이 악화되었으므로 개개인에서는 술이 건선을 악화시킬 가능성이 있다는 조심스런 결론을 내리고 있다. 위와 같은 지금까지의 연구보고들을 종합하여보면 과음을 하는 것은 건선환자에서 좋지 않으므로 피하도록 하는 것이 좋을 것이다. 그리고 음주 중간이나 음주 후에는 충분한 수분 섭취를 하도록 하는 것이 좋겠다.

3. 담배는 건선을 악화시킨다.

담배의 피부에 대한 영향을 먼저 알아보는 것이 중요하다. 담배는 피부노화의 원인인 유해산소라디칼의 형성을 촉진한다. 그리고 담배의 주성분인 니코틴은 혈관을 수축시켜 피부를 건조하게 만들며, 혈액내의 헤모글로빈의 산소 운반량을 감소시킨다. 그리고 담배 속의 여러 독소들이 피부 속에서 여러 가지 구조를 지탱해 주는 콜라겐과 탄력섬유인 엘라스틴의 분해를 촉진한다. 이러한 유해 작용으로 인해 피부의 재생속도도 느려지고, 피부의 노화가 빨라져 주름이 증가하고 색소 침착 등이 심해진다. 피부가 건조해지므로 건조한 피부병은 더 나빠질 수 있다.

그렇다면, 담배는 건선에 어떤 영향을 미칠 것인가?

담배를 피우는 사람에서 건선이 더 많이 생긴다는 영국과 이탈리아의 보고들이 있다. 이탈리아의 보고에서는 흡연자는 물론이고 과거 흡연자도 비흡연자보다 건선의 발병 빈도가 더 높았다. 흡연과 건선과의 관련성은 남자보다 여자에서 더 강하였으며 농포건선에서 흡연과의 관련성이 더 강하였다.

그리고 흡연이 건선 자체를 악화시킨다는 보고가 있다. 담배를 피우면 피부가 건조해질 수 있으므로 건선이 나빠질 수 있을 것이다. 담배 한갑을 피우면 건선의 위험도는 2배 증가한다고 한다. 우리나라에서도 2017년에 나온 건선과 흡연에 관한 보고가 있다(Lee 등). 이 보고에서 건선의 발병율이 비흡연자, 과거흡연자, 현재흡연자의 순으로 증가하였다. 그리고 건선의 발병율은 담배를 피운 기간과 양에 따라서 증가하였다.

건선은 전신 건강과도 관련이 깊다. 정신적, 육체적 스트레스를 받으면 건선이 악화하고 전신 건강이 나빠지면 건선이 악화한다. 담배로 인하여 폐, 심장 등 여러 가지 전신건강이 나빠질 수 있으므로 건선에서도 전신 건강에 따른 간접적인 영향을 또한 받을 수 있을 것이다. 또한 흡연은 건선에서 증가되어 나타나는 심혈관계질환과 대사성 질환을 악화시킬 수 있다. 그러므로 건선환자는 담배를 피우지 않는 것이 전신건강뿐만 아니라 건선에도 유익할 것이다.

4. 건선환자의 목욕

건선환자들이 관심을 가지는 중요한 피부 관리 문제의 하나는 목욕이다. 최근 반신욕을 하는 사람도 있고 냉온탕을 하는 사람, 또는 사우나나 찜질방을 가는 환자 등 다양하게 목욕과 관련하여 피부 관리에 신경을 써야 할 일들이 증가하고 있다. 목욕을 자주 하는 사람도 있고 오히려 반대의 경우도 있다. 건선환자는 목욕을 어떻게 하는 것이 좋은가?

우선 목욕을 하게 되면 피로회복과 함께 스트레스가 해소된다. 목욕은 혈관을 확장시키며 근육과 관절의 긴장을 해소하여 몸의 유연성을 증가시킨다. 그러나 피부질환이 있는 경우 목욕의 이로운 점 외에 해로운 점도 있음을 알아야 한다. 목욕은 개인의 습관에 따라 방법의 차이가 많다. 가벼운 샤워로부터 탕에 몸을 담그는 목욕까지 다양하다. 가벼운 샤워인 경우 매일 하는 경우도 많은데 하루 걸러서 해도 좋다. 매일 샤워를 하는 경우 샤워 후 보습제를 꼭 발라주어야 한다. 가능하면 건선환자의 경우 탕에 들어가는 목욕은 줄이도록 하며 탕에 들어가더라도 짧게 하는 것이 좋다. 목욕을 하는 경우 일시적으로 촉촉할지 몰라도 곧 말라 버리게 된다. 건선환자의 각질층은 보습인자를 가지고 있는 각질형성 세포와 세포 사이에 있는 지질성분으로 구성된 피부장벽이라는 보호막의 손상으로 각질층의 수분 함량이 떨어져 있으며 표피를 통해서 빠져나가는 수분의 손실량은 증가되어 있다. 그 결과 건선환자의 피부는 더욱 건조하게 된다. 그리고 수분이 피부에 도달하여도 수분을 함유하는 능력이 또한 떨어지므로 수분을 유지하는 시간이 오래가지 못하게 되어 곧 건조감을 느끼게 된다.

건선환자들 중에 목욕 중에 건선의 표피를 때어 내거나 수건으로 거칠게 미는 경우가 많다. 때를 벗기기 위한 것인데 때라는 것은 피부의 땀샘에서 나오는 땀, 피지선에서 분비되는 피지 즉 피부의 기름, 그리고 이와 함께 끊임없이 떨어져 나오는 비듬 같은 수명이 다한 각질형성세포 및 세균이나 잡균, 먼지 등의 덩어리이다. 그러므로 이 때가 오래 끼어 있으면 피부의 땀분비, 기름분비를 방해하며 피부의 정상적인 생리기능을 방해할 수도 있다. 그리고 먼지나 세균, 잡균은 염증을 일으킬 수 있다. 결국 목욕이나 샤워 시 피부에 붙어 있는 건선의 각질층에 있는 때만을 없애야 한다. 그러나 실제로 때를 박박 밀게 되면 때만 벗겨지는 것이 아니라 피부에 필요한 보호막 즉 피부장벽이 벗겨져나가게 된다. 그러면 건선환자의 피부건조는 더 심해진다. 어떤 경우 각질층을 넘어서 표피전부가 벗겨지며 더 심한 경우 진피 상부도 벗겨져 나가기도 한다. 결국 보호해야 할 건선 피부는 더 큰 손상을 입게 된다. 정상인에서도 때를 미는 것만으로도 피부 건조가 올 수 있는데 하물며 건선환자는 목욕할 때에 때를 밀지 않는 것이 좋다. 그리고 목욕 후 즉시 보습제를 발라야 한다.

건선환자들은 목욕을 할 때 탕에 들어가지 말고 가벼운 샤워를 하면서 가볍게 씻어내는 정도면 족하다. 이 때 가능하면 비누 대신 순한 세정제인 클렌저를 가볍게 사용한 후 씻어내는 정도가 좋다. 특히 피부 자극을 주지 않는 클렌저면 더욱 좋다. 그리고 건선의 과도한 각질은 건선용 보습제나 약을 발라서 저절로 떨어지거나 줄어들도록 유도하는 것이 좋다.

5. 건선과 비타민D의 관련성

비타민D는 부족시 뼈의 변형이 오는 구루병이 발생하는 것으로 잘 알려져 있다. 비타민D는 칼슘을 흡수시켜서 뼈로 보내는 기능을 하는데, 비타민D가 부족해지면 뼈의 칼슘이 부족해져 뼈가 약해지고 골절이 잘 발생하게 된다. 그리고 비타민D는 근육의 기능도 도와준다. 무엇보다도 최근 비타민D가 각광을 받는 것은 비타민D가 체내의 염증반응을 억제하고, 면역 기능을 조절하는 기능이 알려졌기 때문이다. 건선에서는 비타민D가 이러한 염증반응 억제와 면역조절 기능이 있으며 아울러서 각질형성세포의 증식과 분화를 조절하는 기능이 있다는 보고들이 나오면서 더욱 주목을 받았다. 그래서 1980년대 후반에는 혈중의 비타민D 농도를 올리지 않는 국소용 비타민D 연고가 개발되어 현재 전 세계적인 표준치료제로 사용하고 있다. 저자도 현재 많이 사용하는 건선치료제의 하나이다.

최근 건선을 비롯하여 아토피피부염 등에서 피부질환이 비타민D의 혈중농도와의 관련성이 있다는 보고가 있다. 그러나 건선에서 정상인과 비교하여 혈중농도가 낮지 않으며 건선에 대한 비타민D의 치료 효과를 부정하는 논문도 있어서 아직 단정하기는 이르다(Kamangar 등. Oral vitamin D, still a variable treatment option for psoriasis. J Derm Treat 2013;24:261).

비타민D는 햇빛을 쪼이면 피부에서 만들어지는 비타민이다. 과거 우리나라에서 여름에 햇빛에 많이 태우면 겨울에 감기에 덜 걸린다는 속설들도 피부를 많이 태우면 비타민D가 만들어지고 이 비타민D가

면역반응을 조절하기 때문이라고 생각하면 일면 일리가 있다고도 할 수 있다.

우리가 비타민D를 얻을 수 있는 방법은 햇빛을 쪼이는 것과 음식을 통하여 섭취하는 것이다. 우리 몸의 비타민D정도는 이제는 혈중의 비타민D 농도를 쉽게 측정할 수 있으므로 간단하게 알 수 있다. 피검사를 하여서 비타민D 농도가 혈액에서 10 (ng/ml) 이하이면 매우 결핍이고 20 이하이면 결핍이며 30이상이면 충분하다고 알려져 있다.

우리나라의 통계를 보면 30을 기준으로 하는 경우, 남성의 86%, 여성의 93% 가 결핍이며 20을 기준으로 하는 경우에도 여성의 70%가 결핍이라는 보고가 있다. 우리나라의 현재의 일상환경은 학생이나 직장인 등 모두 하루에 햇빛을 쪼이는 시간이 거의 없는 경우가 대부분이다. 특히 여성에서 최근에는 피부 건강을 생각하는 남녀노소 모두 미용상의 목적으로도 햇빛을 쪼이지 않는 편이므로 비타민D 결핍이 더욱 심하다. 햇빛을 통하여 비타민D를 얻으려면 자외선량이 풍부한 오전 10시에서 오후 3시 사이에 1주에 2~3회로 매회 15분 정도, 피부의 30% 정도를 노출하여 쪼여야 하지만 실제로 실행하기는 쉽지 않다. 그러고 실제로도 직업상 매일 햇빛을 쪼이는 경우를 제외하고는 일반적으로 피부의 광노화를 우려하여 이렇게 쪼이는 경우는 거의 없다고 본다.

건선환자들은 보통 사람들보다 대개 햇빛을 많이 쪼이는 경향이 있다. 건선 치료에 좋다고 생각하여 여름에는 열심히 햇빛을 찾아 나서기도 한다. 이 경우 비타민D 농도가 증가될 수 있을 것이다. 그리고 건선에서 광치료를 하는데 이 때에도 비타민D 농도가 증가할 수 있을 것이다. 그러나 대부분의 건선환자에서는 이것으로는 부족할 것이다. 그러면 음식으로 비타민D를 섭취하여야 한다. 음식에서는 정어리, 우유, 버섯 등에 비타민D가 많이 있다. 그러나 실제로는 음식으로 우리가 필요한 비타민D를 충분히 섭취하는 것도 거의 불가능하다. 그래서 비타민D 보충제를 사용하는 것이다. 보통 하루에 1,000~2,000 IU를 유지량으로 사용한다. 결핍의 경우 주사제로는 3개월에 1회 주사를 하는 방법이 있다. 필요하면 혈액검사로 간단히 혈중농도를 체크하여 치료 효과를 판단할 수 있다.

비타민D를 과량 섭취하는 경우 부작용으로 고칼슘혈증이 올 수 있으며, 구역, 구토나 요로결석 형성, 연부조직의 칼슘에 의한 석회화 등이 올 수 있다. 요즈음은 개인들이 인터넷을 통하여 해외에서 직접 구매하여 사용하는 경우도 있는데 한알에 5,000 IU인 경우도 있으므로 과량 섭취에 대한 주의를 요한다.

최근 코로나 감염 후의 사망률이 혈중의 비타민D 농도와 관련성이 있다는 보고가 있는 등 면역 관련하여 비타민D의 중요성이 날로 증가하고 있다. 그런 반면 비타민D의 권장 섭취량을 너무 높게 잡았으며 비타민D 혈중농도도 정상으로 본 30ng/ml는 높게 설정되어 있는 기준이라는 비판도 있다.

6. 건선환자에서의 대상포진 예방

대상포진은 수두-대상포진바이러스에 의한 감염성 질환으로서 신경

절을 따라서 군집성 수포가 나타나며 심한 통증을 동반하는 것은 잘 알려져 있다. 그리고 대상포진 후 후유증으로 대상포진후신경통이 나타날 수 있는데, 노령층으로 갈수록 빈도가 증가한다. 최근 한 보고에서는 60년간 소아에서 수두 예방접종을 하고 항바이러스제 치료를 하는데도 불구하고 대상포진의 빈도는 4배가 증가하였다고 하였다. 대상포진은 연령이 증가할수록 발생 빈도가 증가하며 50세 이상에서는 발병율이 급격히 증가한다. 대상포진후신경통은 연령에 따라 증기하여 50~59세에 비해 70~79세에서 3배이상 높게 발생하였다.

대상포진은 건선이나 건선관절염에서 증가한다고 알려져 있다. 건선에서 경증건선보다는 중등증 내지 중증 건선에서 더욱 증가한다. 중등증 내지 중증건선에서는 면역억제제나 생물학제제 등을 쓰는 경우가 많은데, 이 경우 대상포진의 발병빈도는 더욱 증가한다. 한 보고에서는 이 경우 대상포진의 빈도가 1.5~3배 증가한다고 하였다.

2017년 대만에서 국민건강보험 데이터를 바탕으로 건선 진단을 받은 환자들을 8년간 추적관찰한 보고가 있는데, 건선환자의 경우 대상포진의 빈도가 정상인보다 29% 증가하였다. 더 나아가 중증건선에서는 61%나 증가하였다.

2019년 미국 피부과학회지에는 미국 건선재단(National Psoriasis Foundation)에서 낸 하나의 연구보고서가 발표되었다(A systemic review of herpes zoster incidence and consensus recommendation on vaccination in adult patients on systemc theraphy for psoriasis or psoriatic arthritis: from the national board of the National Psoriasis Foundation. JAAD 2019;81:102). 하버드대학의 Baumrin 등이 쓴 보고서로서

건선환자에서의 대상포진의 예방접종 권고에 대한 여러 연구들을 정리하여 분석한 종합보고서이다. 여기서 50세 이상의 건선과 건선관절염 환자는 건선에 대한 치료제의 종류를 불문하고 대상포진 예방접종을 하도록 권고하고 있다. 50세 이하라도 메토트렉세이트나 스테로이드 같은 면역억제제를 사용하는 경우에도 접종을 고려하도록 하고 있다. 현재 사용하고 있는 생백신의 대상포진 예방접종 주사는 면역억제제인 사이클로스포린이나 생물학제제 등의 치료를 시행하기 전에 미리 예방접종을 하는 것이 좋다. 앞으로 재조합사백신을 쓰는 경우에는 생물학제의 사용중에도 예방접종이 가능할 것이다. 대상포진에 대한 예방접종을 하는 경우 대상포진 발생을 51.3% 감소시키며 대상포진 후 신경통은 66.5% 감소시킨다는 보고가 있다.

건선환자에서 대상포진이 오면 건선치료를 위한 바르는약을 대상포진 환부에는 일시 중단하는 것이 좋을 것이며 광치료도 일시 중단해야 한다. 티가손을 제외한 면역억제제의 경우 역시 중단해야 할 것이다. 건선은 당연히 다시 악화할 수 있다. 대상포진 예방백신은 몇 되지 않은 항바이러스 백신으로 다행히 개발되어 있으므로 대상포진의 발병율이 높아지는 특히 50세 이상의 건선환자에서는 미리 백신 접종을 하는 것이 좋을 것이다.

제 15 장
건선클리닉에서 흔히 듣는 질의와 응답

제 15 장

건선클리닉에서 흔히 듣는 질의와 응답

1. 건선은 어떤 병입니까?

건선은 전신 피부에 좁쌀 같은 발진이 생기며 점차 커지거나 새로운 발진이 생겨 퍼져 나가는 만성 피부병입니다. 그리고 발진 위에는 하얀 비듬처럼 보이는 피부 각질이 수북하게 쌓여서 나타납니다. 주로 팔꿈치, 무릎, 엉덩이, 머리 같은 평소 자극을 많이 받는 부위의 피부에 잘 생깁니다. 발진의 크기나 색깔, 하얀 각질의 정도는 개인에 따라서 또는 병의 정도에 따라서 차이가 많습니다,

손발톱에도 생기며 손바닥, 발바닥에도 생기는 등 우리 몸의 피부 어디에도 올 수 있는데 생기는 피부 부위에 따라 모양이 달라집니다.

2. 건선은 왜 생깁니까?

건선은 흔한 만성 질환으로서 인간에게 오래 전부터 알려진 질환이지만 그 원인을 몰랐습니다. 최근 의학의 놀랄만한 발전으로 건선의 원인이 거의 밝혀지고 있습니다. 건선은 면역T세포의 활성화와 각질형성세포의 이상반응에 의하여 발생합니다. 그리고 환경적 요인, 유전적 요인 및 발병에 관여하는 다른 면역학적 요인 등에서 아직 완전하지는 않으나 많은 의문점이 해결되었습니다. 즉 건선은 피부에 있는 면역세포인 T세포의 활동성이 증가되어 과잉 분비된 인터루킨 17이나 인터루킨 23을 비롯한 면역조절물질들이 염증을 일으키며 이 면역조절물질들이 피부의 각질형성세포를 자극하게 되는데 그 결과 피부의 염증반응과 함께 각질형성세포가 빠르게 자라나기 때문에 생기는 것으로 밝혀졌습니다. 피부의 각질형성세포가 빠르게 자라나기 때문에 피부 위에 하얀 비듬 같은 각질이 겹겹이 쌓여서 보이게 됩니다. 환경적인 요인들도 건조한 기후나 겨울철에 악화하고 여름철에 좋아지는 등의 많은 부분들이 알려졌습니다. 현재 전 세계 의학계는 건선의 또 다른 의문점인 유전적인 요인에 관한 연구를 활발히 하고 있습니다.

3. 건선이 가장 잘 생기는 연령층은 언제인가요?

보통 피부 질환을 비롯한 여러 질병들이 노인층에 많이 생깁니다. 그러나 건선은 특이하게 20대에 가장 잘 생깁니다. 20대에 가장 잘 생기는 것은 백인에서도 그렇지만 우리나라에서도 마찬가지입니다. 건선은 20대에 가장 잘 생기며 그 다음은 10대 후반, 30대의 순입니다. 미국에서 5,600명을 대상으로 한 보고에서는 10%가 열 살 전에, 35%가 스무 살 전에, 58%가 서른 살 전에 발생하고 있습니다. 우리나라에서도 저자가 서울대학교병원 건선클리닉에서 1982년부터 2012년까지 30년간 직접 진료한 등록 신환자 5084명을 관찰한 결과 20대에 처음 발병한 경우가 31.3%, 10대 25.9%, 30대 16.6%, 40대 10.6%, 10세 이전 6.3% 순이었습니다. 그리고 10세 미만에 처음 생긴 경우는 6.3%, 20세 미만에 생긴 경우는 32.2%였으며 30세 미만에 처음 발생한 경우는 63.5%였습니다. 즉 우리나라 환자들도 30세 미만에 많은 환자가 발생함을 알 수 있습니다.

4. 중증건선은 어떤 건선을 말하나요?

건선은 경증, 중등증, 중증으로 흔히 나누는데 이 분류는 건선의 심한 정도를 기준으로 나눈 것으로서 이 분류는 그대로 치료의 기준이 됩니다. 첫째 기준은 건선의 침범면적(body surface area, BSA)입니다. 건선의 병변면적이 총 체표면적의10% 이상인 경우에 해당합니다. 보통 자기 손가락을 포함한 손바닥 면적을 1%로 보기 때문에 이것의 10배 크기입니다.

두번째 기준은 PASI라고 하는 건선면적 및 중등도지수(Psoriasis Area and

Severity Index)입니다. 이 지수가 10 이상인 경우를 중증의 또 하나의 기준으로 합니다. 즉 중증건선은 BSA 10% 이상이면서 PASI가 10 이상인 경우를 말합니다.

5. 건선에서의 PASI 지수는 무엇인가요?

건선이 심하냐 아니면 가벼운가의 평가에서 침범범위의 정도가 가장 우선시됩니다. 그 외 가장 넓게 사용하는 방법이 PASI지수를 측정하는 것입니다.

현재 전세계적으로 건선의 중등도 평가에는 PASI 점수라는 법을 가장 많이 쓰며 미국 FDA에서도 그리고 우리나라 KFDA에서도 공식적으로 건선의 경중도 판정과 신약의 효과검정에 쓰는 방법입니다. PASI란 건선면적 및 중등도지수(Psoriasis Area and Severity Index)를 말합니다. 이 지수를 얻기 위해서는 우리 몸을 다시 두부, 몸, 팔, 다리의 네 부분으로 나누며 각 부위의 건선의 침범면적과 중등도를 구해서 이를 합산한 것입니다. 침범범위는 다시 6 단계로 나누고 중등도는 다시 건선병변의 홍반, 인설, 두께 정도를 각각 4 단계로 나눈 후에 지수공식에 따라서 지수를 구합니다. PASI점수를 구하기 위해서는 다소 어렵고 시간이 걸리며 또한 건선진료의 많은 경험이 필요합니다. 이 PASI는 건선의 경중도 판정, 건선의 경과 진찰 및 건선치료의 평가 등에 쓰입니다.

6. 건선 피부도 다른 피부병처럼 심하게 가려운가요?

건선은 많은 경우 가려움증이 없거나 가려움증이 있어도 습진이나 다른 피부병에 비해 가려움증이 심하지 않습니다. 그러나 때로는 극심한 가려움증을 느끼는 경우도 있으며 보통의 가려움증을 느끼는 경우도 많이 있습니다. 건선병변을 잘못 다루어 염증이 생기면 가려움증이 매우 심해지기도 하며, 습진이나 피부곰팡이증 등이 동반되면서 가려움증이 증가하기도 합니다.

가려움증이 있는 경우 피부를 긁게 되면 이것이 자극이 되어 다시 건선이 악화되거나 발병할 수 있으므로 되도록이면 긁지 않는 것이 좋으며 건선의 치료에 현재의 증상에 맞는 복용 약물이나 바르는 연고 등을 추가하여 가려움증을 억제하는 것이 중요합니다.

7. 건선은 유전합니까?

어려운 문제입니다. 그리고 가장 많이 듣는 질문 중의 하나입니다. 유전하는 경우도 있고 유전하지 않는 경우도 있습니다. 물론 유전하지 않는 경우가 훨씬 많지요. 유전력을 알기 위해 저자가 서울대학교병원에서 5,084명의 환자에게 가족 중에 건선이 있는가를 설문조사 한바 이중 26%가 가족 중에 환자가 있다고 응답하였습니다. 백인에서도 30% 내지 1/3 가량의 빈도가 나옵니다. 그러나 70~75% 정도에서는 가족력이 없는 경우입니다. 그러므로 건선은 유전된다는 것보다 유전성을 가진 경우도 있다고 보는 것이 옳습니다. 유전되는 건선과 유전되지 않는 건선이 어떻게 다른지에 대한 연구도 많이 진행되고 있습니다.

8. 건선 피부의 하얀 각질을 없애기 위해 자꾸 문지르면 어떻게 되나요?

건선 피부를 문지르거나 자극을 주면 건선이 생깁니다. 피부 자극은 건선의 원인 인자 중의 하나이며 피부자극을 피하는 것은 건선 치료의 첫걸음입니다. 이것이 건선관리에서 다른 피부병과 확실하게 다른 점 중의 하나입니다.

우리의 일상생활에서 피부자극을 받는 경우는 너무나 많습니다. 칼에 베거나, 일을 하다가 상처를 입거나, 운동 중에 다치거나 등 피부 자극을 받는 경우가 도처에 있으므로 건선환자에서는 이러한 피부 자극이나 상처를 받는 환경을 가능하면 줄이는 것이 좋습니다. 그러므로, 보기 싫다고 하얀 각질을 억지로 문질러 떼어내거나 때를 미는 것은 건선관리에 도움이 되지 않습니다.

9. 겨울만 되면 건선이 재발하는데 기후와 건선과는 연관성이 있습니까?

건선과 기후와는 연관성이 매우 큽니다. 특히 우리나라처럼 여름과 겨울의 온도차가 심하여서 여름에는 섭씨 30° 이상, 겨울에는 영하 5~10° 등으로 오르내리는 경우 피부는 비록 정상인 경우에라도 이러한 환경에 적응하기 위하여 몹시 혹사당하게 되며 특히 건선이 있는 경우에는 건선이 악화하게 됩니다.

건선은 피부가 건조하면 쉽게 악화하는 경향이 있습니다. 그런데 겨울이 되면 피부가 건조하게 되기 때문에 건선이 악화하기 쉽습니다. 햇빛을 쪼이면 건선이 호전되는 경우가 많은데 겨울에는 야외생활이 줄어들면서 햇빛을 쪼이는 기회가 적어지므로 또한 건선이 악화하는 요인이 됩니다.

10. 스트레스는 건선에 어떤 영향을 주나요?

정신적 스트레스는 건선을 악화시킬 수 있습니다. 그래서 휴가 기간 동안 휴식을 취하면 호전되나 다시 업무에 복귀하면 재발하거나 악화하는 수가 많습니다. 학생들의 경우 학업과 대학입시 등의 압박, 취업과 장래에 대한 불안 등이 스트레스로서 작용하여 건선을 악화시킬 수 있습니다. 그 외에도 여러 가지 생활에서의 스트레스와 개인적인 여러 스트레스는 건선을 악화시키므로 가능하면 피하도록 합니다. 본인에게 적합한 스트레스를 조절하는 방법을 익히는 것도 중요합니다.

11. 피부건조는 건선에 어떤 영향이 있나요?

건선환자의 피부는 대개 건조한 경우가 많습니다. 건조한 피부는 그 자체가 건선을 일으킨다고 볼 수는 없으나 건선이 퍼지게 하거나 악화시킬 수 있습니다. 또한 건선을 재발하게 할 수도 있습니다. 정상인에서도 피부가 건조하면 건조성 습진이 잘 생길 수 있으며 가려움증도 쉽게 올 수가 있습니다. 하물며 이런 조건들은 건선환자에서는 건선을 쉽게 악화시키는 요소가 될 수 있습니다. 그러므로 피부가 건조하지 않도록 가습기를 트는 등 환경을 개선하고 피부에는 보습제를 바르는 것이 좋습니다. 건선환자에서의 건조는 피부장벽이 약화되어 피부의 수분 손실이 많아지고 피부의 수분 유지 기능도 떨어져서 심해지기 때문에 피부장벽 강화 보습제를 쓰는 것이 좋습니다.

12. 감염이 건선에 영향을 미칩니까?

소아나 청년기에 목에 오는 인후염이나 편도선염의 상기도 감염을 앓은 후 종종 건선이 악화하거나 때로는 처음으로 건선이 발병하기도 합니다. 이러한 악화는 보통 염증을 앓은 약 1~2주 후에 잘 생깁니다. 이러한 경우 대개 건선의 병변이 작고 둥근 물방울 같은 모양을 보이는 경우가 많아 물방울건선이라고 부릅니다. 때로는 성인에서도 위와 같은 염증 후에 기존의 건선이 악화되는 경우를 종종 보게 됩니다. 균 염증이 의심되는 경우 혈액검사를 하면 진단에 도움이 됩니다.

13. 건선환자와 접촉하면 전염이 되나요?

건선은 전염되지 않습니다. 절대로 전염되지 않습니다. 우리나라 사람은 아직도 피부병은 전염되는 경우가 많다고 생각합니다. 심지어 공중목욕탕에는 피부질환자가 들어오는 것을 꺼리는 경우가 아직도 있습니다. 그러나 아닙니다. 우리나라가 과거에 어려웠던 시절에는 피부병도 전염성이 있는 세균성질환이나 기생충성질환이 많았으나 이제는 질병 발생도 경제 성장과 함께 달라져서 전염성 질환은 줄고 전염이 되지 않는 건선, 아토피피부염 등이 증가하고 있습니다. 건선은 절대 전염되지 않습니다.

14. 약물 복용은 건선에 어떤 영향을 줍니까?

항염증제나 호르몬제, 베타차단제, 비스테로이드성소염제(진통해열제)를 비롯하여 어떤 종류의 잘 알려지지 않은 약물은 건선을 악화시키는 경우가 있습니다. 그러므로 장기 복용중인 약이나 민간요법으로 사용하는 약이 있으면 주치의에게 알려주는 것이 좋습니다.

특히, 스테로이드라고 부르는 부신피질호르몬제를 함부로 장기간 복용하는 경우 일시적으로 호전된 것처럼 보일 수 있으나 약을 끊으면 곧 다시 생길 수 있으므로 조심하여야 하며 복용 사실을 꼭 알려 주어야 합니다.

15. 머리에 건선이 생기면 비듬과 어떻게 다른가요?

머리 피부는 팔꿈치나 무릎과 같이 건선이 가장 잘 생기는 부위입니다. 주로 윗 머리와 머리 뒤쪽을 따라서 두꺼운 피부 각질이 앉는 경우가 많습니다. 때로는 전체 머리 피부에 오기도 합니다. 어떤 경우에는 각질은 매일 하는 샴푸나 치료로 씻겨나가고 붉은 반점만을 보이기도 하며 때로는 하얀 각질만이 비듬처럼 떨어져 나오기도 합니다.

어느 경우나 머리에 생기는 단순한 비듬이나 머리에 잘 생기는 지루피부염과 감별하여야 합니다. 비듬인 경우 대개 각질만이 문제가 되나 건선의 경우에는 각질 외에 각질 아래에 보이는 피부가 붉은 색을 띄고 있으며 만져보면 두께를 느낄 수 있습니다. 그리고 각질도 건선에서 더 크고 하얀 색깔이며 두텁게 느껴집니다. 때로는 건선의 초기에 먼저 머리에만 있으면서 수개월 내지 수년 동안 진행하는 경우가 있는데 이 경우 건선과 비듬이나 지루피부염과 감별이 힘들어지기도 합니다. 두피 건선의 경우 흔히 헤어라인을 넘어서 이마나 귀, 귀뒤쪽으로 퍼져 나갈 수 있습니다

16. 햇빛을 쪼이면 건선이 좋아지나요?

건선은 여름에 좋아지는 피부병입니다. 여름에 건선이 좋아지는 주된 이유는 햇빛 속의 자외선입니다. 그러므로 체계적인 자외선 노출은 건선을 호전시킵니다. 그러나 너무 햇빛을 많이 쪼이면 기미나 피부노화를 비롯하여 피부에 자외선의 나쁜 영향도 올 수 있습니다.

어떤 분은 병을 빨리 나으려는 욕심에 처음부터 햇빛을 너무 많이 쪼여 오히려 햇빛화상을 입어서 고생하는 경우도 있으므로 만약 쪼인다면 너무 갑자기 많이 쪼이지 마시고 서서히 자기 피부에 적응시켜가면서 쪼여야 합니다.

과거 변변한 치료방법이 없을 때는 햇빛을 쪼이는 것이 그나마 해볼만한 치료법이었으나, 이제는 좋은 바르는 약과 먹는 약이 개발되어 있으며 훨씬 효과적인 전신 광치료나 레이저표적광선치료와 같은 광치료 방법도 새로이 개발되어 있으므로 억지로 많은 햇빛을 쪼일

필요성이 크게 줄어 들었습니다. 즉 건선치료에 좋은 햇빛 속의 자외선 파장이 무엇인지를 수십년에 걸친 오랜 연구 결과 알아내었습니다. 그리고 이 파장의 자외선을 쪼이게 되므로 햇빛노출보다 훨씬 효과적입니다. 즉 효과가 적은 다른 자외선 파장이나 햇빛 속의 적외선, 가시광선의 노출이 없는 광치료법을 쓰는 것이 더 좋을 것입니다.

17. 건선환자의 목욕은 어떻게 하는 것이 좋을까요?

목욕을 너무 자주하는 경우 때와 함께 피부의 기름기도 같이 빠지게 되므로 일시적으로는 좋으나 결국은 피부가 건조해집니다. 건조한 피부는 건선을 악화시킵니다. 그러므로 피부가 건조한 건선환자는 목욕을 정상인보다 짧게 그리고 적은 빈도로 하는 것이 피부 건강에는 좋습니다. 1주에 3회 이상 또는 매일 목욕하는 것은 좋지 않겠지요. 대신 가벼운 샤워 위주로 하시고 비누 사용을 줄이는 것이 좋습니다. 비누 대신 보습 기능을 첨가한 순한 세정제로서의 클렌저를 사용하는 것이 좋습니다. 목욕 후에는 즉시 보습제를 바르는 것이 좋습니다. 어떤 환자들은 목욕을 할 때 건선의 각질을 억지로 손이나 때수건으로 벗겨내는 경우가 많은데 절대로 피해야 합니다.

18. 건선에는 어떤 음식을 먹으면 도움이 되나요?

진료실에서 음식에 관련된 질문을 굉장히 많이 받게 됩니다.

"무엇을 먹으면 건선이 좋아집니까?"

"어떤 음식을 가려야 합니까?"

어떤 음식을 먹은 후 건선이 호전되는 경우 그 당시 먹은 음식으로 인해 좋아졌다고 하는 경우가 많은데 건선은 저절로도 일시적으로 호전될 수 있으므로 이를 객관적으로 입증할 연구가 필요합니다. 과학적인 실험으로 누구에게서나, 언제나 거의 동일한 결과가 나와야 효과를 인정할 수 있기 때문입니다. 그 동안 음식에 관하여 여러 가지 연구들이 진행되었으나 확실하게 효과를 보이는 결과가 나온 연구는 없었습니다. 즉 건선을 호전시키는 음식으로 결론지을 음식은 없다는 편이 옳을 것입니다.

건선에서는 비만을 비롯하여 심혈관계 및 대사성 질환이 동반될 수 있으므로 저칼로리, 저염, 저지방식 등이 장기적인 건선의 관리에 도움이 될 것입니다. 이런 식단이면 건선에도 좋고 심혈관계 및 대사성 질환 모두에 좋으므로 전신건강을 위해서도 좋습니다. 그리고 적당한 체중관리가 건선에 좋습니다.

19. 술과 담배는 건선에 어떤 영향을 미치나요?

과음하는 환자에서 건선이 대개 악화합니다. 실제로 과음하는 경우에는 치료를 등한히 하는 경우가 많은데 이것도 건선 악화에 영향을 줄 것입니다. 술을 많이 마시는 경우 더 심한 건선이 많이 발생한다는 보고들이 있는 것으로 보아 과음은 전신 건강에도 나쁠 뿐만 아니라 건선에도 좋지 않을 것입니다.

아직까지 확실하지 않으나 담배를 피우는 사람에서 건선이 더 많이 생긴다는 영국, 이탈리아 그리고 우리나라에서의 보고들이 있습니다. 흡연의 기간이 길어지고 흡연의 양이 많을 수록 건선이 더 심하다는 보고도 있습니다. 그리고 흡연이 건선 자체를 악화시킨다는 보고도 있습니다. 담배는 폐, 심장 등의 전신건강과 연관되어 심혈관계 및 대사성 질환과 관련성이 있으면, 피부노화와의 관련성이 알려져 있듯이 건선에서도 직간접적인 영향을 받을 것으로 봅니다. 건선환자는 담배를 피우지 않는 것이 건선뿐만 아니라 건선과 연관된 심혈관계 또는 대사성 질환 예방에도 유익할 것입니다.

20. 건선을 예방하기 위하여 일상생활에서 주의할 점은 무엇인가요?

1. 피부자극이나 피부손상을 받지 않도록 하십시오.
2. 인후염이나 목감기와 같은 염증은 건선을 일으킬 수 있으므로 조심하십시오.
3. 피부가 건조하지 않도록 해야 합니다.
4. 정신적 스트레스를 피하도록 하십시오.
5. 육체적인 과로는 건선을 악화시킵니다.
6. 겨울철이나 환절기에는 악화하기 쉬우므로 조심하십시오.
7. 술, 담배는 건선을 악화시킬 수 있습니다.
8. 비만하지 않도록 하는 체중관리가 중요합니다.
9. 하나의 병변이 더 커지거나 여러 개의 병변이 서로 합쳐져서 커지기 전에 또는 오래되어 병변의 두께가 두꺼워지기 전에 치료를 잘 하는 것이 좋습니다.
10. 건선 치료 후 염증 후의 색소침착이 올 수 있으므로 빨리 제대로 치료하는 것이 염증 후 색소침착을 줄이는 길의 하나가 됩니다.

21. 건선이 악화되는 것을 어떻게 알 수 있나요?

건선이 악화하는 경우 병변이 차지하는 범위가 넓어집니다. 그리고 병변에 쌓이는 각질층이 두터워지거나 피부의 붉은 색이 짙어집니다. 병변의 피부를 손으로 만져보면 두터워진 것을 알 수 있습니다.

이런 악화의 형태가 가장 많으나 아급성이나 급성의 악화 형태도 있습니다. 이 경우에는 인설도 별로 없이 홍반이 빠르게 진행되어 갑니다. 이렇게 진행하는 건선의 경우 치료도 쉽지 않으며 재발도 자주 빠르게 하는 경향입니다.

드물게 보통의 건선이 어느 시기에 작은 고름주머니 형태로 변하는 농포건선이나 전신피부에 피부각질이 일어나는 박탈건선이 생기는 경우도 있는데 이것이 건선이 가장 심하게 악화되는 급성형태의 하나로 봅니다. 이 경우 열이 나는 등의 전신증상이 올 수 있습니다.

22. 건선의 활성도는 무엇인가요?

건선의 활성도는 건선이 최근에 어떻게 퍼져 나가느냐 또는 안정화되어 가느냐 등의 정도를 말하는 것입니다. 활성도가 낮은 경우 건선이 수개월간 그대로 있는 경우도 있으며 활성도가 매우 높은 경우 수일 내에 전신에 퍼져나가기도 합니다. 아주 심한 경우 오늘 보는 건선의 정도는 내일이면 피부의 범위나 건선의 상태가 이미 달라지기도 합니다. 이러한 활성도는 건선의 치료 가능성과 예후에 큰 영향을 미치게 됩니다. 어떤 경우 침범 범위보다 더욱 중요한 경우도 많습니다.

23. 건선과 비타민D는 어떤 관련성이 있나요?

건선환자에서 비타민D는 칼슘을 흡수하여 뼈 건강을 유지하는 기능 외에 체내의 염증반응을 억제하고 면역조절기능을 하며 각질형성세포의 증식과 분화를 조절하는 기능이 더 주목을 받고 있습니다.

그래서 비타민D를 함유한 연고제를 이미 30년전부터 현재에 이르기까지 건선에서 표준치료제로 사용하고 있습니다.

비타민D의 좋은 기능을 위해서는 혈중의 비타민D 농도가 매우 중요한데 정상인의 경우 혈중 농도(ng/ml)가 10 이하면 매우결핍, 20 이하면 결핍, 30 이상이면 충분하다고 봅니다. 부족한 비타민D를 보충하는 방법으로는 ① 햇빛을 쪼이거나, ② 음식으로 섭취, ③ 제품화된 경구용 또는 주사제 비타민D의 사용이 가능합니다. 이중 햇빛을 쪼이거나 필요량을 음식으로 섭취하는 것은 쉽지 않으므로 대개는 경구용 비타민D 보조제를 섭취하고 있습니다. 건선에서 비타민D를 전신 투여하는 경우 건선에 대한 치료효과가 있다는 보고도 있으나 없다는 보고도 있어 아직 결론을 내리기 어렵습니다.

건선에서 광치료를 많이 하는데 이 경우 단파장이기는 하지만 자외선에 주기적으로 계획적으로 노출을 하기 때문에 혈중 비타민D 농도를 증가시키는 이점이 있습니다.

24. 건선환자에서 대상포진 예방접종은 왜 필요한가요?

건선환자에서는 대상포진의 빈도가 증가한다고 알려져 있습니다. 특히 중등증 내지 중증에서는 더욱 증가한다는 보고가 있습니다. 건선환자에서 대상포진이 생기면 건선과 대상포진 모두 치료가 힘들어집니다. 대상포진이 발생하면 일단 건선의 면역억제제 치료는 연기될 것이며 대상포진 부위에는 건선 연고의 도포가 중단될 수 있습니다. 광선치료도 중단하는 경우가 많아 건선이 악화할 수 있습니다.

그래서 2019년 미국피부과학회지에는 50세 이상의 건선환자에서는 대상포진의 예방접종을 하도록 권고하는 미국건선재단의 보고가 발표되어 있습니다. 또한 50세 이하라도 면역억제제 치료를 하는 경우에는 대상포진 예방접종을 고려해 보도록 하고 있습니다.

건선이 아닌 경우에도 50세 이상에서는 대상포진이 급격히 증가하므로 대상포진 접종을 권고하고 있는데, 피부질환이며 면역병인이 작용하는 건선에서는 더욱 미리 대상포진에 대한 예방접종을 하는 것이 좋을 것입니다.

25. 건선은 어떻게 치료하나요?

건선을 악화시키는 여러 요인들을 피하면서 경증인 경우 보습제 및 바르는 약을 규칙적으로 바릅니다. 그리고 국소광치료나 레이저를 이용한 표적광치료를 하기도 합니다. 바르는약이 효과가 없거나, 부작용이 나는 경우 및 중등도나 중증의 건선인 경우에는 전신 광치료나, 레이저 표적광치료, 먹는 약 치료를 합니다. 광 치료는 1주일에 대개 2회씩 건선 피부에 규칙적으로 자외선 조사를 받게 됩니다. 자외선 치료는 처음에는 3개월가량 시행합니다. 경구용 약은 규칙적인 검사와 함께 이루어집니다. 중증건선인 경우 생물학제제가 사용될 수 있습니다.

최근에는 효과를 증가시키기 위하여 두세가지 치료를 동시에 복합하여 치료하는 경우가 많습니다. 치료를 하는 도중 규칙적인 진찰과 검사가 필요합니다.

26. 건선의 약물치료 시 정기적인 검사가 왜 필요한가요?

지금 사용 중인 치료제는 거의가 20년 이상의 1상, 2상, 3상의 연구 후에 미국이나 유럽을 비롯하여 국가의 엄격한 검정 후에 사용 허가를 받았으며 사용 후에도 20~30년간 전 세계적으로 계속 과학적인 검증을 거친 것입니다. 그 결과 효과뿐만 아니라 부작용의 빈도와 정도 등이 대부분 국제적인 연구 논문으로 밝혀져 있습니다. 우리나라 환자에서의 연구결과 보고도 물론 있습니다. 그래서 부작용을 미리 알아서 대처하기 위해 주기적인 검사를 시행합니다. 주기적 검사의 방법이나 스케줄 등도 수십년에 걸친 장기간의 연구 결과 이미 다 알려져 있습니다. 그래서 안전하게 치료하기 위한 것이므로 꼭 치료시에 정기적인 검진을 받아야 합니다. 정기적인 검진을 필요로 하는 표준 건선치료제는 건선의 원인에 대한 연구와 함께 전 세계적으로 과학적인 효과 검증이 이루어진 치료법으로서 과학적인 검증이 되지 않은 치료법과는 완전히 다릅니다.

27. 건선환자에서 치료방법의 선택은 어떻게 하나요?

건선의 치료방법에는 여러 가지 종류가 있습니다. 이들 중에서 환자에 따라서 가장 효과적인 방법을 찾아내는 데는 환자의 현재의 건선 상태가 가장 큰 영향을 미칩니다. 즉 작년의 치료와 지금의 치료 방법이 다를 수 있는 것입니다. 이러한 건선의 현재 상태 판정 기준에는 건선의 심한 정도, 건선의 활성도, 건선 병변의 형태, 건선이 생긴 피부의 부위 등을 주로 참고로 합니다. 그리고 건선의 상태 외에도 환자의 나이와 전신 건강 상태, 정신적 상태 등에 따라 치료방법이 달라집니다. 몸이 건강한 사람과 몸에 간염이나 고혈압, 당뇨병을 비롯한 다른 병이 있는 경우 당연히 치료방법이 달라지겠지요. 또한 어른에서의 치료방법을 소아에 그대로 적용할 수도 없겠지요.

그리고 환자의 건선 병에 대한 이해 정도도 치료방법 선택에 영향을 미칩니다.

28. 생물학제제는 무엇인가요?

최근 생물학제제를 건선에 사용하고 있습니다. 그러나 환자들 중 일부는 완치되는 약으로 잘못 알고 너무 큰 기대를 가지고 있는 경우도 있습니다.

생물학제제는 건선의 면역학적 발병 기전이 밝혀지면서 만들어진 약들입니다. 즉 건선을 일으키는 특정 면역조절물질 즉 사이토카인들을 억제하는 제제들입니다. 현재는 건선을 일으키는 T세포를 직접 억압하는 제제는 사용되지 않고 있으며 TNFα를 억제하는 약제를 시작으로 인터루킨 12/23, 인터루킨 17 및 인터루킨 23을 억제하는 약제들이 미국 FDA를 시작으로 우리나라를 비롯하여 전 세계적으로 승인을 받았습니다.

각각의 약제들은 장단점이 있으며 투여 방법들도 서로 다릅니다. 투여 전에 결핵이나 간염을 비롯하여 사전에 필히 검사할 항목들이 다수 있습니다. 무엇보다도 아직도 고가인 점이 단점입니다. 아직 임상연구 중인 약제도 있으며 새로이 개발중인 약제들도 있습니다.

29. 복합요법이란 어떤 것인가요?

건선을 치료할 때 쓰는 방법은 바르는 약, 먹는 약, 광치료 및 생물학제제 등이 있습니다. 건선을 치료할 때 이들 중 한가지 방법을 쓰면 효과는 좋을지 몰라도 오래 쓰면 부작용이 올 수가 있겠지요. 그래서 이들 중 두 가지 이상을 같이 쓰면 효과는 더 좋아지고 각각의 약제들은 적게 쓸 수 있으므로 부작용을 줄일 수가 있습니다.

즉 비타민D 연고를 바르는 단독 요법보다 이 연고를 바르면서 광선치료를 같이 하는 경우 또는 광선치료를 하면서 약을 같이 먹게 되면 건선치료 효과는 훨씬 좋아지고 한가지 약을 줄여서 쓸 수 있으므로 부작용은 적어질 수 있습니다.

그러나 무엇보다도 복합요법의 시행은 번거로울 수 있으며 두가지 치료의 주의할 점과 각각의 약의 장단점과 부작용 그리고 특이점을 잘 알아야 합니다.

30. 311 nm 단일파장 자외선 B치료법은 왜 좋은가요?

광치료법은 건선치료의 가장 중요한 치료법 중의 하나입니다. 과거에는 광치료를 할 때에 넓은 파장의 자외선B를 사용하였습니다. 지금도 쓰는 경우가 있지요. 최근에는 자외선 B의 넓은 파장에서 건선에 가장 효과가 좋은 파장을 알아내었습니다. 그것이 311 nm입니다. 그래서 과거의 넓은 파장 대신 단일파장(narrow band)이라고 부르는데 주로 이 단일파장을 치료에 사용합니다. 단일파장의 자외선B를 쓰는 경우 과거의 넓은 파장보다도 훨씬 치료효과가 좋으며 홍반과 같은 부작용도 적습니다. 또한 단일파장 외의 자외선이나 적외선 가시광선 등은 쪼이지 않으므로 이로 인한 부작용도 훨씬 적습니다.

이 단일파장자외선 램프를 등신대로 만들고 이를 연결하여 캐비넷처럼 만들어서 전신의 건선치료에 사용합니다. 또한 국소에 건선에 있는 경우를 위해서 국소형으로 만들어서 사용하며 손발바닥에 있는 건선의 치료를 위해서 손발바닥형 광선치료기도 개발되어 있습니다.

31. 레이저 표적 광선치료는 무엇인가요?

건선에서는 311 nm의 단일파장 자외선요법이 현재 주로 쓰는 가장 좋은 광치료법입니다. 그러나 이 광선치료의 경우 건선이 없는 정상 피부 부위에도 광선을 쪼이는 단점이 있습니다. 그래서 건선 표적에만 건선에 가장 좋은 자외선을 쪼이는 방법이 레이저 광선의 도입으로 가능해졌습니다. 이 경우에 311 nm보다 파장이 짧은 308 nm인 레이서광선을 사용함으로 자외선에 의한 홍반이 더 짧은 시간에 나오는 장점도 있습니다. 그리고 의사가 직접 건선 병변을 보면서 그 곳에만 조사하며, 즉각적인 광량조절이 가능합니다.

308 nm를 내는 레이저로는 가스를 매질로 하는 엑시머 레이저와 고체를 사용하는 티타늄사파이어 레이저가 있습니다. 어느 경우에나 피부과전문의가 하는 경우 건강보험으로 치료가 가능해졌습니다. 특히 레이저 표적광선 치료는 단일파장자외선으로 치료가 힘든 두피나 얼굴부위 굴곡진 부위에도 가능하며 전신 피부 어디에도 직접 치료가 가능한 장점이 있습니다.

신문 · 잡지 · 방송에 소개된 윤재일 교수와 건선 클리닉

新 베스트닥터의 건강학

〈29〉 피부과

서울대병원 윤 재 일 교수

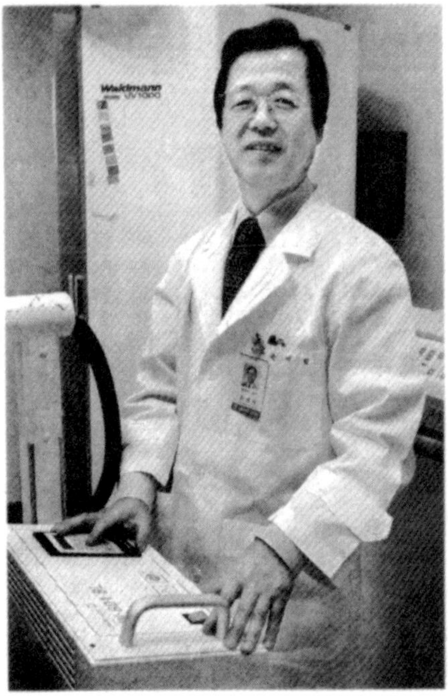

김동주기자 zoo@donga.com

서울대병원 윤재일 교수가 건선 환자를 치료하기 위해 광선 치료기의 강도를 조절하고 있다.

환절기-겨울에 증세 악화… 요즘이 가장 심할때
잦은 목욕 피부에 毒… 보습크림 듬뿍 바르도록

서울대병원 피부과 윤재일 교수(56)는 세 가지가 많아 '3다 교수'로 통한다.

첫째 환자가 많다. 현재 그의 치료를 받고 있는 환자는 5000여명. 국내는 물론 세계적으로도 유래가 없다. 한때 초진을 받으려면 1년을 기다려야 했고, 최근 초진 환자 진료를 늘렸지만 여전히 5~6개월은 기다려야 한다. 그의 부인은 윤 교수가 오전 진료시간을 넘겨 점심식사를 거르는 것을 방지하기 위해 매일 정성들여 도시락을 싸준다.

둘째 이 많은 환자 사례를 꼼꼼히 분석 연구한 덕에 연구 논문이 많다. 그는 지금까지 국제 학술지 78편, 국내 223편의 논문을 발표했다.

셋째 제자가 많다. 그는 감정을 드러내 화를 내는 법이 거의 없다. 제자가 잘못한 경우에도 꾸중이 교육에 도움이 되는지 여러 번 생각한 뒤에 실천에 옮긴다. 그는 제자와 동료 교수들의 추대에 따라 최근까지 대한피부과학회 이사장을 지냈다.

–건선(乾癬) 치료의 대가로 환자의 80%가 건선인 것으로 알고 있다. 건선은 어떤 질환인가.

"인구의 1% 정도에서 생기는 만성 피부병이다. 온몸의 살갗에 작은 좁쌀 같은 것이 오돌토돌 올라오고 이 위에 새하얀 비듬 같은 각질이 겹겹이 쌓여 나타난다. 주로 팔꿈치, 무릎, 엉덩이, 머리에 잘 생긴다. 환자 중에는 건선을 습진, 아토피 피부염 등으로 알고 제대로 치료받지 못하는 사람이 흔하다. 손, 발바닥과 손발톱에도 생기는데 이때 무좀 치료만 받는 사람도 적지 않다. 피부에 기름기와 수분이 적은 건성피부와 건선을 같은 병으로 아는 사람도 있지만 둘은 전혀 다르다."

-건선은 왜 생기는가.

"정확한 원인은 밝혀져 있지 않다. 피부 자극이나 상처, 편도염 감기 중이염 등의 감염과 관련이 있고 일부는 유전적 원인 때문인 것으로 보인다. 최근 여러 가지 이유로 면역을 담당하는 T세포가 '오버'해서 면역물질을 많이 만들고 이 때문에 피부의 바깥층인 표피의 세포가 자극 받아 보통 사람의 5~10배 마구 자라 생기는 것으로 밝혀졌다."

-건선은 치료가 안 되는 난치병으로 알려져 있는데….

"그렇지 않다. 지금은 '완치는 안 되지만 치료는 되는 병'으로 바뀌었다. 치료를 받으면 환자의 80~90%에서 원래 증세의 90% 이상이 사라진다. 그러나 아직 재발을 막을 수는 없다. 그래서 피부과 전문의들은 재발을 늦추거나 줄이는 데 전력을 다하고 있다."

-그렇다면 어떻게 치료하나.

"환부에 연고를 바르는 것과 빛을 쬐는 광선 치료, 약 복용 등으로 치료한다. 요즘에는 치료법을 병행하거나 순차적으로 사용해 고치는 방법으로 효과를 보기도 한다. 특히 최근엔 T세포를 진정시키는 사이크로스포린, 아메바이브, 랩티바 등이 잇따라 나와 환자들에게 큰 도움이 될 것으로 보인다."

윤 교수는 광선 치료의 국내 대가로 1982년 미국 하버드대에서 이 치료법이 개발된 직후 이 치료법을 배워 국내 환자의 실정에 맞게 변형해 보급시킨 주인공이다.

-건선은 언제 가장 심해지나.

"바로 지금이다. 건선은 환절기와 겨울에 증세가 심해지는데 지금은 두 가지가 겹치는 때 아닌가. 건선이 추운 날씨와 관련 있다는 것은 유럽의 발병률만 봐도 알 수 있는데 비교적 따뜻한 지중해 국가에서는 우리와 비슷한 1% 대이지만 스칸디나비아 국가들은 3%까지 올라간다. 또 건선 환자들은 '공기가 좀 건조하다'고 느끼는 순간 증세가 악화된다."

윤 교수는 실내 냉난방 시스템, 자동차 생활, 잦은 목욕 등으로 인해 사람들이 점점 건조한 환경 속에 지내고 있으며 이 때문에 피부가 조로(早老)하고 있다고 우려했다.

-이런 환경에서 피부는 어떻게 변하나.

"날씨가 건조하면 피부도 수분을 빼앗겨 건조해지고 가려움을 타게 된다. 이 때문에 벅벅 긁어 건성 습진이 생기곤 한다. 이런 상태가 오래되면 피부에 주름이 생기고 거칠어지며, 날씨가 건조하면 더 가려워지는 악순환에 빠진다. 담배를 한두 개비 피운다고 금세 폐암이 나타나지는 않지만 오랜 흡연이 폐암을 유발하는 것처럼 피부를 해롭게 하는 잘못된 습성이 오래되면 피부가 빨리 늙는다."

-건조한 환경에서 피부 건강을 지키기 위해서는 어떻게 해야 하나.

"목욕 뒤에는 기름기와 수분이 함께 증발되므로 지나친 목욕은 피부 건강에 좋지 않다. 너무 자주 목욕하거나 탕에 오래 있는 습관은 버리는 것이 좋다. 목욕 후에는 반드시 보습제를 바르도록 한다. 정 바쁘다면 가장 건조해지기 쉬운 정강이 부분과 바깥쪽에는 보습제를 바르도록 한다. 특히 다른 때는 몰라도 지금부터 12월까지는 보습제를 바르는 것이 좋다. 때를 미는 것도 피부에는 독이다. 사람들은 피부에 묻은 먼지나 잡균 등을 없애려고 때를 밀지만 각질세포와 수분, 피지 등이 함께 '몰살'된다. 때는 밀지 않는 것이 좋고 굳이 때를 밀어야겠다면 목욕 뒤 보습제를 듬뿍 발라야 한다." 이성주기자 stein33@donga.com

"건선 숨기지말고 햇볕쬐야 좋아지지요"

의사의 세계

윤재일 서울대 피부과 교수

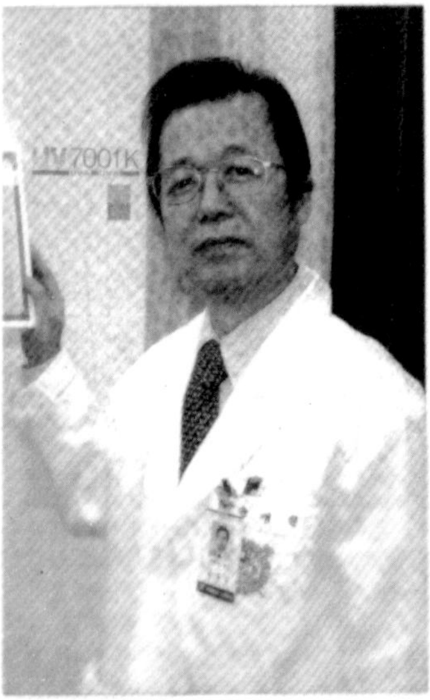

서울대병원 피부과 윤재일 교수는 "건선은 생명에 위협을 주지는 않지만 사회생활에 큰 장애를 준다는 점에서 심각한 질병"이라고 말한다.

표피가 비듬처럼 하얗게 떨어지는 병

美 광선치료 기준 우리에 맞게 조정

"전염병도 아닌데… 당당히 대응을"

건선 전문가인 서울대병원 피부과' 윤재일(尹在一·56)교수는 진료의 상담시간을 인생상담에 할애한다. 피부가 비듬처럼 허옇게 벗겨지는 건선은 남들이 이상하게 보고, 꺼리는 등 사회생활의 장애가 가장 큰 고통이기 때문이다. 게다가 가장 발병이 많은 연령이 한창 꿈을 펼칠 20대와 10대. 대부분 환자들은 '피부 당뇨병'이랄 수 있는 만성질환인 건선을 잘 관리하는 것보다 숨기는데 급급하다.

1982년 윤 교수가 서울대 의대에 부임한 후 건선클리닉센터에 등록시킨 환자가 3,000여명. 윤 교수가 기억하는 환자의 경험은 대부분 가슴 아픈 것들이다. 학교에서 놀림받기 싫어 한여름에도 긴소매 옷을 고집하는 어린 학생, 직장의 연수원장으로부터 '진단서 없이는 연수원에 들어올 생각을 말라'고 통보받은 직장인, 신체검사에서 경증 건선을 문제삼아 진급이 보류된 군인, 며느리 눈치 안보고 손주 한번 안아보는 게 소원인 할아버지….

"건선은 전염병이 아닙니다. 옮지 않아요. 그걸 모르는 사람들의 편견과 차별이 이렇게 심하니, 한창 직장을 갖고 결혼을 하고 인생계획을 세울 10~20대들이 얼마나 심적 고통을 겪겠습니까?" 더 심각한 것은 환자가 스트레스를 받으면 건선 급속히 악화, 온 몸으로 퍼진다는 점이다. 스트레스와 피부자극, 피부건조는 건선을 악화시키는 주요 원인이다.

건선은 피부세포가 너무 빨리 증식해 표피가 비듬처럼 떨어지는 병이다. 일반인의 피부재생주기(피부층 맨 아래 세포가 표피로 나와 떨어지기까지)가 40~50일인데 반해 건선 환자는 5~7일마다 피부가 재생된다.

우리나라 인구의 약 1%가 앓는 것으로 추정되나 처음 발병하는 부위가 무릎, 팔꿈치, 엉덩이, 머리 속 등 숨겨진 부분이라 드러나지 않은 환자가 많다. 건선의 원인에 대해 논란이 많았지만 90년대 이후 면역세포중 하나인 T-헬퍼셀의 과도한 활성화가 원인이라는 견해가 정설로 굳어지고 있다.

윤 교수는 "최근 자외선치료가 정밀해지고, 바르는 약, 먹는 약을 병용하는 복합요법이 발전하면서 건선은 관리가 가능한 질병이 되었다"고 말한다.

국내에선 20여년 전 자외선치료법이 처음 나온 후 1998년부터 자외선중에서도 파장이 311㎚인 UVB만 골라쪼이는 광선치료를 한다. 바르는 비타민D, 면역억제제인 사이클로스포린 투약 등을 적절히 병용하면 더욱 효과적이다.

윤 교수는 미국에서 나온 치료 기준을 우리나라 환자에 알맞게 재정립하는 데 주력하고 있다. 자외선에 덜 민감한 황인종에게는 적절한 자외선량이 달라질 수밖에 없다. 윤 교수의 조사에 따르면 우리나라 사람들은 백인보다 자외선을 30% 더 쪼여야 홍반(피부가 빨갛게 익는 것)이 나타나기 시작한다. 2000, 2001년에는 자외선량과 피부가 타는 정도, 비타민D-자외선 병용요법의 치료효과 등을 분석, 황인종 최초의 임상사례로 해외 '광피부학'저널에 실렸다. 자외선에 대한 윤 교수의 연구는 자외선차단제품을 생산하는 화장품회사에도 유용한 자료로 쓰이고 있다.

"미국의 제약사들은 보다 근본적 치료가 가능토록 T-헬퍼셀의 활성을 막는 생물학 제제를 개발, 임상시험을 벌이고 있습니다. 그러나 근본 치료가 가능하기 전까지 남들의 시선에 당당히 대응하는 마음가짐이 필요합니다. 건선 환자는 몸을 가리지 말고 드러내 햇볕을 쬐야 좋아지지요. 주변사람들이 해롭지 않은 피부병의 하나라는 것만 알아준다면 좋을 것입니다."

/김희원기자 hee@hk.co.kr

D2 2003년 5월 28일 수요일 10판 제25640호 건강 Health 조선일보

"제발 때 박박 밀지 말고 보습제 발라 줘요"

임호준기자의 **名醫이야기 ⑥**

피부질환 윤재일 서울대병원 교수

"밖으로 드러나는 피부병은 혐오감을 주므로 고대로부터 주술(呪術)을 포함한 다양한 치료법들이 시도돼 왔습니다. 그러다 보니 온갖 속설과 잘못된 상식들이 넘쳐나게 됐습니다."

서울대병원 피부과 윤재일 교수는 "몸 밖을 싸고 있는 피부는 세균 등 외부의 병원체를 막아내는 인체 최전방 부대"라며 "최근 피부 미용에 대한 관심이 늘고 있지만 피부와 피부병에 대한 상식은 제자리 걸음"이라고 말했다. 인체 여러 기관의 병들 중에서 가장 종류가 다양한 것이 피부병인데 아직도 피부 연고 한가지를 만병 통치약처럼 쓰는 가정이 많다고 그는 통탄한다. 그래서 윤 교수는 "제발 피부과 의사에게 물어보든지 책이라도 찾아보라"고 강조한다.

피부 연고의 경우, 무좀균과 같은 곰팡이를 죽이는 항진균 성분, 헤르페스 같은 바이러스를 억제하는 항바이러스 성분, 세균(박테리아)을 죽이는 항생제 성분, 습진 등에 사용되는 스테로이드 성분 등 종류가 다양하다. 항생제 연고를 발라야 할 곳에 항바이러스 연고나 스테로이드 연고를 바르면 아무런 효과가 없을 뿐 아니라 때로는 부작용이 생기기도 한다. 만약 무좀에 습진약을 바르면 불에 기름을 끼얹은 격이 돼 증상이 급속도로 악화된다. 제발 신문 잡지 등의 '약 광고'에 현혹되지 말고 의사에게 물어보라고 윤 교수는 충고한다.

윤 교수는 "피부과 약은 독하다는 잘못된 상식 때문에 의사가 처방하는 약을 중도에 끊는 경우가 많다"며 "피부병이 심해져 온 몸에 퍼지면 사람 만나기를 기피하게 되고 사회활동에도 심각한 지장을 주므로 증상이 가볍다고 아무렇게나 치료하다가는 큰 일 난다"고 말했다.

비싼 돈 들여 피부 관리를 받지 않더라도 피부 상식만 제대로 알면 얼마든지 건강하고 아름다운 피부를 유지할 수 있다고 설명한다. 대한피부과학회 이사장인 그가 5월 마지막주(26~30일)를 '피부건강주간'으로 선포하고 '피부건강 전도사'로 나선 것도 이 때문이다.

건강한 피부를 위해 윤 교수는 '때 밀지 말 것'을 제일 처음 언급했다. 많은 사람이 때를 밀어야 피부가 매끈매끈 고와진다고 믿지만 때를 밀면 수분을 머금고 있는 각질층이 파괴돼 피부가 건조해지고 주름이 많

피부병 원인 다양… 알맞은 연고 골라 써야
과음·흡연은 피부 거칠어지고 각화현상 촉진
피부는 '감정의 거울'… 편안한 마음 갖도록

그는 피부과 의원이 미용 치료에 전념하는 등 '뷰티 숍'처럼 변해가는 현상에 대해선 "건강하고 아름다운 피부를 갖고 싶어하는 욕망은 자연적인 것이며, 전문가 집단이 여기에 관심을 갖는 것도 당연하다"며 "그러나 너무 상업적으로 치닫는 것은 곤란하다"고 말했다. 윤 교수는

아지는 등 피부노화가 촉진된다는 것. 윤 교수는 "때를 밀면 인체 최전방 부대인 피부 각질층이 파괴돼 공중에 떠다니는 세균이나 진균에 대항하는 능력이 떨어진다"며 "세상에 때를 미는 피부과 의사는 한 명도 없다"고 말했다. 얼굴에 뾰루지가 많이 나 고생하는 여성들 중 상당수는 이태리 타월로 얼굴을 박박 밀어 세균이 침투했기 때문이란 게 윤 교수의 설명이다. 기필코 때를 밀어야 직성이 풀린다면 목욕 후 즉시 피부 보습제를 발라 수분을 유지해 주라고 그는 덧붙였다.

두 번째 계명은 흡연과 지나친 음주를 삼가라는 것. 니코틴은 피부의 혈액순환을 방해해 피부의 재생력을 떨어뜨리고 피부를 거칠고 칙칙하게 한다는 것. 또 술을 지나치게 많이 마시면 얼굴과 몸에 가는 실핏줄이 드러나게 되고, 세포조직의 수분을

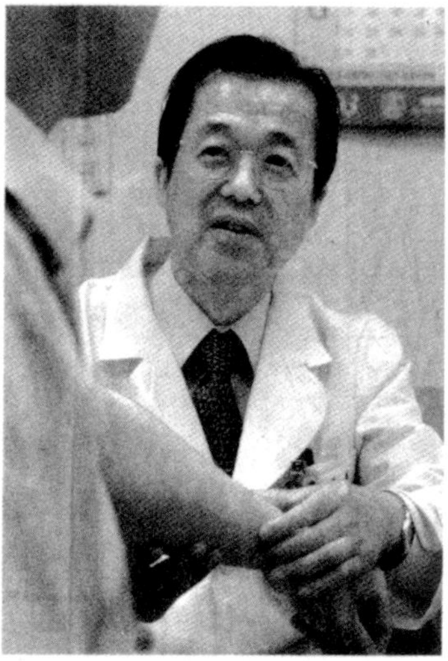

◇환자와 병원 직원 모두에게 인기가 좋은 윤 교수는 좀처럼 화내는 일이 없고, 원칙에 따라 꼼꼼하게 진료하는 것으로 정평이 나 있다.
/채승우기자 rainman@chosun.com

빼앗겨 피부 각화(角化)현상을 촉진한다는 설명이다. 윤 교수는 "과음한 다음날 얼굴과 눈이 퉁퉁 붓고 뾰루지가 날 때는 얼음찜질 등으로 피부를 조여준 뒤 소독효과가 있는 애프터셰이브 로션을 발라주고, 물을 많이 마시라"고 충고했다.

윤 교수는 ▲아파트 생활과 샤워·사우나 문화의 확산으로 과거보다 피부가 몹시 건조해져 피부가 가렵고 거칠어지고 껍질이 일어나는 등 피부 노화가 촉진되므로 샤워 뒤엔 반드시 올리브유나 보습로션 등을 발라 피부 수분 유지에 신경 쓸 것 ▲피부에 관한 한 햇볕은 백해무익이므로 과도한 자외선 노출을 삼가고 외출시엔 반드시 자외선 차단제를 바를 것 ▲피부엔 언제나 세균들이 득실거리므로 항상 청결히 관리할 것 ▲밤샘 작업 등을 하면 피부의 신진대사가 저하돼 피부가 거칠어지므로 충분한 수면을 유지할 것 ▲비타민과 미네랄 등 충분하고 고른 영양을 섭취할 것 ▲모발과 손발톱을 깨끗하게 할 것 ▲피부는 감정의 거울과 같으므로 편안한 마음을 갖도록 노력할 것 등도 '피부 건강법'으로 제시했다. /hjlim@chosun.com

'스타 의사'들 [3·끝] 내과계열

피부 질환인 건선(乾癬)환자들에게 서울대병원 피부과 윤재일(62) 교수의 진료실은 '성지(聖地)'와 같은 곳이다. 전국 각지의 환자들이 성지순례하듯 윤 교수에게 몰려들기 때문이다. 지금 진료를 신청하면 1년 후 진찰 일정이 잡힐 만큼 환자가 밀려 있다.

건선은 면역 반응 이상으로 생기는 만성 난치성 피부 질환이다. 피부에 서리가 내린 것처럼 하얀 각질이 두껍게 쌓이며, 염증이 생기면 짓무르기도 한다. 대략 인구의 1%가 크고 작은 건선을 앓는다.

윤 교수는 27년 전 국내 처음으로 건선 클리닉을 냈다. 그전까지 중구난방으로 행해지던 치료법을 그가 체계적으로 정리했다. 그러자 환자들이 몰리면서 그에게 관리받는 환자가 5000여명에 이르렀다. 한명의 의사에게 건선 환자가 이렇게 몰리는 것은 세계에서도 유례가 없다. 환자들은 자기들끼리 환우회(患友會)도 만들었다.

조선일보가 30여개 대학병원에 대기 환자 현황 자료를 받아 조사한 결과, 이처럼 진료 예약이 수개월 이상 밀려 있는 내과 계열 의사들은 주로 관절염·치매 등 만성 질환이면서 잘 낫지 않는 난치병 분야 전문가였다.

한양대 의대 류머티즘병원 내과 배상철(50) 교수팀은 류머티즘 관절염의 '4차 병원'으로 불린다. 의료 전달체계에서 최종 종착지인 대학병원을 '3차 병원'이라고 하는데, 대학병원 진료 환자들도 이곳을 찾는다고 해서 붙은 별칭이다. 류머티즘이나 루프스 환자들이 배 교수 진료를 처음 받으려면 9개월 걸린다. 그가 지금까지 쓴 관절염 논문만 국내외 학술지에 약 300편에 이른다.

대전.을지대병원의 심승철(45) 교수는 '한국의 패치 아담스(Patch Adams)'로 불린다. 환자들에게 치료뿐 아니라 즐거움과 웃음을 선사하는 의사가 주인공인 영화 제목을 붙인 것이다. 관절염 치료가 전공인 심 교수는 삶의 의욕을 잃은 환자들을 보면 진료 중이라도 즉석에서 바이올린 연주를 들려준다. 중부권에서는 처음으로 류머티장내과 김영훈 교수에게 이 시술을 받으려면 9개월을 기다려야 한다. 그는 국제학회 초청 강의가 100여회에 이를 정도로 국제적으로도 명성이 높다. 최근에는 미국 하버드의대 병원이 거액의 강사료와 1등석 항공권을 보내주면서 그의 강연을 초빙한 바 있다.

부정맥 분야는 서울아산병원 김유호(54) 교수의 시술도 6개월 밀려 있으며, 부산대병원 홍택종(53) 교수, 세브란스병원 박희남(43) 교수 등도 치료가 활발하다.

치매 환자들이 붐비는 곳은 삼성서울병원 신경과 나덕렬(53) 교수 진료실이다. 진료 대기가 6개월이다. 서울대 의대 학창시절 그의 별명은 '뇌덕렬'이었다. 그만큼 뇌 연구에 대한 그의 열정은 뿌리가 깊다. 그가 2000년 개발한 한국형 치매진단 검사법은 현재 전국의 치매 클리닉에서 쓰이고 있

27년전 건선클리닉 개설 관리받는 환자 5000명… 관절염 논문 300편 발표 진료중 바이올린 연주도

다. 그가 권하는 최고의 치매 예방법은 독서다. 치매 환자는 서울대병원 신경과 이광우(59) 교수와 서울아산병원 이재홍(49) 교수에게도 3~4개월 대기하고 있다.

아토피와 소아 천식 환자들은 순천향대병원 소아청소년과 편복양(57) 교수에게 5개월 줄 서 있다. 그는 국내 최초의 소아 전용 '알레르기 호흡기센터'를 이끌고 있다. 편 교수는 "아직도 많은 '아토피 엄마'들이 인터넷 등에 떠돌아다니는 검증되지 않은 정보에 매달리고 있다"면서 "아이에게 이중으로 고통을 주는 경우가 가장 안타깝다"고 말했다.

당뇨병 환자가 서울성모병원 내분비내과 손호영(61) 교수에게 진료를

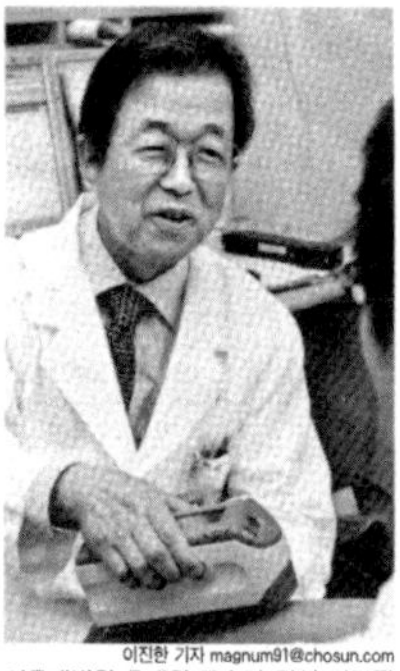

이진한 기자 magnum91@chosun.com

서울대병원 윤재일 교수가 건선 피부질환 환자를 자외선 광선 치료기로 치료하고 있다. ☞ 동영상 chosun.com

환자 몰린 내과 계열 의사들

분야	이름	소속	전문	대기
피부과	윤재일	서울대병원	건선 피부염	1년
심장내과	[illegible]	[illegible]	부정맥	9개월
	[illegible]	[illegible]	부정맥	6개월
	[illegible]	[illegible]	부정맥	4개월
	[illegible]	[illegible]	고혈압·심장재활	4개월
	[illegible]	[illegible]	부정맥	3개월
류머티즘내과	[illegible]	[illegible]	류머티즘성관절염	9개월
	[illegible]	[illegible]	류머티즘성관절염	7개월
	[illegible]	[illegible]	류머티즘성관절염	5개월
	[illegible]	[illegible]	관절염	3개월
신경과	[illegible]	[illegible]	치매	6개월
	[illegible]	[illegible]	뇌졸중	5개월
	[illegible]	[illegible]	치매	4개월
	[illegible]	[illegible]	치매	3개월
	[illegible]	[illegible]	뇌졸중	3개월
	[illegible]	[illegible]	뇌졸중·수면장애	3개월
내분비내과	[illegible]	[illegible]	당뇨병	4개월
	[illegible]	[illegible]	당뇨병·갑상선	4개월
	[illegible]	[illegible]	당뇨병·갑상선	4개월
	[illegible]	[illegible]	갑상선	3개월
	[illegible]	[illegible]	갑상선	3개월
	[illegible]	[illegible]	당뇨병	3개월
소아청소년과	[illegible]	[illegible]	아토피·소아천식	5개월
소아정신과	[illegible]	[illegible]	학습장애	5개월
	[illegible]	[illegible]	간질환	3개월
	[illegible]	[illegible]	간질환	3개월

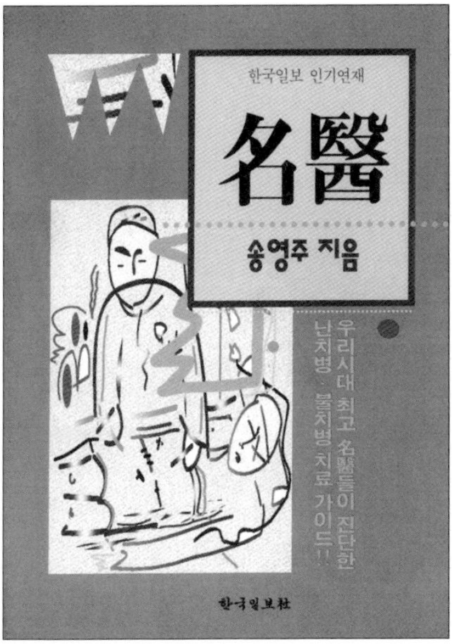

한국일보사 (1993)

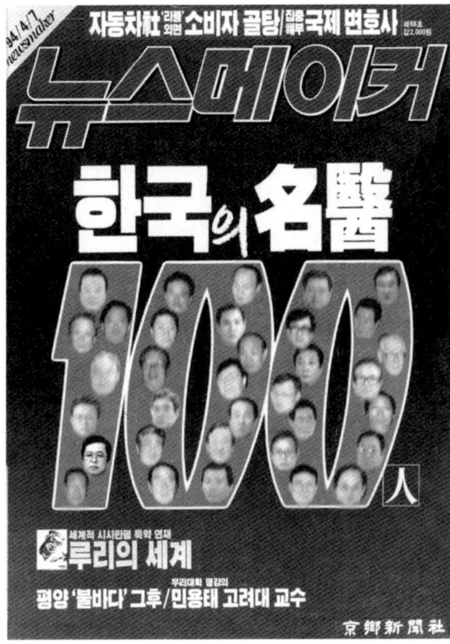

경향신문사 (1994)

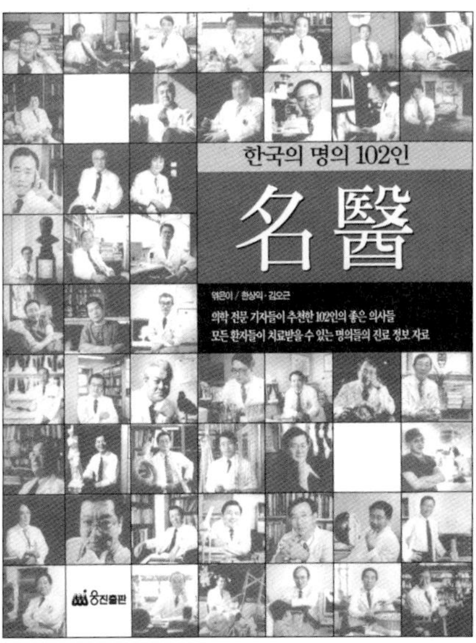

웅진출판 (1994)

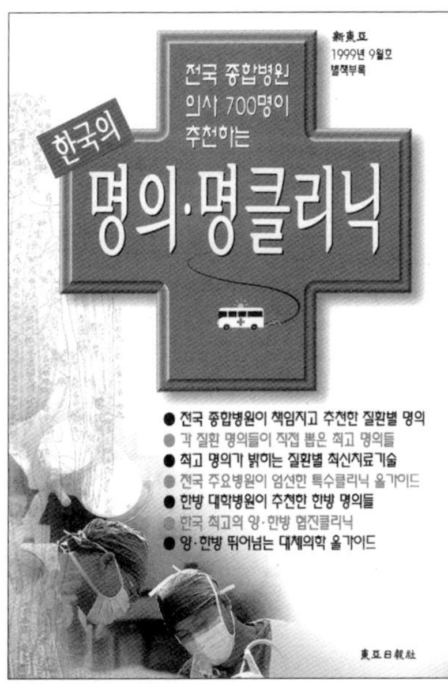

동아일보사 (1999)

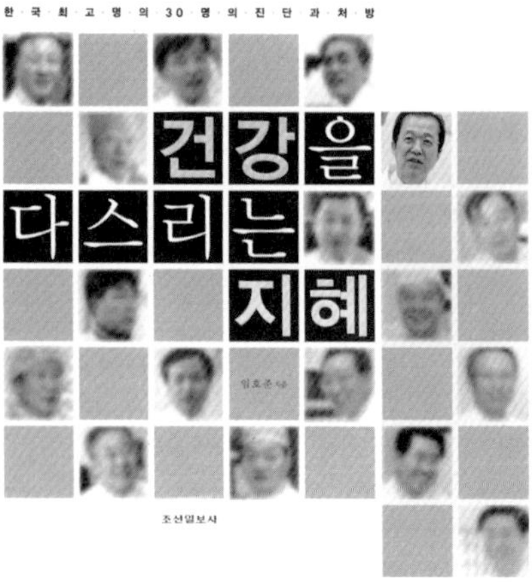

건강을 다스리는 지혜 (2004)

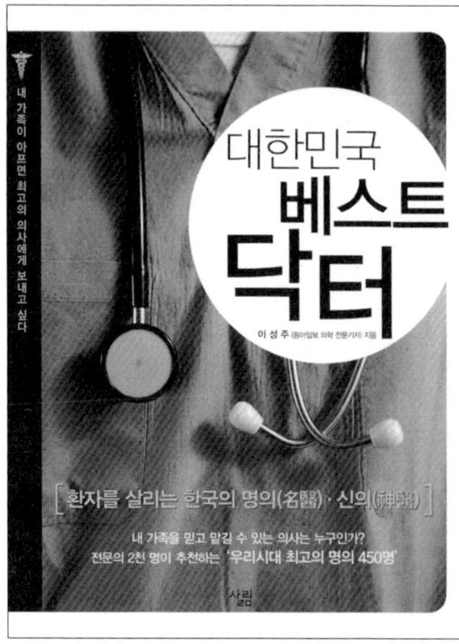

대한민국 베스트 닥터 (2004)

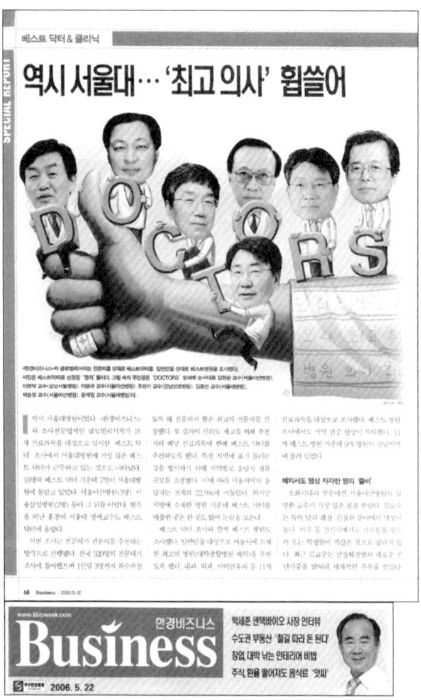

한경비즈니스 (2006)

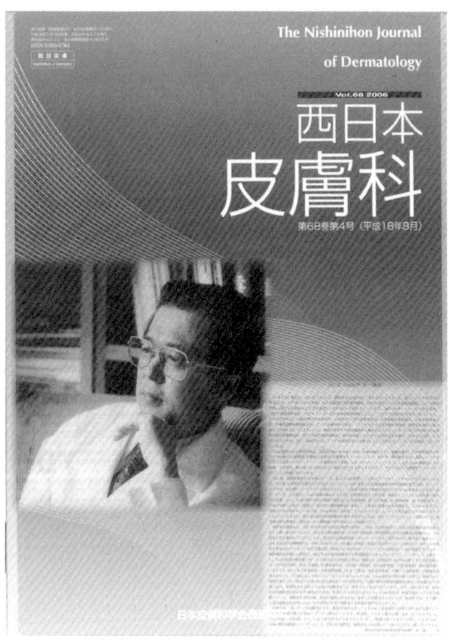

세계의 피부과학자 윤재일 박사, 서일본 피부과 (2006)

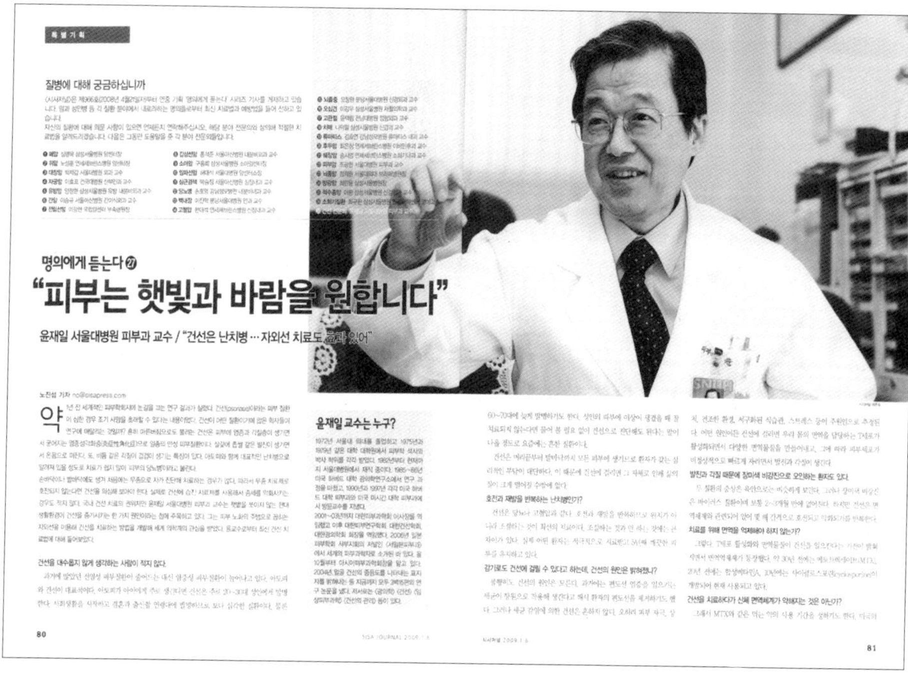

특별기획

질병에 대해 궁금하십니까

명의에게 듣는다 27

"피부는 햇빛과 바람을 원합니다"

윤재일 서울대병원 피부과 교수 / "건선은 난치병 … 자외선 치료도 효과 있어"

노진섭 기자 no@sisapress.com

윤재일 교수는 누구?

건선을 대수롭지 않게 생각하는 사람이 적지 않다

호전과 재발을 반복하는 난치병인가?

감기로도 건선에 걸릴 수 있다고 하는데, 건선의 원인은 밝혀졌나?

발진과 각질 때문에 장미색 비강진으로 오인하는 환자도 있다

치료를 위해 면역을 억제해야 하지 않는가?

건선을 치료하다가 신체 면역체계가 약해지는 것은 아닌가?

시사저널 (2009)

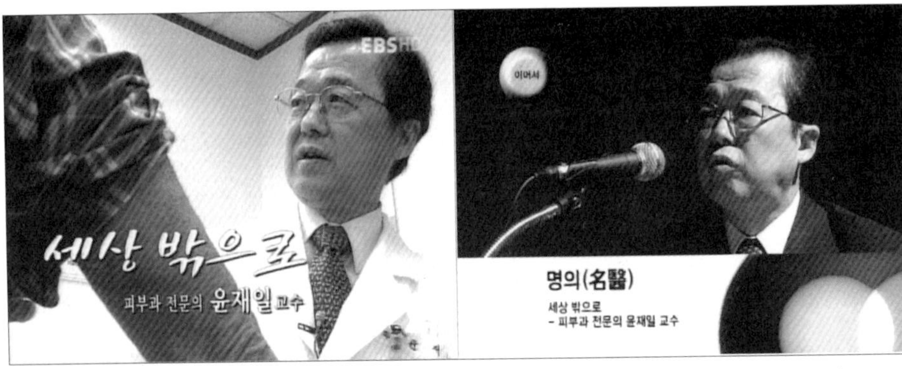

EBS 명의 16회 – 세상밖으로 피부과 전문의 윤재일 교수 (2007.06)

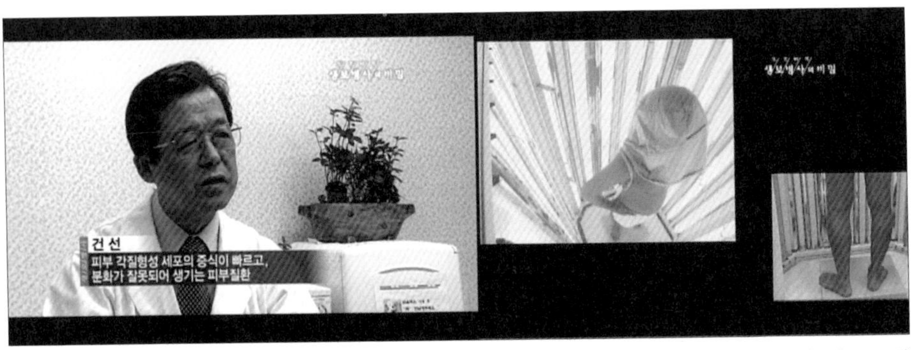

KBS 생노병사의 비밀 268회 – 신의선물,스테로이드의 두얼굴, 비타민D 연고 (2008.12)

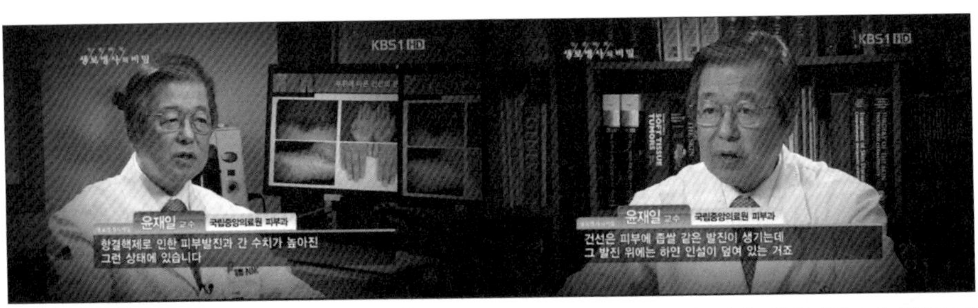

KBS 생노병사의 비밀 434회 – 평생의고통 건선 국립중앙의료원 윤재일 교수 (2012.11)

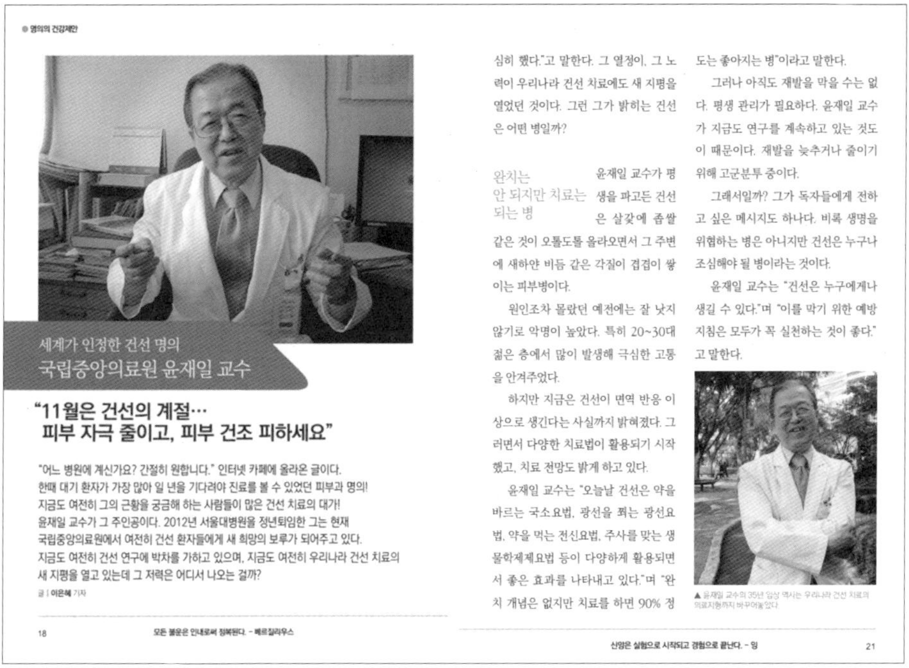

● 명의의 건강제안

세계가 인정한 건선 명의
국립중앙의료원 윤재일 교수

"11월은 건선의 계절… 피부 자극 줄이고, 피부 건조 피하세요"

"어느 병원에 계신가요? 간절히 원합니다." 인터넷 카페에 올라온 글이다. 한때 대기 환자가 가장 많아 일 년을 기다려야 진료를 볼 수 있었던 피부과 명의! 지금도 여전히 그의 근황을 궁금해 하는 사람들이 많은 건선 치료의 대가! 윤재일 교수가 그 주인공이다. 2012년 서울대병원을 정년퇴임한 그는 현재 국립중앙의료원에서 여전히 건선 환자들에게 새 희망의 보루가 되어주고 있다. 지금도 여전히 건선 연구에 박차를 가하고 있으며, 지금도 여전히 우리나라 건선 치료의 새 지평을 열고 있는데 그 저력은 어디서 나오는 걸까?

글 | 이은혜 기자

18 모든 불운은 인내로써 정복된다. - 베르길리우스

심히 했다."고 말한다. 그 열정이, 그 노력이 우리나라 건선 치료에도 새 지평을 열었던 것이다. 그런 그가 밝히는 건선은 어떤 병일까?

완치는 안 되지만 치료는 되는 병

윤재일 교수가 평생을 파고든 건선은 살갗에 좁쌀 같은 것이 오톨도톨 올라오면서 그 주변에 새하얀 비듬 같은 각질이 겹겹이 쌓이는 피부병이다.

원인조차 몰랐던 예전에는 잘 낫지 않기로 악명이 높았다. 특히 20~30대 젊은 층에서 많이 발생해 극심한 고통을 안겨주었다.

하지만 지금은 건선이 면역 반응 이상으로 생긴다는 사실까지 밝혀졌다. 그러면서 다양한 치료법이 활용되기 시작했고, 치료 전망도 밝게 하고 있다.

윤재일 교수는 "오늘날 건선은 약을 바르는 국소요법, 광선을 쬐는 광선요법, 약을 먹는 전신요법, 주사를 맞는 생물학제제요법 등이 다양하게 활용되면서 좋은 효과를 나타내고 있다."며 "완치 개념은 없지만 치료를 하면 90% 정도는 좋아지는 병"이라고 말한다.

그러나 아직도 재발을 막을 수는 없다. 평생 관리가 필요하다. 윤재일 교수가 지금도 연구를 계속하고 있는 것도 이 때문이다. 재발을 늦추거나 줄이기 위해 고군분투 중이다.

그래서일까? 그가 독자들에게 전하고 싶은 메시지도 하나다. 비록 생명을 위협하는 병은 아니지만 건선은 누구나 조심해야 될 병이라는 것이다.

윤재일 교수는 "건선은 누구에게나 생길 수 있다."며 "이를 막기 위한 예방 지침은 모두가 꼭 실천하는 것이 좋다."고 말한다.

▲ 윤재일 교수의 35년 임상 역사는 우리나라 건선 치료의 의료지형까지 바꾸어놓았다.

신앙은 실험으로 시작되고 경험으로 끝난다. - 잉 21

건강다이제스트 명의의 건강제안 윤재일 교수 (2016.11)

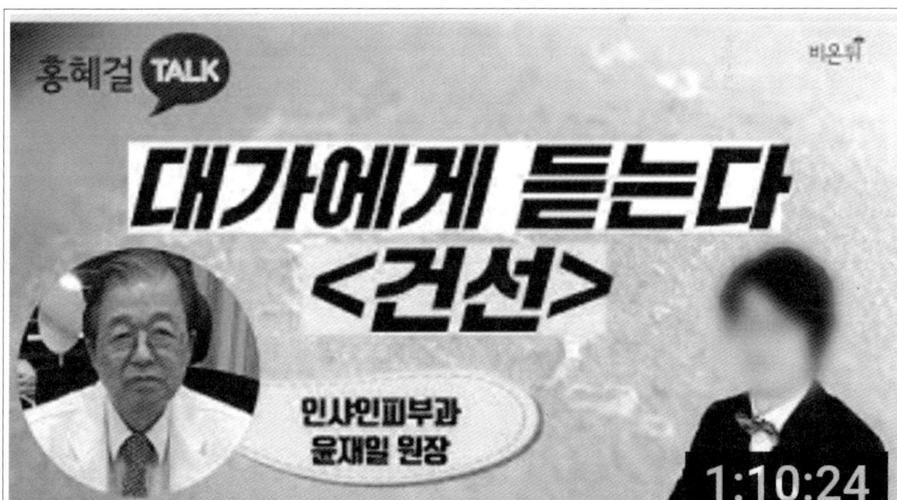

비온뒤채널 대가에게 듣는다 건선 인사인피부과 윤재일 원장 (2020.06)

MD JOURNAL
좋은의사 · 좋은만남 Concept Journal By Medical Doctors | since 1999
2020년 5월 12일 화요일

新명의열전

헤어라인 제모, 시너지 리프팅 전문 시술 병원으로 알려진 인샤인피부과

건선 명의 윤재일 박사 건선클리닉

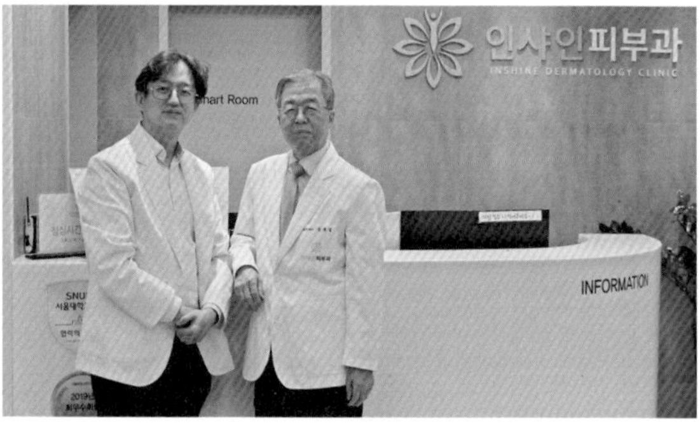

■ 헤어라인 제모, 얼굴의 전체적인 밸런스를 볼 수 있는 안목이 관건

이마라인 레이저 제모술은 빽빽하면서 좁거나, 잔머리가 정돈되지 못하고 지저분하게 자리 잡은 이마라인을 레이저를 이용하여 깔끔하게 정돈해 주는 시술로 이목구비는 또렷하게, 얼굴 윤곽은 균형감 있고 세련되게 연출할 수 있다. 헤어라인 제모의 핵심은 이마 모양을 이상적으로 디자인하는 데 있다. 또 각 개인의 고유하고 자연스러운 헤어라인을 만들어줘야 하기 때문에 제모술 중에서 유일하게 디자인적인 요소가 절대적으로 중요하다. 분당서울대병원 피부과 임상강사를 역임하고, 청담 모델로피부과에서 수년간 미용시술을 경험한 피부과전문의 윤성환 원장은 "디자인을 강조해야 하는 이유는 '밸런스' 때문입니다. 그러기 위해서는 헤어라인에 국한된 것이 아니라 얼굴의 전체적인 밸런스를 볼 수 있는 안목이 필요합니다. 디자인의 중요성을 간과할 경우 시술의 만족도가 떨어지는 경우가 생기게 됩니다."라고 조언했다. 이어 "미용 시술이기에 원하시는 디자인이 있을 수 있어 시술 전에 고객과 충분한 상담을 통해 얼굴형에 맞는 헤어라인을 디자인한 뒤, 자연스러움과 안전성을 최우선으로 두고 환자의 이마라인, 모발 상태에 맞춰 시술하고 있다"고 강조했다. 인샤인피부과의 경우, 자연스러운 헤어라인에 가장 중요한 가는머리 시술을 진행한다는 것이 또 다른 특징이다.

이를 활용하여 타 병원에서 제모시술 후 어색해진 이마라인을 수많은 시술 케이스와 노하우를 바탕으로 자연스러운 헤어라인으로 만들어주는 이마제모 수정시술, 재시술 특화 병원으로도 알려져 있다.

■ 세계적 건선 명의 윤재일 교수 인샤인피부과의원과 함께 하다

서울대병원 피부과 교수 30년, 국내 논문 260여편, 종설 26편, 국외 논문 100편, 단독 저서 6권, 국내외 수많은 학회 초청강연, 국내 최초로 건선환자만을 전문으로 진료하는 서울대학교 병원 피부과 건선클리닉 개설과 여러 건선치료제의 치료방법을 확립, 피부과 동료들이 인정한 명의 선선정, 대한건선학회 창립회장, 대한피부과학회 회장 및 이사장, 대통령 피부과 자문의, 대한민국의학한림원 종신회원, 미국 하버드대학교 광의학연구소 방문교수, 중국의과대학교 명예교수, 세계적인 건선 명의 윤재일 박사의 '간단한' 이력표다. 경희대병원 5년, 서울대병원 30년, 국립중앙의료원 5년 등 총 40년 간 대학병원 피부과 교수로 활동하며 명성을 떨친 윤재일 교수가 운영하고 있는 인샤인피부과의원 건선클리닉은 국소치료제, 광선치료법, 레티노이드제나 면역조절제 등을 이용한 내복치료법, 그리고 환자의 개개인의 특성과 상황 그리고 건선질환의 정도에 맞추어 병합하는 복합치료법, 건선의 상태에 따른 순환치료방법을 시행하는 등 광선치료 및 여러 건선치료제의 교과서적인 치료방법을 확립하여 "건선치료 전문병원"으로 자리매김하고 있다.

■ 축축처지는 얼굴 그리고 이중턱, 피부탄력 되찾고 싶다면 인모드리프팅 주목해야

인샤인피부과는 시너지리프팅시술 전문 병원이기도 하다. 시너지리프팅 시술의 주축이 되는 기기 중 하나인 인모드리프팅기기는 의료시술기기의 명가로 알려진 이스라엘 Invasix社에서 수입된 3단계 리프팅 장비로, 까다로운 FDA 공식 승인과 식약처 허가를 받으면서 이중턱 제거, 처진 피부 조직의 리프팅 효과와 안전성을 입증 받은 기기로 이미 해외에선 '브리티니 스피어스', '제니퍼 애니스톤', '데니스 크로스비' 등 글로벌 셀럽들에게 큰 사랑을 받고 있다. 인모드리프팅은 연속조사 방식의 Heating RF의 High Voltage Pulse가 결합된 기술로 지방세포막의 홀이 잘 생길 수 있는 40~43 C의 열에너지를 전달해 지방세포막에 영구적인 홀을 생성하여 지방세포 내의 ph변화를 유도, 2~4주안에 지방세포가 스스로 자멸하게 되는 원리이다. 자멸된 세포는 원상태로 복구 되지 않기 때문에 요요현상 없이 이중턱 및 처진 볼살을 제거한다. 이러한 고주파 리프팅 시술방법과 함께 울쎄라, 더블로 등의 HIFU(고밀도집적초음파)리프팅 기기 시술, 마이크로니들링, 고주파 시술기기 등을 병합하여 시술하는 "인샤인 시너지 리프팅 시술 프로그램"으로 피부 탄력을 높이고 윤곽라인을 살리기 위해 노력하고 있다.

윤원장은 "자멸한 지방세포는 땀과 소변 등의 노폐물로 빠져나가게 하며, 이러한 현상은 3개월에 걸쳐 지속되어 효과를 높여준다. 이와 함께 SMAS층에 강력한 열에너지를 가해주어 콜라겐 재생이 증진되는 효과가 나타나게 되어 매끈하고 탄력 있는 브이라인을 만들 수 있다. 또한 1초에 1000번 온도를 체크하는 스마트온도센서가 장착되어 있어 환자가 안전하게 시술을 받을 수 있다."고 강조했다.

윤성환 원장은 대한항노화학회(KAAD)에서 보톡스 필러시술 파트 멘토로 활동하면서 피부과 의료진에게 알고 있는 지식과 술기를 가감 없이 전하기 위해 노력하고 있다. 또한 사회 공헌 활동의 일환으로 피부과의사회 산하 피부사랑나눔회에서 주관하고 있는 보육원 진료에도 참여하고 있다. 윤원장은 "피부미용시장의 중심에서 트렌드를 주도하는 시술들은 여드름, 비만, 보톡스, 필러, 리프팅, 진피재생 등 다양한 분야로 바뀌고 있으며, 그에 따라 필요한 시술 종류와 방법 그리고 시술기기 등이 너무나 다양해지고 있다. 하지만 이 모든 시술의 대상은 결국 피부다. 그러므로 피부에 대해 지속적으로 연구하고 이를 기반으로 다양한 미용치료 시술 경험을 쌓고 여러 학회에 참여해 지시과 술기를 향상시키는 노력이 필요하다. 특히 예상치 못한 부작용이 발생했을 때, 문제의 원인을 확인하고 적절하게 대처하기 위해서는 더욱 그러하다"라며 "현재 병원을 확장하는 것보다는 보완해야 할 부분을 개선하면서 더욱 내실을 다져 단단해진다면 우리의 지식과 기술을 나누고 사회에 기여할수 있는 병원으로 거듭날 수 있도록 노력할 것"이라고 포부를 밝혔다.

노은영 기자 emd@mdjournal.net

MD Journal 건선명의 윤재일 박사 건선클리닉 (2020)